Lakeland Love
Nanny über Nacht

Alexandra Zöbeli

Lakeland Love

Nanny über Nacht

SAGA Egmont

Originalausgabe

im Vertrieb bei Egmont Verlagsgesellschaften mbH

Covergestaltung: Karol Kinal
Coverabbildungen: Shutterstock
Satz aus der Minion Pro: Karol Kinal
Druck und Bindung Mazowieckie Centrum Poligrafii, Marki

ISBN 978-3-98750-056-5

SAGA Egmont www.saga-books.com

Dieser Titel erscheint auch als E-Book und Hörbuch.

1. Kapitel

Endlich Ferien! Endlich Zeit, sich um den verlotterten Garten zu kümmern. Es tat Harriet im Herzen weh, ihn derart vernachlässigt zu sehen, nachdem ihre Großmutter all die Jahre unzählige Stunden damit verbracht hatte, ihn liebevoll zu pflegen. Granny, wie Harriet ihre Großmutter immer genannt hatte, war anders als der Rest der Familie mit einem grünen Daumen geboren worden. Ganz egal, was Granny in die Erde gesteckt hatte, es war wunderbar gediehen, während bei Harriet sogar ein Kaktus ums nackte Überleben kämpfen musste. Aber sie gelobte Besserung. Zumindest hatte Harriet jetzt den entsprechenden Anreiz dazu.

Vor ein paar Monaten war sie in das alte Cottage mit den grüngrauen Fensterläden eingezogen, das idyllisch am Fuße der nördlichen Pennine-Gebirgskette lag. Nach Grannys Tod war das kleine Haus in den Besitz von Harriets Mum Sarah gelangt. „Ich habe nie verstanden, wie meine Mutter es hier ausgehalten hat. Die winzigen Räume sind völlig unpraktisch, und bei den tiefen Decken kriegt man Platzangst", hatte Sarah damals schaudernd zu Harriet und ihren beiden Brüdern, Gregg und Giles, gesagt. Sie hatten ihr gerade dabei geholfen, die Sachen ihrer Granny auszuräumen. „Wenn keiner von euch hier einziehen will, übergebe ich es einem Immobilienmakler."

Der Gedanke, jemand Fremdes könnte auf Grannys hölzerner Bank unter dem Apfelbaum sitzen, hatte Harriet einen Stich versetzt.

Zu jener Zeit hatte sie noch mitten in Penrith gewohnt, in einer Zweizimmerwohnung über einem Lebensmittelladen, gleich gegenüber einem Pub. Das war zwar ziemlich praktisch gewesen, aber auch nervtötend laut. Sie hatte daher kaum eine Sekunde gezögert, als ihre Brüder kein Interesse an dem alten Cottage gezeigt hatten. Im Gegensatz zu ihrer Familie störte Harriet sich nicht an den tief liegenden Balken im Wohnzimmer. Sie fand das gemütlich, und die dicken Mauern wirkten beschützend auf sie. Schon als kleines Mädchen hatte sie es geliebt, sich mit einem Kissen in einem der Sitzfenster einzurichten und in die Welt der Bücher abzutauchen. Gerade wenn es draußen regnete und sie nicht im Garten ihren eigenen Abenteuern nachjagen hatte können.

Natürlich war Harriet sich bewusst gewesen, dass ihr Einsatzplan als Flugrettungssanitäterin bei der Great North Air Ambulance ihr kaum Zeit für die Pflege des Kleinods lassen würde. Aber es weggeben? Granny hätte sich im Grabe umgedreht. Und so war sie noch vor Weihnachten aus ihrer Wohnung ausgezogen, um gleich die Tücken der eigenen vier Wände kennenzulernen. Bereits in der dritten Nacht hatte die Heizung gestreikt. Wie praktisch war es zuvor gewesen, als sie einfach den Vermieter hatte bitten können, sich des Problems anzunehmen. Damit war es nun vorbei, sie musste sich selbst darum kümmern. Nach einer weiteren durchgefrorenen Nacht schaffte sie es, einen Handwerker aufzutreiben, der sogar Zeit hatte. Aber sein sorgenvoller Blick gefiel ihr gar nicht, als er aus dem Heizungsraum kam. Eine Reparatur würde sich nicht mehr lohnen, war seine nüchterne Zusammenfassung der Lage gewesen. Die Summe seines Kostenvoranschlags für eine neue Heizung hatte bei Harriet zu einem Schweißausbruch geführt. Leider hatte der aber nur kurz angehalten – ansonsten wäre das wohl die günstigste Variante gewesen, für Wärme zu sorgen.

Zwei Wochen später war ihr Kontostand zwar in Schieflage geraten, doch dafür musste sie nachts nicht mehr mit drei Schichten Kleidern, einer Mütze und einer Wärmflasche ins Bett gehen. Um den finanziellen Rückschlag wettzumachen, hatte sie in den letzten Monaten zusätzliche Schichten übernommen. Wer wusste schon, welche technischen Katastrophen das Cottage noch zu bieten hatte?

Aber nun hatte sie endlich eine ganze Woche Urlaub, und die schönste Jahreszeit hatte begonnen: der Frühling!

Genussvoll nahm Harriet einen Schluck aus ihrer Teetasse, mit der sie durch den Garten schlenderte. Gedanklich machte sie sich Notizen, was sie als Erstes in ihrem grünen Reich angehen wollte. Es war ihm deutlich anzusehen, dass Grannys Kräfte in den letzten Jahren nachgelassen hatten. Die Sträucher mussten dringend ausgelichtet werden. Brombeerranken hatten einige Teile des Gartens ganz übernommen, und auch die Ramblerrose am westlichen Zaun war zu einem verholzten Monster mutiert. Die Gemüsebeete waren unter dem Unkraut, das sich darin sichtlich wohlfühlte, nicht mehr zu erkennen. Wehmütig erinnerte sich Harriet daran, welche Leckereien Granny immer aus ihren Gartenschätzen gezaubert hatte. Aber, dachte Harriet mit einem leisen Seufzen, sie selbst würde kaum ähnliche Köstlichkeiten zubereiten. Denn wenn sie nach einer Zwölf-Stunden-Schicht nach Hause kam, hatte sie keine Lust, sich noch um das Gemüse zu kümmern, geschweige denn lange in der Küche zu stehen. Sie sollte stattdessen besser pflegeleichte Stauden in die Beete setzen oder gar eine Wildblumenwiese ansäen. Wenn sie die Augen schloss, sah sie das blühende Paradies bereits vor sich. Schmetterlinge tanzten durch die Luft, während pummelige Hummeln versuchten, ihre Hintern in die pinkfarbenen Blüten der Fingerhüte zu zwängen.

Schmunzelnd öffnete Harriet wieder die Augen und blickte in die noch wenig erfreuliche Realität. Ob sie sich da nicht zu viel vornahm? Sie schaute um sich und entdeckte ein paar vereinzelte Narzissen und leuchtend rote Tulpen, die sich von dem Unkraut nicht hatten verdrängen lassen. Im Rasen, der mehr einer Wiese glich, verbreiteten Primeln und Gänseblümchen gute Laune. Es war, als ob die ersten Frühlingsblüher ihr Mut zuflüsterten, das Projekt Garten anzupacken.

Mittlerweile war Harriet bei dem Apfelbaum angelangt, dessen dicke Knospen verrieten, dass die Blüten nicht mehr lange auf sich warten ließen. Grannys Gartenbank, die sich unter seinen ausladenden Ästen befand, hatte allerdings ihre Blütezeit längst hinter sich. Shabby chic war ja schön und gut, aber chic war an der Bank nun leider gar nichts mehr. Sie würde sie abschleifen und frisch streichen müssen. Vielleicht sollte sie das gleich ganz oben auf ihre To-do-Liste setzen. So könnte sie im Sommer vor Schichtbeginn unter dem Apfelbaum ihren morgendlichen Tee genießen. Am besten ging sie gleich los und besorgte sich Schleifpapier und einen Eimer Farbe. Sie musste sowieso noch Lebensmittel einkaufen.

Mit diesem Ziel vor Augen kehrte sie zurück ins Haus, um sich ihre Geldbörse und die Autoschlüssel zu schnappen. Dabei warf sie einen kurzen, prüfenden Blick in den Spiegel über der Kommode. Ihre rotblonden Locken hatte sie mit einem jeansfarbenen Tuch zusammengebunden, und der hellblaue Hoodie war noch ohne Flecken. Yep, sie war vorzeigbar. Mehr brauchte es nicht, denn sie war ja nicht auf dem Weg zu einer Party oder einem Date, sondern wollte lediglich einkaufen gehen.

Beinahe hätte sie laut aufgelacht. Ein Date! Du meine Güte, als ob sie überhaupt noch wüsste, was das war. Ihre letzte Beziehung war mittlerweile vier Jahre her, seither war sie nur einmal mit einem Typen ausgegangen. Der hatte ihr aber so lange von seiner Ex vorgejammert, dass sie noch vor dem Nachtisch aufgestanden war und gemeint hatte: „Sei mir nicht böse, Rupert, aber besser, du lädst beim nächsten Mal deine Ex zum Essen ein."

Mit offenem Mund hatte er ihr nachgeschaut, wie sie ihre Jacke angezogen und das Restaurant verlassen hatte. Irgendwann hatte sie ihr Glück noch mal über eine Dating-Plattform versucht, weil eine Kollegin ihr das empfohlen hatte. Tja, aber als ihr vermeintliches Match sie gebeten hatte, ihr ein Foto von ihren nackten Füßen zu senden, hatte sie sich nicht mehr gemeldet und ihr Konto gleich wieder gelöscht. Der Gedanke an den Fußfetischisten ließ sie auch jetzt noch schaudern.

Bei ihrer Arbeit lernte sie viele Menschen kennen, auch Männer natürlich. Einige, denen sie medizinisch geholfen hatte, hatten sie danach zu einem Date einladen wollen.

Aber so etwas ging in Harriets Augen gar nicht. Job und Privatleben waren strikt zu trennen. Sie hatte schon oft genug mitbekommen, wie ehemalige Patienten Dankbarkeit mit Liebe verwechselten.

Natürlich wäre es schön, abends nach Hause zu kommen und von jemandem begrüßt zu werden, der auf sie wartete und sich dafür interessierte, wie ihr Tag gewesen war. Aber eigentlich ging es ihr auch allein gut. So musste sie zumindest keine Kompromisse eingehen, keine Probleme ausdiskutieren und sich nicht rechtfertigen, wenn ein Einsatz mal wieder etwas länger dauerte.

Zufrieden mit sich und der Welt setzte Harriet sich in ihren knallgrünen Mini und machte sich auf den Weg zum Farmers Market. Sie sang laut und leidenschaftlich einen Song im Radio mit, während sie Richtung Penrith fuhr. Erschrocken zuckte sie zusammen, als wie aus dem Nichts ein silberner Porsche Carrera mit völlig überhöhter Geschwindigkeit an ihr vorbeiflitzte. „Sag mal, geht's noch?!"

Ihr Puls hatte sich gerade wieder normalisiert, als sie um die nächste Kurve bog, wo plötzlich mitten auf der Straße ein Lastwagen stand. Seine roten Rücklichter leuchteten ihr schrill entgegen. So heftig sie konnte, trat Harriet auf das Bremspedal. Es blieb nicht mal Zeit für ein Stoßgebet. Gottlob schien ihr Schutzengel zu den Strebern zu gehören, die keine persönliche Aufforderung brauchten. Nur wenige Zentimeter vor dem Lastwagenheck blieb ihr Mini stehen.

Erleichtert stieß Harriet den Atem aus und versuchte, ihr wild klopfendes Herz zu beruhigen. Die Bremslichter vor ihr erloschen, die Kabinentür des Führerhauses flog auf, und der

Fahrer kletterte hastig heraus. Ohne einen Blick an sie zu verschwenden, rannte er die leicht abfallende Wiese hinunter.

Erst jetzt bemerkte Harriet den dunkelblauen SUV, der in einer Trockensteinmauer steckte. Sie schaltete den Warnblinker ein und stieg ebenfalls aus. Dann schnappte sie sich ihr Warndreieck aus dem Kofferraum. So schnell sie konnte, lief sie damit ein Stück die Straße zurück, damit es nicht noch zu einem Auffahrunfall kam. Sobald das Warndreieck aufgebaut war, rannte auch Harriet über die Wiese zum Unfallwagen.

Das Dach des Toyotas war völlig zerbeult. Allem Anschein nach hatte er sich überschlagen, bevor er durch die Trockensteinmauer in den unmittelbar dahinter stehenden Baum geknallt war. Der Lastwagenfahrer zerrte an der Fahrertür, doch sie war so verzogen, dass er sie nicht aufbekam.

„Oh Gott, oh Gott …", stotterte er und rüttelte weiter hektisch an der Wagentür. Es war offensichtlich, dass er selbst völlig neben sich stand.

„Ich bin Rettungssanitäterin, darf ich mal?"

Der Fahrer trat zur Seite, um Harriet Platz zu machen. Sie blickte in den Wagen hinein und sah darin einen Mann sitzen. Er hatte den Kopf gegen die Stütze gelehnt und hielt die Augen geschlossen. Wäre da nicht der erschlaffte Airbag gewesen, der über dem Lenkrad ausgebreitet lag, hätte man fast denken können, er würde schlafen.

Beherzt klopfte Harriet an die Scheibe: „Hallo, Sir, können Sie mich hören?" Der Mann regte sich nicht. Sie drehte sich zum Lastwagenfahrer herum. „Haben Sie in Ihrem Wagen etwas, womit wir die Scheibe einschlagen können?"

„Ich denke schon …", stotterte der Typ, der sichtlich froh war, dass jemand anderes das Kommando übernahm.

„Dann holen Sie es bitte her. Los, los, Tempo!“, trieb sie ihn an.

Während der stämmige Kerl wieder zur Straße hochkeuchte, versuchte Harriet, eine der anderen Türen aufzubekommen. Ohne Erfolg. Glücklicherweise sah sie nirgendwo Rauch aus dem Fahrzeug aufsteigen. Zumindest würde ihnen nicht gleich alles um die Ohren fliegen.

Erneut klopfte sie energisch an die Fensterscheibe. „Hallo, Sir! Sir! Ist alles okay?“ Der Mann im Wagen rührte sich noch immer nicht.

Routiniert zog Harriet ihr Handy aus der Jeans und wählte die 999. „Harriet Watts hier, ich bin Rettungssanitäterin bei der Flugrettung GNAA“, stellte sie sich kurz vor, kaum dass die freundliche Stimme der Notruf-Mitarbeiterin sich gemeldet hatte. „Ich bin nicht im Dienst, aber hier auf der B 6413 hat sich gerade ein Verkehrsunfall ereignet. Ein Personenwagen muss sich überschlagen haben und steckt in einer Trockenmauer, oder besser gesagt in dem Baum dahinter“, verbesserte sie sich. „Eine bewusstlose männliche Person befindet sich noch im Wagen. Wir brauchen die Feuerwehr und vermutlich auch die GNAA. Ich bin noch nicht zum Verletzten vorgedrungen und weiß daher nicht mit Sicherheit, ob er noch lebt.“ Sie nannte der Dame die genauen Koordinaten, damit die Rettung so rasch wie möglich losgeschickt werden konnte. „Ich melde mich gleich noch mal, wenn ich ins Innere des Wagens gelangt bin und mehr über den Zustand des Verunfallten weiß“, versprach sie.

Der Lastwagenfahrer kehrte mit einem Schraubenschlüssel zurück. „Ich bin übrigens Pete“, stellte er sich atemlos vor, um ohne Pause fortzufahren: „Soll ich die Scheibe einschlagen?“

„Harriet. Ja, gern, Pete, aber beim Fond. Das ist für den Verletzten sicherer."

„Okay, treten Sie etwas zur Seite, Harriet." Der Mann holte aus und schlug zu. Es bedurfte noch drei weiterer Schläge, bis das Fenster zu Bruch ging. Danach übernahm Harriet den Schraubenschlüssel und wischte damit die restlichen Scherben aus dem Rahmen, sodass sie ins Auto hineinklettern konnte.

Der Mann auf dem Vordersitz schien langsam zu sich zu kommen. Er stöhnte und versuchte, sich von dem Gurt zu befreien.

„Nicht! Bleiben Sie besser so sitzen. Sie hatten einen ziemlich heftigen Unfall, Sir." Harriet streckte ihren Kopf zwischen den beiden Vordersitzen hindurch. „Ich bin Rettungssanitäterin. Mein Name ist Harriet Watts. Wie heißen Sie?"

„Tom … Tom Bishop. Was ist passiert?" Seine Stimme war heiser. Aber obwohl der Mann sich offenbar nicht an den Unfallhergang erinnern konnte, wusste er zumindest seinen Namen. Das war doch schon mal was.

„Sie sind mit Ihrem Wagen von der Straße abgekommen und haben sich dabei überschlagen. Erinnern Sie sich, welchen Tag wir heute haben?"

Er zögerte kurz. „Montag?"

„Ja, genau. Können Sie mir sagen, wo Sie Schmerzen haben?"

Wieder versuchte er, sich von seinen Sitzgurten zu befreien. „Poppy … Ich muss zu Poppy."

Beherzt griff Harriet von hinten nach seinem Arm, um ihn daran zu hindern, sich loszuschnallen. Dabei bemerkte sie den dünnen Schweißfilm auf seiner Haut, die sich ganz klamm anfühlte. Ihr war klar, dass er sich im Schockzustand befand. „Wer immer Poppy ist, sie muss warten. Sie können hier nicht raus, Tom. Das Dach muss zuerst von der Feuerwehr entfernt werden."

„Sie sind doch auch reingekommen", keuchte er.

„Schon, aber ich hatte auch keinen Unfall. Wir wissen nicht, ob und wie schwer Ihre Wirbelsäule verletzt wurde. Besser …"

„Was?!", unterbrach er sie panisch. „Lande ich etwa im Rollstuhl?"

„Jetzt mal langsam. Ich wollte Ihnen keinen Schrecken einjagen. Bis Ihre Wirbelsäule in einer Klinik untersucht werden konnte, sollten Sie sich möglichst nicht bewegen. Das ist alles." Beruhigend tätschelte Harriet seinen Arm und ließ ihre Hand dann gleich weiterwandern, um seinen Puls zu kontrollieren. Wie befürchtet: unregelmäßig und schwach. „Haben Sie Kopfschmerzen?", fragte sie.

„Ein wenig. Der Bauch … tut höllisch weh", brachte er zwischen zusammengebissenen Zähnen hervor. „Sie haben nicht zufälligerweise Schmerzmittel dabei?"

„Leider nein. Aber die Rettung wird bald hier sein. Dann wird man Ihnen etwas geben. Ich muss noch mal kurz aus dem Wagen, bin aber gleich zurück, ja? Nicht bewegen", rief sie ihm sicherheitshalber in Erinnerung.

„Okay", brachte er mühsam hervor.

Ächzend kletterte Harriet aus dem Autowrack ins Freie. Unter Petes nervösem Blick zückte sie ihr Handy, um sich erneut beim Notruf zu melden.

„Harriet Watts hier. Ich habe vor ein paar Minuten schon mal angerufen, betreffend den Unfall auf der B 6413. Ich bin jetzt zum Verletzten vorgedrungen. Er atmet und ist ansprechbar.

Sein Name ist Tom Bishop. Verdacht auf Wirbelsäulenfraktur und innere Verletzungen." Sie gab auch die Anzeichen des Schocks durch, die sie an ihm wahrgenommen hatte. „Bitte schicken Sie die GNAA, falls das nicht bereits geschehen ist."

Die Dame versicherte ihr, dass alle notwendigen Stellen alarmiert seien. Jetzt würde es nicht mehr lange dauern, bis Harriets Team mit dem nötigen Equipment eintraf. Von der Basis bis hierher brauchte der Heli nur wenige Minuten.

Harriet steckte ihr Handy weg und wandte sich an Pete. „Im Kofferraum meines Wagens befinden sich eine Rettungsdecke und ein schwarzer Rucksack. Könnten Sie bitte beides herholen?"

„Ja, sicher." Sichtlich froh, etwas zu tun zu haben, eilte Pete erneut los, während sie selbst zurück ins Wageninnere kletterte. Mittlerweile zitterte Tom heftig und atmete stoßweise.

„Da bin ich wieder. Haben Sie Schmerzen beim Atmen?", fragte Harriet.

„Nein, aber ich spüre meinen rechten Fuß nicht. Ich kann nicht gelähmt sein. Meine Tochter … sie braucht mich."

„Ich wollte Ihnen vorhin wirklich keine Angst einjagen. Dass Sie Ihren Fuß nicht spüren, kann andere Gründe haben. Vielleicht haben Sie ihn gebrochen und ein Knochen drückt ungünstig auf die Blutzufuhr. Ich weiß, es ist leicht gesagt, aber Sie müssen jetzt Ruhe bewahren. Die Hilfskräfte werden gleich da sein. Es wird alles gut werden." Harriet griff nach seiner Hand, um ihn zu beruhigen. „Erzählen Sie mir von Ihrer Tochter", forderte sie ihn auf, um ihn abzulenken.

„Poppy? Sie ist das Beste, was mir in meinem Leben passiert ist. Versprechen Sie mir, dass Sie mich heil aus dieser Sache rausbringen. Poppy braucht mich wirklich."

„Ich bin keine Ärztin, aber die Luftrettung wird gleich hier sein, und dann sind Sie in den besten Händen, Tom“, versicherte sie ihm. „Halten Sie noch etwas durch, ja?“

„Werde ich … Poppy wurde mit dem Downsyndrom geboren … Aber sie lässt sich davon nicht bremsen. Sie besucht eine ganz normale Schule und ist mächtig stolz darauf.“

„Klingt nach einem tollen Mädchen.“

Der Lastwagenfahrer war zurückgekehrt und streckte zuerst die Decke und dann den Rucksack durch das offene Fenster. Dankend nahm Harriet beides entgegen und versuchte, so gut es ging, die Rettungsdecke von hinten über Tom auszubreiten. Danach öffnete sie den Rucksack, den sie immer in ihrem Wagen mitführte und der mit den wichtigsten Rettungsutensilien bestückt war. Sie war ja schließlich Profi und wollte für solche Fälle ausgerüstet sein. „Sollen wir jemanden verständigen, der sich um Ihre Tochter kümmert?“, fragte Harriet und kramte bereits den Immobilisationskragen hervor.

„Es gibt … niemanden.“ Tom stöhnte leise.

„Ich lege Ihnen jetzt ein sogenanntes Stifneck um. Das schränkt Ihre Bewegungsfreiheit ein, schützt aber die Wirbelsäule“, informierte sie ihn. Als es korrekt angelegt war, griff Harriet nach Toms Arm und drehte ihn vorsichtig, sodass die Armbeuge nach oben zeigte.

„Scheiße, tut das weh“, gab Tom schlotternd von sich.

„Sie haben es bald geschafft, Tom. Ich kann den Helikopter schon hören, und die haben ganz wunderbares Zeugs dabei, um Ihnen die Schmerzen zu nehmen. Versprochen. Ich lege Ihnen schon mal einen Venenzugang, damit Ihnen schneller Medikamente verabreicht werden können.“ Harriet legte die Manschette um seinen Oberarm und staute sein Blut. Geschickt ertastete sie mit ihren Fingern die pochende Stelle und desinfizierte den Bereich, bevor sie die Kanüle mit der integrierten Nadel zückte. „Es pikst gleich etwas, das ist bloß der Einstich … So, das war's auch schon." Zügig zog sie die Nadel heraus, sodass nur noch die Kanüle mit dem Adapter zurückblieb. Mit einem Pflaster fixierte sie alles. „Gibt es denn keine Nachbarn, die ich verständigen könnte? Irgendwer sollte Poppy von der Schule abholen, nehme ich an."

„Wir wohnen abgelegen und haben keinen … Kontakt zu den Nachbarn. Sie kommt … mit dem Schulbus gegen vier Uhr. Bitte, könnten Sie sich vielleicht um sie kümmern? Ich weiß, es ist viel … verlangt. Aber morgen kann ich wieder … nach ihr sehen."

Wohl kaum, dachte Harriet. Sie vermutete schwerwiegende Verletzungen, die einen längeren Krankenhausaufenthalt nötig machen würden. Und wenn sie genauer darüber nachdachte, musste sein Kopf wohl auch einen ordentlichen Schlag abbekommen haben. Anders ließ es sich nicht erklären, dass er einer wildfremden Frau seine Tochter anvertrauen wollte. „Das geht nicht, Sie kennen mich doch gar nicht", erinnerte sie ihn mit ruhiger Stimme.

„Bitte", keuchte Tom. „Sie scheinen ein guter, hilfsbereiter … Mensch zu sein. Es wäre schön, … wenn Poppy die kommende Nacht … in ihrem Zuhause bleiben könnte. Sie wird schon genug Angst haben, wenn ich nicht bei ihr bin. Das Jugendamt würde sie … bestimmt nur irgendwohin verfrachten."

„Sie sollten nicht so viel sprechen. Das strengt Sie zu sehr an." Harriet beugte sich vor, um durch das Fenster nachzusehen, wo die Rettungskräfte blieben.

„Ich schweige sofort …, wenn Sie … sich um Poppy kümmern. Bitte."

„Ahh, da kommt die Feuerwehr."

Gottlob, das ersparte ihr vorerst eine Antwort. Spontan hätte sie ihm ein freundliches, aber bestimmtes „Geht's noch!" an den Kopf geschleudert. Von einer völlig Fremden am Schulbus abgeholt zu werden, würde für seine Tochter auch nicht weniger erschreckend sein als das Jugendamt. Im Gegensatz zu ihr hatten diese Leute zumindest Erfahrung im Umgang mit Kindern. Und überhaupt, was, wenn Tom so gravierende Verletzungen hatte, dass er nicht überlebte? Dann musste die Behörde sowieso übernehmen.

„Ich weiß, was … Sie denken", brachte Tom mühsam hervor. „Wie kann er … nur. Aber wenn Poppy zu Hause bleiben kann, ist es das Beste für sie. Ich kenne sie …"

„Jetzt wird die Feuerwehr Sie erst mal hier herausholen, dann sehen wir weiter", unterbrach sie ihn, und das nicht nur, damit er seine Kräfte schonte. Harriet kannte sich selbst zu gut. Sie wusste: Wenn sie nicht aufpasste, würde sie doch noch nachgeben.

Einer der Feuerwehrmänner streckte den Kopf durch das eingeschlagene Fenster. „M'am … Wir werden in den nächsten Minuten das Dach aufschneiden. Kommen Sie besser aus dem Wagen raus. Jemand von uns wird in Schutzkleidung Ihren Platz beim Verletzten übernehmen."

Harriet ließ Toms Hand los, um der Aufforderung nachzukommen.

„Harriet!" Tom klang leicht panisch. „Bitte … lassen Sie mich nicht allein. Ich habe … Schiss", gestand er leise.

Verständlich. Sie war selbst schon oft dabei gewesen, wenn die Feuerwehr jemanden aus einem Wrack hatte bergen müssen. Es ging zwar immer sehr professionell zu, war aber auch laut und furchteinflößend. Hinzu kam die Angst um den eigenen Gesundheitszustand. Daher zögerte sie keinen Augenblick und legte ihm beruhigend die Hand auf die Schulter. „Keine Sorge, ich gehe nirgendwohin." Dann drehte sie sich um und streckte den Kopf aus dem Fenster.

Der Feuerwehrmann stand noch immer neben dem Wagen, bereit, ihr beim Herausklettern zu helfen. Doch sie schüttelte nur den Kopf und erklärte ihm, dass sie Rettungssanitäterin war. „Ich kann den Verletzten nicht allein lassen. Sein Puls ist sehr schwach, und er droht mir wegzusacken." Das war noch nicht mal gelogen.

„Wie Sie meinen, M'am. Ich gebe Ihnen gleich feuersichere Decken rein. Legen Sie diese über sich und den Verunglückten, damit Sie keine Funken abbekommen."

„Alles klar."

Der Lärm war ohrenbetäubend. Und auch wenn die Männer schnell und effizient arbeiteten, kam es Harriet wie eine Ewigkeit vor. Unter der Decke legte sie weiter die Hand auf Toms Arm. Seine Haut fühlte sich immer noch erschreckend kalt und feucht an. Kein gutes Zeichen. Es wurde Zeit, dass er hier rauskam.

„Sie werden … Poppy nicht allein lassen, oder?", drang seine Stimme durch das Ächzen des berstenden Metalls.

Innerlich stöhnte sie. Ihr Bruder Gregg behauptete immer, sie habe ein Helfersyndrom. Und, ja, genau das drohte jetzt die Oberhand zu gewinnen. „Na schön, ich werde um vier Uhr an der Schulbus-Haltestelle stehen. Aber was mache ich, wenn sie nicht mit mir mitkommt? Sie kennt mich ja nicht."

„Nehmen Sie ... Maisie mit ... unsere Hündin. Ihr vertraut Poppy. Es kann sein, dass ich gleich ... ohnmächtig ... werde. Die Adresse ... auf meinem ... Handy. Passwort: Poppy."

„Sie werden einen Teufel tun und jetzt ohnmächtig werden!", schimpfte Harriet und ließ ihre Hand wieder zu seinem Handgelenk wandern. Verdammt, der Puls war kaum noch fühlbar. „Beeilt euch, bitte!", rief sie den Feuerwehrkräften unter der Schutzdecke heraus zu. Solange Tom in diesem verfluchten Sitz eingeklemmt war, konnte man ihm nicht vernünftig helfen.

Wenige Sekunden später verstummten die Motoren, und sie hörte, wie die Retter das Dach vom Wagen hoben. Rasch richtete Harriet sich auf und blickte suchend um sich. Zu ihrer Erleichterung stellte sie fest, dass Ethan und Bridget vor dem Autowrack standen. Ethan war Rettungsarzt und Bridget Sanitäterin bei der GNAA. Während Bridget der Feuerwehr half, Tom aus dem Wrack zu bergen, übermittelte Harriet Ethan alles, was sie über den Zustand des Patienten wusste.

„Danke, Harriet, gute Arbeit", meinte Ethan anerkennend.

Nach der Fallübergabe trat Harriet ein paar Schritte zurück und beobachtete, wie Tom so vorsichtig wie möglich auf das Bergungsboard umgelagert wurde. Dabei wurde akribisch darauf geachtet, dass sein Körper sich nicht bewegte. Jede falsche Bewegung konnte lebensverändernde Folgen für ihn haben. Danach wurde er mit Sauerstoff versorgt, und Ethan begann mit der genaueren Untersuchung.

Toms Unterschenkel wies einen solch seltsamen Winkel auf, dass man kein Röntgengerät brauchte, um einen Bruch zu diagnostizieren. Nachdem Ethan sich einen Überblick verschafft hatte, erklärte er Tom, dass er sich vermutlich das Becken gebrochen habe und innere Verletzungen nicht auszuschließen seien. Als Nächstes werde ihm daher ein Beckengurt zur Stabilisierung umgelegt. Leider müsse auch noch das gebrochene Bein gerichtet werden, um die Durchblutung des Fußes zu sichern. Bridget werde ihm gleich Ketamin spritzen, ein ziemlich heftiges, aber effektives Schmerzmittel. Die Patienten fühlten sich dabei manchmal wie auf einem seltsamen Trip. Das müsse ihn nicht beunruhigen und sei völlig normal.

Harriet wusste aus Erfahrung, dass das Geraderichten trotzdem höllische Schmerzen verursachen würde, aber dank des Medikaments konnten die Patienten sich später nicht mehr daran erinnern.

„Harriet", rief Ethan sie herbei. „Kannst du bitte den Tropf halten, während wir das Bein richten?"

Das verabreichte Ketamin tat ziemlich rasch seine Wirkung. Dennoch jaulte Tom wie erwartet kurz auf, als Ethan und Bridget das Bein mit geübten Handgriffen in die richtige Position drehten. „Schon vorbei, Tom. Das haben Sie gut gemacht", tröstete Harriet ihn.

Sie hörte, wie Ethan im Hintergrund mit dem Krankenhaus telefonierte, um Tom anzumelden. „Verdacht auf Beckenfraktur, Wirbelsäulenfraktur, Milzriss, Unterschenkelbruch und Gehirnerschütterung. Wir werden in zirka zehn Minuten bei euch sein. Okay? Gut, bis gleich."

Harriet richtete ihre Aufmerksamkeit wieder auf Tom. Seine Pupillen waren geweitet, und ein Lächeln lag auf seinen Lippen. „Engel …", faselte er unter der deutlichen Wirkung des Medikaments. Den Blick auf Harriet geheftet, murmelte er weiter: „Bin wohl doch gestorben."

„Nein, Sir, Sie leben noch", antwortete Bridget grinsend. „Wir gehören zum Bodenpersonal. Auch wenn wir Sie gleich ins Krankenhaus von Carlisle fliegen werden."

Ein paar Feuerwehrmänner halfen mit, Tom auf der Trage hochzuheben und zum Helikopter zu befördern.

„Wartet!", rief einer der Helfer und eilte ihnen mit einer Jacke hinterher. „Die muss bestimmt mit. Seine Geldbörse und sein Handy sind da drin."

Harriet griff danach, bevor es ein anderer tun konnte, und während sie dem Trupp zum Helikopter folgte, fischte sie sein Handy und einen Schlüsselbund aus der Jacke.

Nachdem sie zugesehen hatte, wie der Heli Richtung Krankenhaus davonflog, beantwortete sie die Fragen des Polizisten, der sie und den Lastwagenfahrer als Zeugen vernehmen musste. Viel konnte Harriet ihm allerdings nicht sagen, denn den wirklichen Unfallhergang hatte sie nicht gesehen. Sie hörte jedoch, wie Pete zu Protokoll gab: „So ein silberner Porsche Carrera kam wie aus dem Nichts angeschossen und setzte gleich zum Überholen an. Ausgerechnet an dieser unübersichtlichen Stelle! Wäre Tom nicht ausgewichen, wäre es zu einer Frontalkollision gekommen. Und dann hält dieser Idiot noch nicht mal an und fährt weiter, als wäre nichts geschehen!" Der Schock war Pete noch immer anzumerken. „Solche Typen gehören echt weggesperrt."

„Haben Sie sich das Kennzeichen gemerkt?", fragte der Beamte.

Pete schüttelte den Kopf. „Es ging alles so schnell", sagte er zerknirscht.

Als Harriet den Unfallort verlassen durfte, hatte sie nur noch das Bedürfnis, nach Hause zurückzukehren. Vergessen waren ihre Einkaufspläne. Stattdessen setzte sie sich mit Toms Handy unter den Apfelbaum. Sie war schlimme Unfälle gewohnt, und normalerweise steckte sie so was rasch weg. Das musste sie auch, sonst hätte sie sich den falschen Beruf ausgesucht. Aber das Gespräch mit Tom in dem zertrümmerten Wagen, die Sorge um seine Tochter und sein vertrauensvoller Blick, während er auf der Trage gelegen und sie seinen Tropf gehalten hatte … Das alles ließ sie nicht mehr los. Noch immer hatte sie Zweifel, ob sie Poppy wirklich vom Schulbus abholen oder nicht doch besser das Jugendamt verständigen sollte. Was wusste sie schon von Kindern? Und mit Trisomie 21 kannte sie sich auch nicht aus.

Sie starrte auf Toms Handy und aktivierte das Display. Augenblicklich ploppte ein Selfie auf, das Tom mit einem Mädchen zeigte, das Poppy sein musste. Beide strahlten so in die Kamera, dass auch Harriet unweigerlich lächeln musste. Was die beiden da wohl gerade erlebt hatten?

Besonders niedlich fand Harriet die Grübchen in Poppys Wangen. Bei ihrem Vater zeigten sich längliche Falten an der gleichen Stelle. Seine Kinnlinie war scharf ausgeprägt, während Poppys Gesicht eher rundlich war. Aber Vater und Tochter hatten dieselbe grünbraune Augenfarbe. Allerdings standen Poppys mandelförmige Augen leicht schräg. Ihre Haare hatten einen deutlich dunkleren Farbton als die von Tom, und sie trug sie schulterlang. Seine Frisur sah ein bisschen zerzaust aus, so als ob jemand sie in Unordnung gebracht hätte. Poppys schelmisches Grinsen lieferte einen Hinweis darauf, wer dahinterstecken konnte. An den Schläfen waren Toms kurze haselnussbraune Haare bereits ein bisschen ergraut. Alles in allem ein ziemlich attraktiver Typ, wenn er nicht gerade schwer verletzt aus einem Autowrack befreit werden musste.

Kopfschüttelnd tippte Harriet das von ihm genannte Passwort ein. Jeder Idiot wusste doch, dass man sein Handy besser sichern musste als mit dem Vornamen eines Familienmitgliedes.

Durch das Selfie neugierig geworden, schwebte ihr Zeigefinger bereits über dem Icon des Fotoalbums. *Echt jetzt, Harriet?! Man schnüffelt nicht in fremden Handys herum*, erinnerte sie sich gerade noch rechtzeitig an ihre Manieren. Artig tippte sie stattdessen auf die Kontakte und fand schnell heraus, dass die beiden in der alten Mühle etwas außerhalb von Renwick wohnten. Hatte Tom nicht noch eine Hündin namens Maisie erwähnt? Vielleicht wäre es besser, etwas früher hinzufahren und sich mit der Hündin anzufreunden, bevor sie gemeinsam Poppy abholen gingen? So viel zu ihrem ersten freien Tag!

Seufzend stand Harriet von der Bank auf und ging ins Haus, um ein paar Klamotten und Toilettensachen für die Nacht zusammenzupacken. Auf was hatte sie sich da bloß wieder eingelassen?

2. Kapitel

Harriet bog von der Straße in einen schmalen Weg ein. Er verlief am Waldrand entlang, vorbei an einem weitläufigen Teich bis hin zu einer Brücke, die über einen Bach führte. Schließlich gelangte sie zu dem alten Haus, das in früheren Jahren als Wassermühle gedient hatte. An seiner steinernen Fassade rankte eine Rose empor, die bestimmt hübsch aussah, wenn sie im Sommer blühte. Welche Farbe sie wohl hatte? Das Dach des Gebäudes war mit Schiefer gedeckt, und zwei Schornsteine verrieten, dass es im Inneren Kaminöfen gab. Harriet parkte auf dem gekiesten Parkplatz und griff nach ihrer Reisetasche.

Kaum näherte sie sich der uralten hölzernen Tür, hörte sie dahinter ein tiefes, bedrohliches Bellen. Das klang gar nicht nach dem kleinen niedlichen Hündchen, das sich Harriet unter dem Namen Maisie vorgestellt hatte. Sie hatte mit einem Vierbeiner in Taschenformat gerechnet. Vielleicht ein Cockerspaniel, ein Zwergspitz oder irgendein Terrier. Aber was da bellte, klang weder klein noch süß. *Mist, was sollte sie bloß tun?* Todesmutig einfach die Tür öffnen und reingehen? Andererseits: Tom hätte es doch bestimmt erwähnt, wenn sie irgendwelche Vorsichtsmaßnahmen einhalten müsste, um nicht zerfleischt zu werden. Beherzt steckte sie den Schlüssel ins Schloss, doch damit schien Maisie überhaupt nicht einverstanden zu sein. Es folgte ein heftiger Knall, so als ob das Tier mit ganzer Wucht gegen die Tür springen würde. Das Holz erzitterte unter Harriets Hand.

Mit einem lauten *Huuuuaaaah!* wich sie erschrocken ein paar Schritte zurück. O mein Gott! Hoffentlich hielt die alte Tür dieser Attacke stand. Harriet überlegte, um das Haus herumzugehen und durch ein Fenster ins Innere zu schauen, damit sie einen Blick auf die Bestie erhaschen konnte. Da fiel ihr das Handy wieder ein. Bestimmt hatte Tom – wie jeder begeisterte Tierhalter – Fotos von Maisie gespeichert.

Was sie kurz darauf auf dem Display sah, wirkte allerdings nicht wirklich beruhigend. Maisie war eine Deutsche Dogge. Obwohl … von der Größe her entsprach sie eher einem Kalb als einem Hund. Selbst wenn Poppy auf dem Bild ihre Arme um Maisie geschlungen hielt und überglücklich in die Kamera strahlte, traute sich Harriet nach diesem Anblick nicht, die Haustür zu öffnen. Wer konnte schon sagen, wie die Dogge reagierte, wenn eine Fremde vor ihr stand? Rasch zog Harriet ihr eigenes Telefon aus der Jackentasche und wählte die Nummer ihres Bruders Gregg. Immerhin bildete er Suchhunde aus. Wenn jemand Ahnung von Hunden hatte, dann wohl er.

„Hey, kleine Schwester. Was gibt's?", meldete Gregg sich gut gelaunt.

„Ich brauche deine Hilfe, Gregg", kam sie gleich zur Sache und schilderte ihm im Schnelldurchlauf ihren Vormittag. „Und nun soll ich das Mädchen mit diesem Monster von Hund abholen. Dabei habe ich keine Ahnung, ob Maisie mich überhaupt ins Haus lässt. Klingt eher, als würde sie mich für einen kleinen Snack zwischendurch halten. Könntest du nicht herkommen und mir helfen?", flehte sie.

Greggs gute Laune schien mit einem Mal verflogen. „Mann, Harriet, du und dein Helfersyndrom!"

„Bitte, Gregg. Bitte, bitte, bitte ... Ich brauche dich. Du bist doch mein großer Bruder", spielte sie ihr Ass aus. Er war gerade mal zwei Jahre älter als sie, aber fühlte sich dadurch auch als ihr Beschützer.

Ein ergebenes Seufzen drang an ihr Ohr. „Okay. Bin in zwanzig Minuten da. Geh nicht ohne mich rein, hörst du?"

„Keine Sorge. Maisie hat mir ihren Standpunkt mehr als deutlich gemacht." Sie nannte ihm die Adresse.

Während sie auf Gregg wartete, schaute Harriet sich auf dem Gelände ein wenig um. Hühner und Laufenten teilten sich ein geschütztes Gehege. Hinter dem Haus gab es eine Wiese, auf der zwei Esel und ein Maultier friedlich nebeneinander grasten. Zwischen ihren Hufen hoppelten wilde Kaninchen umher. Harriet schloss die Augen. Sie wusste, was das zu bedeuten hatte. Bestimmt würde sie sich auch noch um den ganzen Zoo kümmern müssen. Blieb zu hoffen, dass zumindest Poppy wusste, was es da zu tun gab.

Mann, Mann, Mann, warum hatte sie sich bloß dazu breitschlagen lassen? Das war ja alles ganz idyllisch hier, aber sie war nicht so naiv zu glauben, dass sich die Arbeit von allein machte.

Sie kehrte in den Garten zurück und entdeckte dort unter einer knorrigen Linde eine Schaukel. Ob die wohl ihrem Gewicht standhalten würde? Stabil sah sie zumindest aus. Vorsichtig setzte Harriet sich darauf, gewappnet für den Fall, dass der Eindruck täuschte. Doch die Schaukel hielt.

Am Anfang bewegte sich Harriet nur sachte etwas vor und zurück, aber dann konnte sie einfach nicht widerstehen und stieß sich kräftig ab. Je höher sie flog, desto mehr kitzelte es in ihrem Bauch. Herrlich. Schon als Kind hatte sie dieses Gefühl geliebt. Sie hatte geglaubt, wenn sie es nur hoch genug schaffte, würde sie mit den Händen nach einer Wolke greifen können. Auch wenn sie heute wusste, dass Wolken sich nicht einfangen ließen, so war sie immer noch vom Fliegen fasziniert. Was vielleicht erklärte, warum sie bei der Air Ambulance gelandet war. Natürlich stand der Wunsch, Menschen zu helfen, im Vordergrund. Aber die Zeit im Helikopter war für Harriet die Kirsche auf der Sahnetorte.

Endlich hörte sie das tiefe Brummen von Greggs Land Rover. Sie sprang von der Schaukel und ging ihm entgegen.

„Mein Held in schimmernder Rüstung!", sagte sie und lachte, als er ausstieg.

Er gab ihr ein Küsschen auf die Wange. „Du bringst dich aber auch immer wieder in Situationen, echt. Bist du sicher, dass der Typ ein anständiger Kerl ist? Vielleicht versteckt er Drogen oder sonst was in seinem Haus und hält sich daher einen Wachhund."

Harriet verdrehte die Augen und zückte gleichzeitig Toms Handy. „Sieht mir eher nach einem Daddy und nicht nach einem Kartellboss aus, oder? Das Mädchen neben ihm ist anscheinend Poppy, um die ich mich kümmern soll." Sie öffnete das Fotoalbum und hielt ihrem Bruder das Display unter die Nase. „Und das hier ist das süße Hundchen Maisie."

„Okay, wirkt wie ein harmloser Familienhund." Mit einem amüsierten Augenzwinkern öffnete Gregg das Heck seines Wagens und griff nach der dort verstauten Hundekeksbüchse.

Daraus klaubte er ein paar Leckerchen und steckte sie in seine Jackentasche. Dann hielt er die Büchse Harriet entgegen. „Hier, nimm auch ein paar. Die helfen beim Anfreunden. So, und nun lass uns mal nach der *Kleinen* sehen."

Der Schlüssel steckte noch immer im Türschloss, wo Harriet ihn zurückgelassen hatte. Kaum drehte Gregg ihn herum, war zu hören, wie Maisie im Haus prompt wieder in den Furien-Modus überging. Harriet klopfte das Herz bis zum Hals, aber Gregg schien von dem Gehabe kein bisschen beeindruckt.

Langsam öffnete er die Tür einen Spaltbreit. Dabei redete er mit ruhiger, fester Stimme auf die Hündin ein. „Bist ein feines Mädchen, Maisie. Gut, wie du das Haus und deine Familie bewachst. Hier darf nicht jeder reinkommen, da hast du recht. Wir sind aber Freunde." Gregg warf ein Leckerchen ins Haus. „Siehst du. Wir sind nett." Dann streckte er der Dogge die Hand entgegen, damit sie daran schnüffeln konnte. „Fein, Maisie. Ich komme nun rein, okay?"

„Bist du irre?", flüsterte Harriet hinter ihm, was Gregg aber nur ein leises Lachen entlockte. Ehe Harriet sichs versah, verschwand ihr Bruder im Innern des Hauses. Kurz darauf öffnete er die Tür. „Maisie ist superlieb. Ein wahrer Schatz von einem Hund. Kannst rein."

Doch bevor Harriet der Aufforderung nachkommen konnte, galoppierte der sogenannte Schatz auch schon an Gregg vorbei und direkt auf sie zu. Es ging alles so schnell, dass Harriet im Nachhinein nicht mehr sagen konnte, wie es dazu gekommen war, denn in der nächsten Sekunde lag sie bereits auf dem Boden. Die Dogge stand über ihr, mit den Pfoten auf ihrer Brust, sodass Harriet nur schwer atmen konnte. Als sie schon dachte, ihr letztes Stündlein habe geschlagen, leckte eine warme, feuchte Zunge über ihren Hals. „Iiiiiek, Maisie! Aus!", keuchte Harriet.

Erleichtert spürte sie, wie Gregg den Hund von ihr wegzog. „Nicht so stürmisch, kleine Maus", tadelte er die Hündin.

Harriet rappelte sich auf und klopfte sich den Dreck von der Hose. „*Kleine Maus?!* Das ist keine kleine Maus, das ist … ich weiß auch nicht." Maisie blickte sie mit schief gelegtem Kopf an, und Harriet hätte schwören können, dass der Hund grinste. Nun musste sie selbst glucksen. „Okay, keine Maus, eher ein Clown auf vier Pfoten", vollendete sie ihren Satz.

„Vermutlich hat sie die Leckerlis in deiner Hand gerochen. Gib sie ihr, jetzt, wo sie so brav sitzt." Gregg schaute sich um. „Tolles Grundstück. Was macht der Typ beruflich noch mal?"

Harriet zuckte mit den Schultern. „Keine Ahnung. So viel Zeit hatten wir nicht zum Reden."

„Aber seine Tochter vertraut er dir gleich an." Gregg schüttelte den Kopf. „Der kann von Glück sagen, dass du ein anständiger Mensch bist, Harriet."

Harriet zuckte mit den Schultern, obwohl sie ja eigentlich das Gleiche gedacht hatte. „Danke für deine Hilfe, großer Bruder. Möchtest du noch eine Tasse Tee?"

„Nein, ich muss wieder los. Ich habe in einer halben Stunde einen Hundeführerkurs. Kann ich dich jetzt mit Maisie allein lassen?"

Harriet kraulte die Dogge hinter den Ohren. „Aber sicher doch. Wir beide hatten nur Startschwierigkeiten. Nicht wahr, meine Liebe? Jetzt sind wir so." Harriet kreuzte Mittel- und Zeigefinger, um ihrem Bruder zu zeigen, wie dicke sie mit der Hündin nun war.

Doch der zog nur die Augenbrauen hoch und meinte: „Lass dich nicht wieder umrempeln, sonst glaubt sie, sie wäre hier der Boss. Du musst die Rudelführerin bleiben."

„Alles klar. Ich bin der Chef." Harriet hob den Kopf und sah Maisie streng an. „Geh ins Haus!" Nichts geschah. „Ins Haus mit dir!"

„Ja, ich seh schon: Du kommst zurecht", meinte Gregg grinsend. „Kleiner Tipp: Bevor sie einen Befehl ausführen kann, muss sie ihn auch kennen." Er hob die Hand winkend in die Luft. „Tschüs, Schwesterchen, wenn du Hilfe brauchst, ruf mich an, ja?"

„Mach ich." Dann wandte sie sich wieder an die Hündin. „War das nötig, dass du mich so blamierst?" Sie griff nach Maisies Halsband und war erstaunt, als diese ihr ohne Gegenwehr ins Haus folgte.

Gemütlich, dachte Harriet, als sie von der Garderobe ins Wohnzimmer trat. Die Wände waren weiß verputzt, und dunkle Holzbalken zierten die Decke. Durch die großen Terrassenfenster konnte man direkt in den Garten hinausblicken. An der gegenüberliegenden Wand stand ein alter Kaminofen, daneben waren fein säuberlich Holzscheite aufgestapelt. Auf einem hölzernen Bücherregal standen gerahmte Fotos, die Harriets Neugierde weckten. Sie ging hin, um sich die Bilder genauer anzuschauen. Vielleicht fand sie darauf einen Hinweis auf ein weiteres Familienmitglied, das sich um Poppy kümmern konnte. Fehlanzeige. Die Fotos zeigten lediglich Poppy, Maisie oder Tom. Die drei schienen wirklich ganz für sich zu leben.

Harriet wandte ihren Blick zurück in den Raum. Der Boden bestand aus riesigen alten Natursteinplatten, und nur bei der Sitzecke war ein flauschiger hellgrauer Teppich ausgelegt. Ein anthrazitfarbenes Stoffsofa lud zum Abhängen ein. Aber dazu hatte Harriet jetzt keine Zeit. Sie wollte sich zuerst einen Überblick verschaffen.

Auf dem Weg durchs Haus trottete Maisie ihr gemächlich hinterher. Gegenüber dem Wohnzimmer befand sich ein Raum, den Tom offenbar als Büro nutzte. Harriet schloss diese Tür wieder und ignorierte vorerst die Treppe, die in den oberen Stock führte. Sie ging an ihr vorbei weiter in die riesige Wohnküche. Es war ein heller, freundlicher Raum, der auf beiden Seiten Fenster aufwies. Tom und Poppy schienen hier eine Menge Zeit zu verbringen, denn es gab sogar ein kleines rotes Sofa an der Wand neben der Tür. In der Ecke daneben befand sich Maisies Hundebett. Während Maisie es sich darauf gemütlich machte, steuerte Harriet den Kühlschrank an. Hoffentlich musste sie nicht noch einkaufen gehen. Nein, bestätigte ihr ein Blick in dessen Innenleben. Das sollte ausreichen, um zumindest heute ein hungriges Mädchen satt zu bekommen.

Zufrieden wandte sie sich um, wobei ihr Blick an dem Esstisch hängen blieb. Anscheinend hatte es an diesem Morgen schnell gehen müssen, denn das benutzte Frühstücksgeschirr war noch nicht weggeräumt worden. Vermutlich hatte Tom nach seiner Rückkehr klar Schiff machen wollen. Harriet entschied sich, zuerst die Erkundungstour fortzuführen und sich danach dem Aufräumen zu widmen.

Auf der oberen Etage befanden sich die Schlafzimmer und ein Badezimmer. Poppys Raum entsprach einem typischen Kinderzimmer. Von dem dunklen Holzparkett war kaum noch etwas zu sehen unter dem Kuddelmuddel aus Schulsachen, Bastelzeug und Klamotten, die vermutlich in den Wäschekorb gehörten. Auch das Bett war noch ungemacht. Nur die Wände passten irgendwie nicht so recht dazu.

Harriet hätte eher ein wildes Durcheinander von Pop- und Filmstar-Plakaten erwartet. Stattdessen hingen niedlich gezeichnete Tierbilder in schlichten weißen Bilderrahmen an der Wand. Eine kleine Maus knabberte an einer Erdbeere, ein Igel schnupperte an einem Veilchen, und ein frecher Hase klaute ein Möhrchen aus dem Garten.

Im Flur hingen weitere Zeichnungen des gleichen Künstlers an den Wänden. Aber keines der Bilder war signiert. Ob Tom die vielleicht selbst gezeichnet hatte? Sie ging weiter und öffnete die nächste Tür. Das musste sein Schlafzimmer sein. Auch hier war das Bett ungemacht. Sogar die Vorhänge waren noch zugezogen. Harriet drückte auf den Lichtschalter, bevor sie zum Fenster hinüberging und die schweren blickdichten Vorhänge zurückzog. Warmes Sonnenlicht ergoss sich sogleich in den Raum. Sie öffnete das Fenster, um frische Luft hereinzulassen, obwohl es nicht unangenehm roch. Dann schüttelte sie die dunkelgraue Flanellbettwäsche auf und zupfte alles wieder zurecht. Auf dem fast schon schwarzen Parkettboden lag auf jeder Bettseite ein flauschiges Schaffell, damit man beim Aufstehen nicht gleich mit den nackten Füßen auf den kalten Boden auftraf. Ein modernes Badezimmer mit eigener Dusche grenzte an den Raum. Harriet streckte kurz den Kopf hinein. Im Gegensatz zum Schlafzimmer war das Bad in einwandfreiem Zustand zurückgelassen worden. Ein Hauch eines herben Rasierwassers lag noch in der Luft.

Wo wohl Poppys Mutter steckte? Vielleicht war sie gestorben. Aber würde dann nicht zumindest irgendwo ein Foto von ihr stehen? Harriet tippte eher auf eine unschöne Trennung. Doch welche Mutter würde ihr Kind zurücklassen? Erst recht, wenn es das Downsyndrom hatte. Auf alle Fälle schien es keinen Kontakt mehr zu geben. Ansonsten hätte Tom sie bestimmt gebeten, Poppy zu ihrer Mutter zu bringen. Wie auch immer, es ging sie nichts an. Sie half Tom nur für eine Nacht aus, danach musste er sich irgendwie anders organisieren. Sie hatte nicht vor, ihre Ferien als Mary Poppins zu verbringen.

Am Ende des Korridors fand Harriet etwas, das ursprünglich ein Gästezimmer gewesen sein musste. Im Moment erinnerte es allerdings mehr an eine Rumpelkammer. Hier schien alles hineinverfrachtet worden zu sein, wofür man sonst keinen Platz gefunden hatte. Vom Wäscheständer über einen vorsintflutlichen Staubsauger bis hin zu einer Kinder-Outdoor-Küche und einer Golfausrüstung. Schaudernd blickte sie auf den ausgestopften Hirschkopf mit riesigem Geweih, der von der Wand aus über das ganze Chaos wachte.

Unter einem Berg Winterklamotten fand Harriet letztendlich ein schmales Bett. Aufseufzend setzte sie sich drauf. Das würde für eine Nacht ausreichen. Die Gesellschaft könnte allerdings etwas weniger morbide sein, fand sie mit Blick auf die Hirschtrophäe. Wie konnte man sich so etwas bloß an die Wand hängen?

Sie ließ ihre Reisetasche in der Kammer stehen und ging zurück in den unteren Stock, den Frühstückstisch aufräumen. Mit einer Tasse Tee gönnte sie sich anschließend eine kurze Pause auf dem gemütlichen Küchensofa. Der Zeitpunkt, zur Schulbushaltestelle zu gehen, rückte näher. Ein flaues Gefühl breitete sich in Harriets Magen aus. Wie würde Poppy reagieren, wenn sie erfuhr, dass ihr Dad im Krankenhaus war?

Oh Mann, sie war echt die Falsche für diesen Job. Mit einem tiefen Seufzer stand sie auf und stellte die leere Tasse in die Spüle. „Komm, Maisie! Holen wir Poppy ab.“

3. Kapitel

Auf dem Weg zur Hauptstraße suchte Harriet nach den richtigen Worten, um Poppy die schlechte Nachricht möglichst schonend zu überbringen. Aber die Fakten blieben am Ende immer die gleichen: Poppys Vater befand sich im Krankenhaus, und das Mädchen war allein mit einer Fremden.

Je länger Harriet darüber nachdachte, desto grimmiger wurde sie. Wie konnte Tom nur so verantwortungslos sein?! So rasch war etwas passiert, da musste er doch die Betreuung seiner Tochter sichergestellt haben. Herrgott noch mal!

Viel zu schnell erreichte sie die Straße, dabei war sie mit ihrer Wortwahl noch nicht weiter als „Hallo, Poppy, ich bin Harriet. Dein Dad hatte leider einen Unfall, aber es geht ihm gut."

So ein Unsinn! Sie wusste überhaupt nicht, ob es Tom gut ging. Bevor sie mit Maisie losmarschiert war, hatte Harriet kurz überlegt, im Krankenhaus nachzufragen. Aber all die Untersuchungen brauchten Zeit, und ihrer Einschätzung nach musste Tom operiert werden. Sie würde gegen Abend anrufen und sich nach seinem Zustand erkundigen. Da Harriet keine Familienangehörige war, könnte es allerdings schwierig werden, Informationen zu erhalten. Ehe sie sich weitere Gedanken darüber machen konnte, näherte sich bereits der Kleinbus. Der Fahrer setzte den Blinker und hielt am Wegrand an.

„Tschüs", hörte Harriet ein Mädchen rufen, das kurz darauf aus dem Bus sprang. Sie trug ihre Schuluniform, die aus einem anthrazitfarbenen Rock, einer weißen Bluse und einer roten Strickjacke bestand. Ihre dunkelbraunen Haare waren an den Seiten zu zwei Zöpfen geflochten. In der Hand hielt sie einen pinkfarbenen Schulranzen, den sie sich jetzt etwas umständlich auf den Rücken packte. Maisie zog an der Leine, um zu ihrer Freundin zu gelangen. Es war ein ziemlicher Kraftakt, dieses Powerpaket von Hund zurückzuhalten.

„Poppy?", fragte Harriet schnaufend.

Poppy, die noch mit ihrem Schulranzen beschäftigt war, drehte den Kopf in ihre Richtung. Kaum entdeckte sie Maisie, erschien auf ihrem Gesicht das zauberhafteste Lächeln, das Harriet je gesehen hatte.

In diesem Moment schaffte es die Dogge allerdings, sich loszureißen und auf Poppy zuzusprinten. Harriet befürchtete schon, das Mädchen könnte dasselbe Schicksal ereilen wie sie zuvor und ebenfalls unter Maisie landen. Aber nein, die Hündin hielt wenige Zentimeter vor Poppy an und platzierte ihren Hintern elegant auf dem Asphalt.

Sogleich schlang Poppy die Arme um sie. „Hallo, Maisie", wisperte sie und drückte ihr einen Kuss aufs Fell. Danach richtete sie den Blick misstrauisch auf Harriet. „Wer sind Sie?"

„Ich bin Harriet. Dein Dad hat mich gebeten, dich vom Bus abzuholen und auf dich aufzupassen."

Poppy presste die Lippen zusammen und schien nachzudenken. „Das kann nicht sein", meinte sie schließlich. „Er hat mir beigebracht, nicht mit Fremden mitzugehen."

„Richtig. Das hast du dir gut gemerkt. Und weil dein Dad das wusste, hat er mir aufgetragen, Maisie mitzunehmen. Maisie kennst du doch, und mit ihr kannst du mitgehen."

Poppy zögerte. „Wo ist Dad?"

„Das würde ich dir gern in Ruhe zu Hause bei einer heißen Schokolade erzählen. Wenn du magst, kannst du auch mit Maisie vorausgehen, und ich folge euch beiden." Harriet hoffte, dass sie auf diese Weise Poppy die Angst etwas nehmen konnte.

Poppy nickte, schien aber noch immer auf der Hut zu sein. Wie ausgemacht, folgte Harriet den beiden mit einigen Metern Abstand. Der Hund und das Mädchen gaben ein seltsames Gespann ab. Poppy war nur wenig größer als ihre Hündin. Falls sich Maisie auf die Hinterpfoten stellte, würde sie Poppy sogar überragen. Und auch wenn das Mädchen die Leine in den Händen hielt, konnte sie Maisie unmöglich festhalten, sollte diese plötzlich lospreschen.

Aber die Dogge benahm sich mustergültig. Zwischendurch warf Poppy immer mal wieder einen Blick über die Schulter. Das Ganze schien ihr verständlicherweise nicht geheuer zu sein. Sie hatten etwa die Hälfte der Strecke zurückgelegt, als Poppy stehen blieb und sich ganz zu Harriet herumdrehte. „Das ist echt schräg! Was ist mit Dad? Ist ihm irgendwas Schlimmes passiert?"

Oh Mann, das hatte sie ja gründlich vermasselt. Wenn Harriet die Kleine nicht noch mehr verängstigen wollte, sollte sie besser gleich mit der Wahrheit herausrücken. Eine heiße Schokolade würde die Situation auch nicht wesentlich verbessern.

Also schloss Harriet zu Poppy auf und ging vor ihr in die Hocke. „Dein Dad kann nicht hier sein, weil er ins Krankenhaus musste. Er hatte einen Unfall mit seinem Wagen. Aber er hat mir euern Hausschlüssel gegeben und mich gebeten, bis morgen auf dich achtzugeben. Es tut mir leid, vermutlich habe ich mich nicht gerade geschickt angestellt. Ich wollte dir keine Angst machen."

Poppy wirkte äußerlich gefasst. „Ist es sehr schlimm?"

„Ehrlich gesagt weiß ich es nicht. Ich werde später das Krankenhaus anrufen und nachfragen, wie es ihm geht. Aber im Moment werden sie ihn vermutlich noch untersuchen und behandeln."

„Sind Sie vom Jugendamt?"

„Nein. Ich war zufällig da, als der Unfall geschah, und bin bei deinem Vater geblieben, bis die Rettungskräfte eingetroffen sind. Weißt du, ich arbeite selbst als Flugrettungssanitäterin. Deshalb habe ich versucht, deinem Dad, so gut es ging, zu helfen. Während wir warten mussten, hat er mir von dir erzählt und mich gebeten, auf dich aufzupassen. Es war ihm sehr, sehr wichtig, dass du nicht allein bist." Vorsichtig legte Harriet dem Mädchen eine Hand auf den Arm.

Poppy nickte tapfer. „Kann ich zu ihm?"

„Ich fürchte, heute noch nicht. Aber ich werde dich hinbringen, sobald er Besuch haben darf. Versprochen. Bis dahin wäre ich froh, wenn du mir zeigst, wie ich bei euch zu Hause die Tiere versorgen kann. Ich habe davon nämlich keine Ahnung."

„Gut, aber ich muss auch noch Hausaufgaben machen", sagte Poppy ernst.

„Kriegen wir hin."

Zurück in der Mühle, machte Harriet Poppy wie versprochen eine heiße Schokolade. Als die ausgetrunken war, versorgten sie gemeinsam die Tiere. Dabei erfuhr Harriet, dass Poppy elf Jahre alt war. Irgendwie hätte sie das Mädchen jünger geschätzt. Vermutlich eine Entwicklungsverzögerung, die dem Downsyndrom zuzuschreiben war, aber so genau kannte Harriet sich damit nicht aus. Während Poppy sich nach der Stallarbeit in ihr Zimmer verkrümelte, um ihre Hausaufgaben zu erledigen, nutzte Harriet die Gelegenheit und rief im Krankenhaus an. Mit der Zentrale verbunden, erfuhr Harriet, dass James Howard der behandelnde Arzt war. Was für ein glücklicher Zufall! Mit ihm hatte sie so manche Schicht geteilt, als sie selbst noch im Krankenhaus gearbeitet hatte. Sie bat darum, mit ihm sprechen zu dürfen.

„Hey, Harriet, na, langweilst du dich bei der Air Ambulance? Willst wohl zurück an den Ort, an dem die wahre Magie vollbracht wird, was?"

Oje, er war noch genauso überheblich wie damals. Aber als Unfallchirurg war er begnadet.

„Nicht wirklich, James", entgegnete Harriet. „Ich bin absolut glücklich, da wo ich bin."

„Aha, und was verschafft mir dann die Ehre?"

„Heute Nachmittag haben meine Kollegen bei euch einen Patienten eingeliefert. Tom Bishop. Verdacht auf Beckenbruch, Wirbelsäulenbruch, Milzriss ...", versuchte sie, seine Erinnerung anzukurbeln.

„Ich weiß, wen du meinst", unterbrach James sie knapp.

„Wie ist sein aktueller Zustand?", fragte sie, als riefe sie aus beruflichen Gründen an.

Einen Moment herrschte Stille. „Du weißt, dass ich dir darüber keine Auskunft geben darf, Harriet“, meinte er schließlich. „Oder bist du etwa mit ihm verwandt?“

Harriet biss sich auf die Unterlippe und kniff die Augen zusammen. „Ich bin Toms Freundin“, schummelte sie. Obwohl James ihr nicht gegenüberstand, fühlte sie, wie ihre Wangen sich bei der Lüge röteten. „Ich konnte bloß noch nicht ins Krankenhaus kommen, weil ich seine Tochter von der Schule abholen musste. Wir machen uns solche Sorgen …“

James seufzte. „Na schön. Wir haben ihn heute Nachmittag operiert. Die Milz musste raus, und die Schienbeinfraktur wurde gerichtet. Zudem hat er eine Beckenfraktur und eine Gehirnerschütterung.“

„Aber so weit ist er über den Berg, oder?“, fragte Harriet sicherheitshalber nach.

„Ja, einen Moment war's kritisch, wegen der Blutung in den Bauchraum. Aber wir sind ja Profis und hatten das schnell wieder im Griff.“ Etwas gönnerhaft fügte er hinzu: „Eure Leute haben gute Vorarbeit geleistet.“

„Das werde ich ihnen gern ausrichten. Wann, denkst du, können wir Tom besuchen?“

„Wenn alles gut läuft, kommt er morgen in ein normales Zimmer, dann könnt ihr ihn sehen.“

Auch wenn James optimistisch geklungen hatte, waren Harriets Bedenken nicht weniger geworden. Wie sie schon befürchtet hatte, würde Tom sich noch eine Weile nicht um seine Tochter kümmern können, geschweige denn um die Tiere auf seinem Hof. Sie beschloss, morgen zu ihm ins Krankenhaus zu fahren. Nach James' Schilderungen sollte er eigentlich bis dahin wieder ansprechbar sein. Bestimmt fiel ihm dann doch noch jemand ein, der zu Hause für ihn einspringen konnte.

„Kann ich ihn anrufen?", fragte Poppy eifrig, sobald sie die frohe Botschaft erhalten hatte, dass ihr Vater wieder gesund werden würde.

„Das geht noch nicht, Liebes." Tröstend strich Harriet ihr über den Arm. „Weißt du, nach der Operation muss er viel schlafen und ist in einem Raum mit anderen Patienten, die auch schlafen müssen. Daher gibt es dort kein Telefon. Aber morgen nach der Schule werden wir zusammen ins Krankenhaus fahren."

Poppy presste die Lippen zusammen und nickte tapfer. Doch in ihren Augen schimmerte es verräterisch.

„Es ist verständlich, dass du Angst hast, Poppy." Harriet zog das Mädchen in ihre Arme und hielt sie einen Augenblick fest. „Aber weißt du, im Krankenhaus kümmern sie sich wirklich gut um deinen Dad. Er wird überwacht, und sollte auch nur das Geringste nicht in Ordnung sein, kommt sofort ein Arzt."

Zum Abendessen kochte Harriet Nudeln mit Tomatensauce, in denen das Mädchen nur lustlos herumstocherte. Nachdem die Küche wieder aufgeräumt war, schauten sie sich gemeinsam einen Abenteuerfilm an, den Poppy sich ausgesucht hatte. Aber Harriet war sich ziemlich sicher, dass sie kaum was davon mitbekam. Noch ehe der Film zu Ende war, stand Poppy plötzlich auf und meinte, sie sei müde und wolle schlafen gehen. Da Harriet sich noch zeigen lassen wollte, wo frische Bettwäsche zu finden war, schaltete sie den Fernseher aus und ging mit ihr nach oben. Während sie ihr Bett bezog, hörte sie, wie Poppy sich im Bad die Zähne putzte.

Als die Geräusche verstummt waren, klopfte Harriet leise an Poppys Zimmertür, bevor sie den Kopf hineinstreckte. Das Mädchen saß in ihrem Bett, mit dem Rücken an der Wand angelehnt, und drückte ein Buch fest an ihre Brust.

„Soll ich dir daraus noch eine Geschichte vorlesen?", bot Harriet an.

Vehement schüttelte Poppy den Kopf. „Das kann ich selber, ich bin nicht doof."

Harriet trat ins Zimmer und setzte sich auf die Bettkante. „Schon klar. Was liest du denn?" Sie verrenkte den Kopf, um den Titel lesen zu können. *Lillys Abenteuer im Haselnusswald*, stand auf dem Buchrücken, auf dem kleine Haselmäuse emporkrabbelten. Geschrieben war es von einem Harrison Doyle. War Poppy für ein Märchenbuch nicht schon ein bisschen zu alt? Harriet tat so, als hätte sie nicht bemerkt, dass Poppy ihre Frage nicht beantwortet hatte. „Darf ich es mir mal ansehen?", fragte sie stattdessen. Erneut erhielt sie keine Antwort. Da schien jemand eindeutig keine Lust zum Reden zu haben. Mit einem Seufzer stand Harriet auf. „Okay, dann lasse ich dich mal in Ruhe. Wenn du was brauchst, bin ich im Gästezimmer und leiste dort euerm Hirsch Gesellschaft. Du musst nur rufen, dann stehe ich im Nullkommanichts da. Ja?"

Zumindest nickte Poppy jetzt.

Harriet war so erledigt von dem ereignisreichen Tag, dass auch sie schlafen gehen wollte. Aber zuvor brauchte sie dringend eine Dusche. Die Regendusche, die sie in Toms Badezimmer entdeckt hatte, war zu verlockend, um sie zu ignorieren. Schon lange hatte Harriet sich gefragt, ob der ganze Hype um diese Teile gerechtfertigt war. Und, oh Himmel, er war es! Am liebsten wäre sie unter dem sanften, warmen Regenschauer nie wieder hervorgetreten.

Erfrischt schlüpfte sie danach in ihren Pyjama und öffnete die Tür, um in ihr eigenes Zimmer zurückzukehren. Das leise Schluchzen hätte Harriet dabei beinahe überhört. Sie hatte schon fast den Flur erreicht, als es an ihr Ohr drang. Im schwachen Licht, das durch den Spalt der Vorhänge fiel, bemerkte Harriet den kleinen bebenden Hügel auf Toms Bett. Es war nicht schwer zu erraten, wer sich unter der Decke verkrochen hatte. Vorsichtig setzte Harriet sich neben das Häufchen Elend und legte ihre Hand auf die Stelle, wo sie Poppys Schultern vermutete. „Ich weiß, es ist schwer, aber es wird alles gut … ganz bestimmt", murmelte sie tröstend. Sachte zog sie die Decke ein Stück zurück, um das Mädchen zum Vorschein zu bringen.

Poppy hielt das Kopfkissen ihres Dads fest an sich gedrückt, während sie ihre Angst und den Kummer herausweinte. Sanft strich Harriet der Kleinen die feuchten Haare aus dem Gesicht. „Soll ich mich etwas zu dir legen, oder möchtest du lieber allein sein?", fragte sie leise. Als Antwort griff Poppy nach Harriets Hand. „Okay, dann rück etwas rüber", forderte Harriet das Mädchen auf, bevor sie neben ihr unter die Decke schlüpfte.

„Ich will zu meinem Dad", wisperte Poppy schniefend und hielt dabei das Kissen wieder umklammert.

„Ich weiß, Poppy. Das kann ich gut verstehen. Auch dass du Angst hast. Aber der Arzt hat gesagt, dass es deinem Dad den Umständen entsprechend gut geht. Er muss jetzt viel schlafen, damit er wieder zu Kräften kommt und gesund wird."

„Aber … aber … ich könnte doch ganz still einfach nur bei ihm sitzen", schlug Poppy vor.

„Ach, Poppy“, seufzte Harriet verständnisvoll. „Das geht auf der Intensivstation leider nicht. Wenn dein Dad eine gute Nacht hat, kann er morgen in ein normales Zimmer verlegt werden. Dann darfst du ihn besuchen. Versprochen.“

„Können wir noch vor der Schule hinfahren? Bitte? Ich werde auch ganz leise sein und niemanden stören.“

„Daran habe ich keine Zweifel, Liebes.“ Es brach Harriet schier das Herz. Am liebsten wäre sie gleich mit dem Mädchen losgezogen, durch einen Hintereingang des Krankenhauses geschlüpft und mit ihr zu ihrem Vater geschlichen. Aber das ging nun mal nicht. „Okay, ich sage dir was: Wenn du jetzt schläfst, werde ich dich morgen in der Schule entschuldigen. Stattdessen fahren wir dann gemeinsam ins Krankenhaus.“

„Darf ich hier schlafen?“, schniefte Poppy.

„Klar.“

„Und bleibst du hier, bis ich eingeschlafen bin?“

„Wenn du mir etwas von dem Kopfkissen abgibst?“

Poppy löste den Klammergriff um das Kissen und drapierte es stattdessen unter ihren Köpfen. Dann schloss sie die Augen, im Bemühen, rasch einzuschlafen. Aber es dauerte noch lange, bis Poppys Atemzüge ruhig und tief wurden.

Was für ein verrückter Tag, dachte Harriet und zog die Decke etwas höher, wobei ein herber männlicher Duft ihre Nase erreichte. Sie konnte gut verstehen, dass Poppy sich hier ihrem Vater näher fühlte. Das Bett war wie ein warmes, sicheres Nest, über dem er wachte.

Kaum hatte sie das gedacht, verdrehte sie die Augen. *Du spinnst echt langsam, Harriet Watts! Schlaf jetzt lieber, bevor du dir noch mehr Unsinn zusammenreimst.*

4. Kapitel

Ein nerviges Piepen drang wie durch einen Nebel zu ihm durch. Was war das? Tom konnte sich nicht erinnern, einen neuen Wecker mit einem solch irritierenden Ton gekauft zu haben. Er wollte sich umdrehen, um auf dem Nachtschränkchen nach dem Teil zu greifen, aber sein Körper fühlte sich bleischwer an. Besser, er blieb erst mal so liegen. Das blöde Teil würde schon von selbst Ruhe geben. Das Geräusch driftete in den Hintergrund.

Als es wieder etwas lauter wurde, wollte er die Augenlider öffnen, um zu sehen, wie spät es war. Musste er Poppy aufwecken, damit sie den Schulbus nicht verpasste? Aber sosehr er sich auch anstrengte, er konnte nicht mal blinzeln. Irgendwie fühlte es sich an, als wäre er in einem Traum gefangen. Keinem besonders schönen. In einem, bei dem man wusste, man sollte aufwachen, weil irgendwas nicht stimmte – und trotzdem konnte man sich nicht rühren. Tom hörte Stimmen und wunderte sich, was diese Leute in seinem Schlafzimmer zu suchen hatten. Dann wurde es wieder ruhiger, nur das Piepsen blieb. Irgendwann entfernte sich auch das. Der Schlaf lullte ihn erneut ein.

Als er das nächste Mal aufwachte, gelang es ihm, die Augen zu öffnen. Kaltes, künstliches Licht blendete ihn und ließ ihn blinzeln.

„Guten Morgen, Mr Bishop." Eine Frau in dunkelblauer Schwesternkleidung beugte sich über ihn. „Wie fühlen Sie sich?"

Anscheinend war er im Krankenhaus. Wie zum Teufel war er hierhergekommen? Siedend heiß fiel ihm seine Tochter ein. Wenn er hier war, wer kümmerte sich dann um Poppy? Ohne die Schwester weiter zu beachten, wollte er sich aufsetzen, doch ein stechender Schmerz im Bauch und Beckenbereich ließ ihn nach Luft japsen. Gleichzeitig drückte die Schwester ihn energisch zurück auf die Matratze. „Das lassen wir mal schön bleiben!", tadelte sie ihn.

„Wo bin ich hier? Und was zum Teufel ist mit mir los?", ächzte er.

„Sie hatten gestern einen Autounfall und wurden von der Air Ambulance zu uns nach Carlisle gebracht. Der Arzt wird Ihnen gleich alles erklären. Ruhen Sie sich noch etwas aus, ja?"

„Das geht nicht. Meine Tochter ist allein zu Hause …"

„Mr Bishop", nun schlug die Schwester einen strengeren Ton an. „Sie befinden sich auf der Intensivstation. Denken Sie, Sie wären hier, wenn Sie jetzt einfach so aus dem Krankenhaus herausspazieren könnten? Sie mussten gestern notoperiert werden. Ich bin sicher, für die Betreuung Ihrer Tochter wurde bereits gesorgt."

„Können Sie mir wenigstens mein Handy geben … Bitte?" Er sah sie flehend an.

„Auf der Intensivstation sind keine Handys erlaubt. Wenn Sie mir versprechen, ruhig liegen zu bleiben, werde ich mich nach Ihrer Tochter erkundigen."

„Okay, danke."

Es kam ihm vor, als wären mehrere Stunden vergangen, bis die Schwester mit diesem typischen *Alles ist gut*-Lächeln wieder auftauchte. Aber gar nichts war gut. Wie hatte er Poppy nur in eine solche Situation bringen können? Wäre er ein verantwortungsvoller Vater, hätte er sich schon viel früher Gedanken darüber gemacht, was wäre, falls ihm mal etwas zustieß. Als ob er unverletzlich wäre! Was war er doch für ein überheblicher Mistkerl!

„Poppy ist versorgt", unterbrach die Schwester seine selbstzerfleischenden Gedanken. „Ihre Freundin kümmert sich um sie."

„Meine was?! Wer?"

„Harriet, von der Air Ambulance. Erinnern Sie sich etwa nicht an sie?" Ihre Augen verengten sich, als würden sie sein Gehirn scannen.

Kurz schossen ihm Bilder von einer rotblonden Frau durch den Kopf, und er erinnerte sich an eine sanfte Stimme. Sie hatte seine Hand gehalten, oder hatte er sich das nur eingebildet? Aber Freundin? Er war sich ziemlich sicher, Single zu sein. Hatte er etwa auch eine Kopfverletzung davongetragen?

Vorsichtig hob er die Hand an die Stirn. Da war kein Verband. Das war schon mal gut. „Hat sie rotblonde Haare?", fragte er vorsichtig.

„Aha, die Erinnerung kommt zurück, da wird Ihre Freundin erleichtert sein", meinte die Schwester zufrieden. „Keine Sorge, Sie werden die beiden gleich wiedersehen. Man wird Sie in der nächsten halben Stunde in ein reguläres Zimmer verlegen."

„Danke", brachte er mühsam hervor. Das war alles ein bisschen viel. Erschöpft schloss er die Augen.

Harriet war klar, dass sie sich auf dünnem Eis bewegte. Man kannte sie hier im Krankenhaus, und James würde schätzungsweise ziemlich sauer sein, wenn er herausfand, dass sie in Wahrheit nicht Toms Freundin war. Andererseits wollte sie Poppy nicht verwirren, indem sie sich als jemand ausgab, der sie nicht war. Himmel, war das kompliziert!

Sie überlegte noch, wie sie alles unter einen Hut bekommen sollte, als eine Schwester zu ihnen kam und meinte, Tom dürfe jetzt Besuch erhalten. Vielleicht hatte sie ja Glück und es war sonst niemand im Raum, den sie täuschen musste.

Doch als sie die Tür zum Krankenzimmer öffnete, schwand ihre Hoffnung. James stand neben dem Krankenbett und blickte mit einem charmanten Lächeln zu ihr hinüber. „Ah, da seid ihr ja. Sehr schön, dann muss ich nicht alles zweimal erklären."

Poppy ignorierte James komplett und stürmte auf ihren Vater zu. Der nahm seine Tochter, so gut es ging, in die Arme, obwohl es ihm sichtlich Schmerzen bereitete.

„Dad …", schniefte Poppy.

„Mir geht's gut, Liebes", murmelte er in ihr Haar.

„Nun ja", räusperte sich James. „Es wird noch eine Weile dauern, bis Sie wieder ganz hergestellt sind, aber so weit sind wir zufrieden mit dem Verlauf."

Harriet trat ans Krankenbett, dabei spürte sie James' Blick auf sich. „Du hast uns echt Sorgen gemacht, Liebling", versuchte sie zaghaft, in die Rolle der Freundin zu schlüpfen, und fuhr Tom mit der Hand durch das haselnussbraune Haar. Dabei vermied sie es tunlichst, ihm in die Augen zu schauen. Stattdessen wandte sie sich wieder an James. „Wie lange muss Tom hierbleiben?"

„Mindestens zwei bis drei Wochen."

„Was?! Das geht nicht, ich muss nach Hause", versuchte Tom, sich zu wehren, doch seiner Stimme fehlte jegliche Energie.

„Der ist gut!" James lachte belustigt auf. „Behalten Sie Ihren Enthusiasmus bei, der wird Ihre Genesung voranbringen, sofern Sie es nicht übertreiben. Wir mussten Ihnen gestern die Milz entfernen und das Schienbein wieder zusammenpuzzeln. Zudem ist Ihr Becken an zwei Stellen gebrochen. Das braucht jetzt alles Zeit, um zu heilen. Wenn es gut läuft, können wir in ein paar Tagen mit der Mobilisierung beginnen. Bis dahin halten Sie strikte Bettruhe. Jetzt muss ich leider zum nächsten Patienten. Aber wenn Sie noch Fragen haben, wenden Sie sich an Ihre Freundin, sie ist ja vom Fach."

James drehte sich zu Harriet um. „Bleibt nicht zu lange", ermahnte er sie und rauschte auch schon mit wehendem Arztkittel aus dem Zimmer.

Kaum war er draußen, atmete Harriet auf. „Entschuldigen Sie, Tom. Ich musste James gestern sagen, dass ich Ihre Freundin bin, sonst hätte er mir keine Auskunft über Ihren Zustand gegeben. Und Poppy hat sich solche Sorgen gemacht."

„Schon gut, aber bleiben wir doch beim Du, sonst fliegen wir früher oder später auf", sagte Tom matt. Er hielt noch immer seine Tochter im Arm. Harriet sah ihm die Schmerzen an und fragte ihn mit einer wortlosen Geste, ob sie Poppy von ihm weglotsen solle.

Tom schüttelte leicht den Kopf. „Pops, es geht mir gut, hörst du?", versicherte er seiner Tochter erneut.

Poppy nickte, ohne ihren Vater dabei loszulassen.

„Sie … ähm, du … hättest mir ruhig sagen können, dass Maisie die Größe eines Pferdes hat und außer ihr noch ein halber Zoo versorgt werden muss“, rutschte es Harriet heraus, bevor sie sich bremsen konnte.

„Entschuldige. Ich habe nicht daran gedacht, dass dich Maisie erschrecken könnte. Sie ist eine Seele von Hund und würde niemandem etwas tun. Und Poppy weiß, wie man die Tiere versorgt. Du hast doch Harriet geholfen, oder, Kleines?“

Poppy nickte.

„Harriet, ich weiß, es ist unheimlich viel verlangt …“ Er räusperte sich.

Harriet hob die Hand. „Stopp, stopp, stopp!“ Sie wusste genau, um was er sie gleich bitten wollte. „Ich muss bald wieder arbeiten. Meine Schichten sind lang, da kann ich mich nicht noch um ein Kind und eine Horde Tiere kümmern.“ Dann machte sie den Fehler und blickte in Toms olivgrüne Augen, die sie förmlich anflehten. Himmel, wie konnte sie da noch Nein sagen?!

„Der Dackelblick wirkt bei mir nicht …“, zwang sie sich, standhaft zu bleiben, obwohl sie schon erste Risse in ihrer Abwehrmauer fühlen konnte.

Er seufzte tief. „Einen Versuch war es wert. Ich weiß einfach nicht, wen ich sonst fragen soll.“

„Nachbarn?“, schlug Harriet erneut vor. In der Hoffnung, dass ihm in der Zwischenzeit doch noch jemand eingefallen war.

„Wir haben nur einen unmittelbaren Nachbarn, und dem würde ich höchstens die Tiere anvertrauen. Poppy ist noch nicht so lange an ihrer Schule, dass sie eine Freundin hätte, bei der sie bleiben könnte. Ich weiß, ich bin ein verantwortungsloser Idiot“, schimpfte er zerknirscht über sich selbst. Dann schloss er die Augen.

Er musste ziemlich erschöpft sein, dachte Harriet mitfühlend. Trotzdem, das alles war nicht ihr Problem.

„Ich komme allein zurecht, Dad“, tröstete ihn Poppy, die endlich ihre Arme von ihm gelöst hatte. „Du hast es vermutlich noch nicht bemerkt, aber ich bin schon groß. Die Tiere kann ich auch versorgen.“ Sie setzte sich neben ihn auf die Bettkante und griff wieder nach seiner Hand, die sie nun zuversichtlich tätschelte. „Ich hätte gestern keine Hilfe von Harriet gebraucht. Wirklich nicht.“

Aha, dachte Harriet amüsiert. So schnell waren die Tränen und Ängste vergessen. Was aber auch gut war.

„Pops, du bist noch ein Kind. Ich kann dich nicht allein zu Hause lassen“, bremste Tom den Eifer seiner Tochter.

„Wieso? Maisie passt doch auf mich auf …“

„Hört auf, ihr beiden“, stöhnte Harriet und sah ihre Urlaubspläne dahinschwinden. „Bis Ende der Woche kann ich einspringen. Und dann frage ich meine Mum oder meinen Bruder, ob du nach der Schule zu ihnen kannst, Poppy. Nur so lange, bis ich Feierabend habe.“

Poppy und Tom klatschten sich ab.

„Aber“, unterbrach Harriet die Freude der beiden, „ich nehme dich beim Wort, was die Versorgung der Tiere anbelangt, Poppy. Du wirst nach der Schule mit anpacken müssen, so wie gestern. Kein ‚Ich muss noch Hausaufgaben machen‘ oder ‚Ich habe heute keine Lust‘ oder irgendeine andere Ausrede. Versprochen?“

„Versprochen“, beteuerte Poppy mit ernster Miene.

„Und du", wandte Harriet sich an Tom. „Sobald du wieder gesund bist, schuldest du mir einen Gefallen."

„Jeden. Und selbstverständlich werde ich dich für deine Arbeit bezahlen."

„Mich kannst du dir gar nicht leisten", scherzte sie und reckte den Kopf in die Luft. „Außerdem möchte ich kein Geld. Du kannst dich um meinen Garten kümmern, wenn du wieder fit bist. Der sieht nämlich ziemlich verwildert aus."

„Du wirst ihn nicht wiedererkennen", versprach Tom. „Danke, Harriet. Da hatte ich wohl Glück im Unglück, dass das Schicksal gerade dich an die Unfallstelle geführt hat."

„Na ja, das war weniger Schicksal als die renovierungsbedürftige Gartenbank meiner verstorbenen Granny, für die ich Farbe kaufen wollte. Aber wer weiß, vielleicht wurde Granny im Himmel ja als Schutzengel rekrutiert. So, Poppy, lass uns gehen, dein Dad sieht müde aus. Wir können morgen wieder reinschauen."

Auf dem Nachhauseweg beschloss Harriet, am besten gleich mit Poppy zu ihrer Mutter nach Pooley Bridge zu fahren. Der kleine Ort lag am nördlichen Ufer des Ullswater-Sees und war nur eine knappe Viertelstunde von Penrith entfernt.

Dackel Boris kläffte bereits hinter der Tür des Bungalows, noch bevor Harriet die Klingel gedrückt hatte. „Du musst ein bisschen aufpassen mit dem Hund meiner Mum. Manchmal zwickt er einem in die Beine. Es tut nicht weh, aber man kann sich erschrecken", warnte Harriet Poppy.

„Schon gut, ich habe keine Angst." Poppy klang deutlich selbstbewusster seit dem Besuch bei ihrem Vater.

Die Tür öffnete sich, und Harriets Mutter stand vor ihnen, einen mintfarbenen Plüschmorgenmantel eng um sich geschlungen. Ihre hellgrauen Haare waren zerzaust, als ob sie gerade aus dem Bett käme. „Liebes, was machst du denn hier?", fragte sie Harriet. Erst auf den zweiten Blick schien sie Poppy wahrzunehmen. „Oh, und du hast noch jemanden mitgebracht."

Poppy streckte Sarah gut erzogen die Hand entgegen. „Ich bin Poppy Bishop. Guten Tag, Mrs Watts."

Sichtlich verwirrt ergriff Harriets Mum die Hand. „Guten Tag, Poppy."

„Mum, warum trägst du um diese Uhrzeit noch den Morgenmantel? Bist du krank?"

„Sarah … wo bleibst du?", hörten sie in diesem Moment eine männliche Stimme aus dem hinteren Teil des Hauses rufen. Harriet starrte ihre Mutter fassungslos an.

„Ähm, Schatz, wir haben Besuch", flötete Sarah zurück, wobei ein nervöser Unterton mitschwang.

„Weißt du was, Mum, wir scheinen gerade ungelegen zu kommen. Besser ich rufe dich später an." Harriet wollte bereits auf dem Absatz kehrtmachen, als ihre Mum sie am Handgelenk zurückhielt.

„Nein, Liebes. Vielleicht ist es gerade gut so. Gib mir nur ein paar Minuten. Du kannst inzwischen mit Poppy in die Küche gehen und Tee aufsetzen, ja? Ach, und könntest du Boris noch was zu fressen geben? Du weißt ja, wo alles steht." Schon huschte ihre Mutter davon.

Nach wie vor war Harriet unsicher, ob sie nicht das Weite suchen sollten. Offensichtlich hatten sie ihre Mutter und deren Liebhaber gestört … bei was auch immer. Das wollte sie sich lieber gar nicht erst vorstellen.

Die Entscheidung wurde ihr abgenommen, da Poppy dem Dackel folgte, der zielstrebig die Küche anpeilte. Das Wort „Fressen" hatte der kleine Kerl offenbar einwandfrei interpretiert.

„Wo ist denn das Hundefutter?", fragte Poppy.

Harriet deutete auf den knallroten Schrank neben der Waschmaschine. „Unten links. Seinen Napf findest du auch dort." Ungeduldig tippelte Boris von einem Vorderpfötchen aufs andere. Das machte er immer, wenn er nervös war. Es sah zu drollig aus. Während Poppy den Hund versorgte, setzte Harriet den Teekessel auf.

„Ähm, hallo", räusperte sich jemand hinter ihnen.

Harriet wandte sich um und sah einen leicht verlegen wirkenden älteren Mann in Polizeiuniform in der offenen Küchentür stehen. „Ich bin Colin." Wieder räusperte er sich. „Deine Mutter kommt auch gleich."

Harriet nickte und wunderte sich gleichzeitig, warum er eine Uniform trug. Er war doch jetzt nicht im Dienst? Stand ihre Mutter etwa auf Spielchen in Uniform? Allein die Vorstellung ließ Harriets Wangen heiß glühen. Sie versuchte, gelassen zu klingen. „Nett, Sie kennenzulernen, Colin. Sind Sie und meine Mutter schon länger … befreundet?"

„Wir kennen uns von früher. Du kannst ruhig Du zu mir sagen. Dein Vater und ich waren zusammen bei der Mountain Rescue. Vermutlich erinnerst du dich nicht mehr an mich. Du warst noch sehr jung, als ich dich das letzte Mal gesehen habe."

Vage erinnerte sich Harriet an die Zeit, wo ihr Vater hin und wieder Kollegen zu einem Barbecue nach Hause eingeladen hatte. Es waren immer fröhliche Abende gewesen, die manchmal bis in die Morgenstunden gedauert hatten.

Oftmals hatte sie von ihrem Schlafzimmerfenster hinunter in den Garten gelinst, wenn sie eigentlich schon hätte schlafen sollen. Aber das muntere Treiben war einfach zu faszinierend gewesen.

„Meine Frau und ich sind später nach Devon umgezogen. Nach der Scheidung bin ich wieder zurückgekehrt. Das ist allerdings erst ein paar Monate her."

„Und da haben Sie … da hast du gleich mal bei meiner Mutter angeklopft." Harriet wusste selbst, dass das schnippisch klang. Doch irgendwer musste auf ihre Mutter aufpassen, wenn deren Hormone verrücktspielten.

Colin grinste und wollte schon zu einer Antwort ansetzen, da tauchte ihre Mutter hinter ihm auf. „Liebes, was soll das?", tadelte sie Harriet und legte den Arm um Colins Taille. „Setzen wir uns alle doch erst mal. Poppy, möchtest du im Wohnzimmer etwas fernsehen?"

„Vor Mittag darf ich das nicht", wandte das Mädchen zaghaft ein.

„Ich bin sicher, deine Eltern haben nichts dagegen, wenn wir heute eine Ausnahme machen", versicherte Sarah. „Colin, zeigst du ihr bitte, wo das Gerät steht?"

Als die beiden die Küche verlassen hatten, flüsterte Harriet: „Warum trägt er eine Uniform, Mum?"

„Weil er Polizist ist und gestern nach dem Dienst gleich herkam. Was hast du denn gedacht?"

„Keine Ahnung. Was sollte ich denn denken, wenn du mir um diese Uhrzeit im Morgenmantel die Tür öffnest", zischte sie zurück.

„Nur weil ich deine Mutter bin, muss ich nicht auf ein Liebesleben verzichten. Dein Vater ist schon über zehn Jahre tot."

Der Teekessel pfiff, und Harriet stand auf, um die Tassen mit heißem Wasser zu füllen. „Er scheint mir doch einige Jahre jünger zu sein als du, Mum, und er war ein Kollege von Dad!"

„Na und?" Verständnislos schaute ihre Mutter sie an, als Harriet die Teetassen auf den Tisch stellte. „Dein Vater hat ihn sehr gemocht, und ich bin sicher, dass Nigel sich für mich freuen würde. Was ich mir von meinen Kindern auch wünschen würde."

„Wissen Gregg und Giles es denn schon?", fragte Harriet. Sie wunderte sich, dass Gregg ihr gegenüber nichts erwähnt hatte.

„Nein", gestand Sarah kleinlaut. „Wir wollten damit noch etwas warten."

Colin kam aus dem Wohnzimmer zurück und setzte sich zu ihnen an den Tisch. Er griff nach der Hand ihrer Mutter und streichelte mit dem Daumen liebevoll darüber. Dann sah er Harriet direkt in die Augen. „Wir sind erst seit ein paar Wochen zusammen und wollten uns unserer Gefühle sicher sein, bevor wir jemandem davon erzählen. Deine Mutter ist eine hinreißende Frau und so voller Liebe für euch. Ihr könnt euch glücklich schätzen."

Harriet hielt seinem Blick stand. „Das tun wir. Daher achten wir auch auf sie."

„Das ist gut zu wissen. Ich bin übrigens nur fünf Jahre jünger als deine Mutter."

Auweia, sie hatte vergessen, wie hellhörig der Bungalow war.

„Aber", fuhr Colin fort, „es freut mich natürlich zu hören, dass man mir mein Alter nicht ansieht." Er grinste und zuckte mit den Schultern. „Sport und gute Gene eben."

„Und warum hat dich deine Frau verlassen? Oder war es umgekehrt?"

„Harriet!", rief ihre Mutter empört aus. „Das geht dich nun wirklich nichts an!"

„Schon gut, Sarah", beschwichtigte Colin. „Ich habe nichts zu verbergen. Meine Frau hat mich verlassen, weil sie jemand anderen kennengelernt hat. Der Typ konnte ihr einen besseren Lebensstil bieten als ich. Und vielleicht war sie nach über zwanzig Ehejahren meiner auch etwas überdrüssig."

„Das tut mir leid", sagte Harriet aufrichtig. Wachsam musterte sie ihn. „Du hast gesagt, du wärst schon seit ein paar Monaten wieder in der Gegend. Hätten wir uns da nicht längst mal über den Weg laufen müssen? Bei der GNAA arbeiten wir häufiger mit der Bergrettung zusammen. Aber …"

„Ich bin nicht mehr bei der Bergrettung", unterbrach er sie. „Ich war zu lange weg, um jetzt wieder einzusteigen. Mein Job bei der Polizei reicht mir völlig aus. So, ihr Lieben, ich würde zwar gerne noch etwas mit euch plaudern, aber der Dienst ruft." Er gab Sarah einen liebevollen Kuss und zwinkerte Harriet zu. „Ich hoffe, wir sehen uns bald wieder. Jetzt, wo das große Geheimnis gelüftet ist."

„Ja, … ja, klar", stammelte Harriet.

Als er gegangen war, erlöste Harriet ihre Mutter mit einem zaghaften Lächeln. „Er scheint nett zu sein."

„Das ist er. Es ist mir trotzdem peinlich, dass du es so erfahren hast."

„Sei froh, dass ich es war und nicht Gregg. Vermutlich hätte er Colin gleich aus dem Haus geworfen." Harriet nippte an ihrer Teetasse. Seit dem Tod ihres Vaters glaubte ihr Bruder, das neue Familienoberhaupt zu sein und ganz besonders auf seine Mutter und Schwester achten zu müssen.

„Ja, Gregg wäre komplett ausgerastet." Sarahs Anspannung schien sich langsam zu lösen. Sie warf ihrer Tochter einen verschmitzten Blick zu, bevor sie beide in unkontrolliertes Kichern ausbrachen. „Ich sollte es ihm bald schonend beibringen", meinte Sarah schließlich. „Aber worüber wolltest du eigentlich mit mir sprechen, und wer ist Poppy?"

„Ihr Vater hatte gestern einen Unfall", begann Harriet und erzählte ihrer Mutter dann, was geschehen war.

„Du meine Güte, das arme Mädchen." Sarah hielt ihre Stimme gesenkt, damit Poppy nebenan sie nicht hören konnte. „Aber dieser Tom wird doch wieder gesund, oder?"

„Ja, schon. Das Problem ist bloß, dass das einige Zeit brauchen wird, und nächste Woche fängt meine Schicht wieder an."

„Und die beiden haben wirklich keine Freunde oder Verwandte, bei denen Poppy unterkommen könnte? Das ist irgendwie seltsam, findest du nicht?"

„Doch, sogar sehr." Nun senkte auch Harriet ihre Stimme. „Im Haus sind mir nur Fotos von ihnen selbst und ihren Tieren aufgefallen. Keine Bilder von Poppys Mutter, den Großeltern, irgendwelchen befreundeten Kindern oder Erwachsenen. Die beiden scheinen in ihrer eigenen Welt zu leben. Wie auch immer", seufzend schüttelte Harriet ihren Kopf und sprach in normaler Lautstärke weiter. „Für Poppy muss jetzt eine Lösung her. Könntest du dich ab nächster Woche um sie kümmern? Nur so lange, bis ich von der Arbeit komme?"

„Natürlich, Liebes", erklärte Sarah sich spontan bereit. „Du weißt doch, wie sehr ich Kinder mag."

Harriet lehnte sich zu ihrer Mutter hinüber und umarmte sie. „Du bist die Beste, Mum. Vermutlich ist es bloß für zwei Wochen. Bis dahin sollte Tom aus dem Krankenhaus raus sein.“

Wahrscheinlich würde er bis zur vollständigen Genesung noch Hilfe benötigen, aber da musste er sich selbst organisieren. Für solche Fälle gab es ja den Bezirkspflegedienst.

Kurz bevor Harriet und Poppy sich auf den Nachhauseweg machten, drückte ihnen Sarah noch ein Glas selbstgemachte Erdbeermarmelade und eine Flasche Himbeersirup in die Hand. „Der Sirup ist vom letzten Jahr, schmeckt aber immer noch lecker.“

„Danke, Mum.“

„Deine Mum ist nett“, stellte Poppy auf der Rückfahrt fest.

„Ja, das ist sie. Sie wird ab nächster Woche auf dich aufpassen, wenn ich wieder zur Arbeit muss. Ist das für dich okay?“

Poppy nickte. „An meine Mum kann ich mich nicht mehr erinnern. Sie ist gestorben, als ich noch ganz klein war.“

Aha, so war das also. „Das ist traurig“, sagte Harriet mitfühlend.

„Geht so“, Poppy zuckte mit den Schultern. „Ich habe sie ja nicht gekannt. Können wir nachher noch ausreiten?“

„Ich kann nicht reiten“, gestand Harriet. „Lässt dich denn dein Dad schon allein auf das Pferd?“

„Eddie ist ein Maultier“, korrigierte Poppy sie. „Nein, Dad führt Eddie am Strick. Aber ich könnte es auch schon allein.“ Hoffnungsvoll blickte Poppy sie von der Seite an.

„Das glaube ich dir gern, aber wir machen es so, wie Eddie es kennt: Du reitest, ich führe.“

Bei der alten Mühle angekommen, schloss Harriet die Tür auf. Im selben Moment fiel ihr Maisie ein. Aber es war schon zu spät. Wie ein Schachtelteufel sprang die stürmische Dogge aus dem Haus. Bevor Harriet wusste, wie ihr geschah, hatte sie Maisies Vorderpfoten auf ihrem Brustkorb. Im verzweifelten Bemühen, das Gleichgewicht zu halten, torkelte Harriet einige Schritte zurück. Doch es nützte nichts. Am Ende landete sie wie am Vortag auf dem Hintern, während Maisie ihr glücklich ins Gesicht hechelte. Nur unter Aufbringung all ihrer Selbstbeherrschung konnte Harriet einen Fluch unterdrücken.

Fröhlich glucksend legte Poppy ihre Arme um das Riesenvieh. „Das sollst du doch nicht tun, Maisie. Komm, lass Harriet aufstehen." Sie zog die Hündin zur Seite, die ihr erstaunlicherweise gehorchte. Kopfschüttelnd rappelte Harriet sich wieder auf.

„Das macht sie manchmal, wenn wir sie eine Weile allein gelassen haben. Aber Dad ist kräftiger als du. Ihn wirft Maisie nicht so schnell um. Bei mir tut sie das nicht. Ich geh mich rasch umziehen, dann können wir los." Schon war Poppy im Haus verschwunden und ließ Harriet mit Maisie allein zurück.

Seufzend blickte sie die Hündin an. „Ich wünschte mir wirklich, du würdest das lassen, Maisie. Wenn ich auch noch im Krankenhaus lande, wird Poppy in irgendeine Familie gesteckt, und du endest im Tierheim. Willst du das etwa?"

Der Hund legte den Kopf schief und schaute sie hechelnd an. Oh Gott, dachte Harriet, nun rede ich schon mit der Hündin, als wäre sie ein Mensch. Das wird ja immer besser.

Eddie entpuppte sich als Seele von einem Maultier. Er hielt schön still, während Poppy ihn sattelte. Das Mädchen wusste genau, was zu tun war. Ratzfatz war Eddie für den Ausritt bereit. Dann setzte Poppy ihren Helm auf und führte das Maultier zum Zaun, um von da aus auf seinen Rücken zu steigen.

„Fertig?", fragte Harriet, als Poppy die Zügel aufnahm.

„Fertig", bestätigte Poppy.

„Okay, dann geht's los. Aber du musst mir sagen, wo wir entlanggehen sollen. Ich kenne mich hier nicht so richtig aus."

Maisie trottete neben ihnen her und schnüffelte mal hier und mal da am Wegesrand. Nachdem sie eine Weile schweigend unterwegs waren, fragte Harriet: „Geht's dir ein bisschen besser, jetzt, wo du deinen Dad gesehen hast?"

„Ja", meinte Poppy knapp und streichelte den Hals ihres Maultiers. Weitere schweigsame Minuten vergingen, bevor Poppy Harriet ernst anschaute. „Er wird doch wieder ganz gesund werden, oder?"

„Bestimmt", versicherte sie dem Mädchen. „Das wird aber noch ein bisschen Geduld brauchen."

„Hat Dad einen Unfall gehabt, weil er etwas falsch gemacht hat?"

„Ich glaube nicht. Da war ein Lastwagenfahrer, der alles mit angesehen hat. Er meinte, dass ein anderer Wagen ein gefährliches Überholmanöver gestartet hätte. Dein Vater hat diesem Wagen ausweichen müssen. Dabei kam es zu dem Unfall. Die Polizei sucht nun nach dem Fahrer des anderen Wagens."

„Und wenn sie ihn nicht finden?", wollte Poppy wissen.

„Dann muss man das wohl oder übel akzeptieren. Wichtig ist doch, dass dein Dad lebt und wieder gesund wird, findest du nicht?" Um Poppy auf andere Gedanken zu bringen, wechselte Harriet das Thema: „Du bist eine gute Reiterin. Machst du das schon lange?“

„Seit etwa zwei Jahren.“

„Hast du bei jemandem Unterricht?“, fragte Harriet, um herauszufinden, ob vielleicht da eine Bezugsperson zu finden war.

„Dad hat es mir beigebracht. Er hatte gehört, dass Reiten dabei helfen kann, meine Muskulatur zu stärken. Aber ich würde auch sonst reiten wollen. Pferde sind toll. Wenn ich älter bin, kann ich vielleicht ein großes Pferd bekommen, hat Dad gesagt. Eddie ist übrigens superlieb und passt gut auf mich auf. Daher könnte ich ihn auch reiten, wenn du ihn nicht am Strick führen würdest.“

„Netter Versuch, Poppy“, sagte Harriet und lachte. „Aber wir belassen es dabei: Du reitest, ich führe.“

Zurück im Stall, übernahm Poppy das Putzen des Maultiers, ohne dass Harriet sie daran erinnern musste. Mit der genauen Anweisung von Poppy im Ohr, was jedes der Tiere brauchte, übernahm Harriet währenddessen die Fütterung der Esel, Hühner und Enten. Dann holte sie aus dem Garten einen Salat und ein paar Radieschen, die sie zum Abendbrot auftischen wollte.

Dicht gefolgt von Maisie, kam Poppy in die Küche gelaufen, schnappte sich ein Glas und griff nach der Sirupflasche. „Darf ich sie öffnen?“, fragte sie.

„Klar“, antwortete Harriet, ohne nachzudenken.

„Himbeersirup ist mein Lieblings…“, der Rest des Satzes ging in einem lauten Knall unter.

Offensichtlich hatte die Flasche unter Druck gestanden, und sobald Poppy den Flaschenbügel hochgeklappt hatte, schoss der Sirup wie Champagner aus dem Flaschenhals. Innerhalb eines Sekundenbruchteils glich die Küche einer Horrorfilm-Kulisse: Rote, klebrige Sauce triefte von der Decke, den Wänden, Möbeln … ja, selbst von Poppy. Mit weit aufgerissenen Augen und offenem Mund starrte das Mädchen Harriet an. Vermutlich erwartete sie ein Donnerwetter.

„Du meine Güte!“ Harriet grinste stattdessen und leckte sich einen Tropfen Himbeersirup von der Nasenspitze. „Lecker. Schmeckt aber definitiv besser im Glas.“

Wie zur Salzsäule erstarrt, stand Poppy da. Es schien, als könnte sie nicht einordnen, was da gerade geschehen war.

Vielleicht war es pure Verzweiflung, aber der Anblick der von Sirup triefenden Wände und Poppys geschocktem Gesicht … Harriet konnte einfach nicht anders, als in schallendes Gelächter auszubrechen. Da löste sich endlich Poppys Schockstarre. Zuerst gluckste sie leise, dann ging das Glucksen in ein Kichern über, und am Ende konnte Poppy sich nicht länger wehren und stimmte in Harriets Lachattacke mit ein. Gemeinsam gackerten und japsten sie, bis ihnen die Bäuche wehtaten.

„Da haben wir beide ja was Schönes angestellt“, schniefte Harriet, als sie wieder zu Atem kam, und wischte sich Lachtränen aus den Augen. „Entschuldige, Süße, ich hatte nicht damit gerechnet, dass der Fruchtsaft bereits gegärt haben könnte, sonst hätte ich dich gewarnt. Egal, das lässt sich alles wieder sauber wischen. Aber zuerst machen wir ein Selfie und schicken es meiner Mum. Was meinst du?“

„Wird sie nicht böse, weil wir ihren Sirup verschüttet haben?“

„Ach, woher", winkte Harriet ab. „Ich bin sicher, sie findet das genauso lustig wie wir. Weißt du, als ich noch klein war, hat sie mich immer zur Vorsicht mit den Flaschen ermahnt. Das habe ich völlig vergessen. Wo steckt eigentlich Maisie? Die muss natürlich mit aufs Foto."

Poppy ging in die Hocke und hob das blau-weiß karierte Tischtuch etwas an. „Unter dem Tisch. Da verkriecht sie sich immer, wenn sie Angst hat. Komm, Maisie, ist nichts passiert. Alles gut."

Mit einem Blick, als würde ihr gleich der Himmel auf den Kopf fallen, kroch die Dogge hervor. Harriet zückte das Handy und warf sich zusammen mit Poppy in Pose. Eine Serie der lustigen Bilder schickte Harriet ihrer Mutter, die auch prompt antwortete:

Oje, da wird Poppys Vater keine Freude haben. Soll ich euch beim Putzen helfen? Ich hätte Zeit.

„Ein bisschen Hilfe könnte nicht schaden, oder was meinst du, Poppy?" Als diese nickte, rief sie ihre Mutter zurück, um ihr die Adresse durchzugeben. Unterdessen verschwand Poppy nach oben, um sich zu duschen.

Harriet steckte ihr Handy zurück in die Gesäßtasche ihrer Jeans, als sie aus dem Augenwinkel wahrnahm, wie Maisie mit ihren von Sirup verklebten Pfoten aus der Küche schleichen wollte. „Halt, hiergeblieben, Madam!" Sie erwischte die Dogge gerade noch am Halsband. Mit Mühe und Not gelang es Harriet, die Hündin mit der einen Hand festzuhalten und mit der anderen ein Küchentuch unter dem Wasserhahn nass zu machen. Doch kaum merkte Maisie, dass das Tuch für sie gedacht war, sprang sie ruckartig los, um sich in Sicherheit zu bringen. Gegen eine gut sechzig Kilo schwere Dampfwalze hatte Harriet keine Chance. Über ihre eigenen Füße stolpernd, landete sie auf dem klebrigen Fußboden. Mit einem wüsten Fluch auf den Lippen schaute sie zur Küchentür, aus der sie Maisie gerade noch verschwinden sah. Harriet rappelte sich auf und zog ihre Strümpfe aus, bevor sie die Küche verließ, um der Sirup-Spur Richtung Wohnzimmer zu folgen.

Auf dem Sofa saß das größte Unschuldslamm, das Harriet je zu Gesicht bekommen hatte, und schaute sie an, als könnte sie kein Wässerchen trüben. Harriet warf der Dogge einen vernichtenden Blick zu und schloss die Türe von außen. Die Pfoten konnten warten. Sie würde sich später zusammen mit Poppy darum kümmern, das ging zu zweit bestimmt einfacher.

Frisch geduscht und mit Poppys Verstärkung stand sie nun erneut vor der Wohnzimmertür. „Wir sollten uns vielleicht eine Strategie zurechtlegen", überlegte Harriet laut und erntete dafür von Poppy einen herablassenden Blick.

„Das ist nicht nötig, Harriet." Damit öffnete das Mädchen die Tür und ging zielstrebig auf ihre Hündin zu, die immer noch entspannt auf dem Sofa lag. Vorsichtshalber schloss Harriet hinter sich die Tür, um den Fluchtweg abzuschneiden.

„Gib mir das Tuch", bat Poppy, die sich inzwischen zu Maisie gesetzt und bereits eine der riesigen Pfoten in ihrer Hand hatte. Die Dogge hielt geduldig still, während Poppy den klebrigen Sirup abwischte. Bei der zweiten Pfote schaute Poppy kurz zu Harriet hoch. „Siehst du, das geht ganz einfach."

Die Hündin hatte ihren Blick ebenfalls auf Harriet gerichtet. Erhaben und irgendwie selbstgefällig. Schnaubend schüttelte Harriet den Kopf. Da Poppy bestens klarkam, ließ sie die beiden allein. Sie hatte gerade einen Eimer mit heißem Wasser gefüllt, als es an der Tür klingelte.

Das musste ihre Mutter sein. Maisie hingegen benahm sich, als würde Jack the Ripper auf der Matte stehen. Dieses Mal ließ sich die Dogge auch nicht von Poppy beruhigen. Bestimmt hatte Sarah ihren Dackel Boris dabei, denn ohne ihn ging sie praktisch nie aus dem Haus.

„Jetzt lass den Blödsinn", schimpfte Harriet und schob die Hündin mühsam zur Seite, damit sie an ihr vorbeikam. Vorsichtshalber hielt Harriet Maisie am Halsband fest, während sie gleichzeitig die Tür öffnete. Sie wollte verhindern, dass ihre Mutter umgerannt wurde. Außerdem fürchtete sie, dass Boris buchstäblich niedergewalzt werden könnte. Denn auch wenn der Dackel stets den Obermacker raushängen ließ, war Maisie eindeutig eine Nummer zu groß für ihn.

„Gottlob bist du da, Mum", begrüßte sie Sarah. „Die Küche sieht wirklich schlimm aus."

„Als ob ich dir nicht tausendmal gesagt hätte, dass man beim Öffnen der Flaschen aufpassen muss", tadelte Sarah sie und zog sie neckend an einer ihrer roten Locken.

„Ich habe sie aufgemacht", piepste Poppy kleinlaut hinter Harriets Rücken.

„Schon, aber ich hätte dich vorwarnen müssen, Poppy. Komm rein, Mum."

Die Hunde beschnüffelten sich neugierig, aber entgegen Harriets Befürchtungen ging Maisie respektvoll mit dem kleinen Wichtigtuer Boris um. Poppy ließ die Hunde in den eingezäunten Gartenbereich vor der Terrasse und blieb eine Weile bei ihnen, bis sicher war, dass sie sich wirklich vertrugen. Dann kam sie zu ihnen in die Küche, wo sie zu dritt das Sirup-Massaker beseitigten. Nach knapp einer Stunde hatten sie es geschafft.

„Ihr habt es wirklich schön hier, Poppy", sagte Sarah und setzte sich an den Tisch, während Harriet den Kessel für das Teewasser aufsetzte.

„Danke, Mrs Watts."

„Die Zeichnungen an der Wand sind hübsch. Irgendwo habe ich die Figuren schon mal gesehen", überlegte Sarah laut.

„Mein Dad hat die gemacht", verkündete Poppy stolz. „Seit ich ein kleines Mädchen war, erzählt er mir abends vor dem Einschlafen immer Geschichten, die er sich ausgedacht hat. Dann malt er die Tiere dazu. Manchmal sitzen wir auch zusammen im Garten und zeichnen."

„Da hat dein Vater aber ein ganz wunderbares Talent. Was macht er eigentlich beruflich?", fragte Sarah und zog sich die Gummihandschuhe aus, die sie sich zum Putzen übergestreift hatte.

„Mum, ich denke, das geht uns nichts an", ermahnte Harriet sie.

Aber Poppy antwortete unbekümmert. „Er arbeitet am Computer. Programmiert, zeichnet, schreibt ... so ein Zeugs halt."

„Aha." Stirnrunzelnd betrachtete Sarah die Zeichnungen. Dann schüttelte sie den Kopf, wie um einen Gedanken daraus zu vertreiben. „Ihr Lieben, braucht ihr mich noch? Ansonsten mache ich mich wieder auf den Weg."

„Möchtest du denn keinen Tee mehr?", fragte Harriet.

„Ach, ich mache mir zu Hause eine Tasse. Danke, Liebes."

Neckend stupste sie Poppy mit dem Zeigefinger leicht auf ihre Nase. „Wir beide werden nächste Woche zusammen eine schöne Zeit verbringen, nicht wahr? Überlege dir schon mal, was wir gemeinsam unternehmen können."

Poppy nickte eifrig. „Das mach ich."

Nach dem Abendessen klingelte das Festnetztelefon. Poppy sprintete hin und nahm den Apparat von der Ladestation. „Poppy Bishop", meldete sie sich mit ernster Stimme, nur um gleich darauf freudig auszurufen: „Daddy!"

Harriet schmunzelte. Zwischen Vater und Tochter bestand wirklich ein starkes Band. Sobald es Tom besser ging, würde sie ein ernstes Wort mit ihm reden. Es war verantwortungslos, dass er für den Fall, dass ihm mal etwas zustoßen sollte, keine Vorkehrungen für Poppy getroffen hatte. Was, wenn er bei dem Unfall gestorben oder Harriet nicht zufällig hinzugekommen wäre? Hätte er Poppy einfach irgendwem anvertraut?

„Ja, morgen werde ich wieder zur Schule gehen", versprach Poppy ihrem Vater. „Nächste Woche wird Harriets Mum auf mich aufpassen. Sie ist lieb und superlustig. Sie hat uns heute Himbeersirup mitgegeben." Harriet hörte belustigt zu, wie Poppy in den schillerndsten Farben erzählte, was geschehen war. „Okay, mach ich. Ich gebe dir jetzt Harriet, gute Nacht, Dad."

„Hey, Tom. Falls du dir Sorgen um deine Küche machst, es ist alles wieder sauber", begann Harriet, als Poppy ihr den Apparat weiterreichte.

„Nein, nein, deshalb wollte ich dich nicht sprechen. Danke, dass du so gut für meine Tochter sorgst und nun auch noch die Betreuung ab nächster Woche organisiert hast. Ähm, ehrlich gesagt hätte ich noch eine Bitte: Könntest du mir mein Handy, ein paar Klamotten und anderes Zeug in eine Tasche packen? Ein Taxi holt sie dann ab."

„Dazu ist doch kein Taxi nötig! Ich komme morgen vorbei und bringe dir, was du brauchst."

„Das kann ich nicht auch noch von dir verlangen."

„Tust du ja nicht, ich biete es dir an."

„Mannomann. Ich stehe so tief in deiner Schuld, das kann ich nie wiedergutmachen. Da reicht ein Leben nicht aus."

„Okay, dann hätte ich fürs nächste Leben ja schon mal vorgesorgt", Harriet lachte. „Und nun sag schon: Was brauchst du?"

Er zählte ein paar alltägliche Dinge auf, wie Zahnpasta, Rasierzeug, Trainingsanzug und Pyjama, bevor er auch noch seinen Laptop erwähnte.

„Hmm, hast du nicht eine Gehirnerschütterung und solltest dich erholen?", erinnerte sie ihn.

„Ach, daher stammen meine Kopfschmerzen, gut, dass du es erwähnst", scherzte er. Aber er klang nicht so, als ob er es lustig fände. Eher müde und mitgenommen. „Keine Sorge, ich übertreibe es damit bestimmt nicht. Aber hier ist es echt sterbenslangweilig."

„Du bist gerade mal etwas mehr als einen Tag im Krankenhaus. Wie kann es dir da schon langweilig sein?"

„Kriege ich den Laptop … Bitte?", bettelte er.

„Ich werde ihn einpacken", sicherte sie ihm zu. „Sonst noch was?"

„Nein, lass einfach meine Tochter und mein Haus ganz, bis ich hier raus bin."

„Du hast mich engagiert, mit Verlusten musst du rechnen", konterte Harriet. „Kann übrigens sein, dass Poppy danach für immer bei mir bleiben will."

„Glaub ihr kein Wort, Dad! Ich vermisse dich", rief Poppy.

Harriet seufzte. „Tja, mir bleiben ja noch ein paar Tage, um sie vom Gegenteil zu überzeugen. Besser, du strengst dich an, schnell gesund zu werden. Du hast jetzt Konkurrenz erhalten. Von meiner Mutter reden wir da gar nicht erst, die wird sie nämlich bestimmt mit Schokokeksen bestechen."

„Okay, ich sehe schon, gegen euch werde ich einen schweren Stand haben." Mit vor Erschöpfung rauer Stimme fuhr er fort: „Mir ist klar, dass ich Mist gebaut habe, und damit meine ich nicht den Unfall."

„Lass uns morgen darüber sprechen, ja? Schlaf gut, Tom."

„Danke, du auch, Harriet."

Tom legte auf und schloss einen Moment die Augen. Da würde er sich morgen bestimmt eine Standpauke anhören müssen. Er machte sich ja selbst die größten Vorwürfe. Dabei hatte er nur sicherstellen wollen, dass Poppy nicht noch einmal etwas so Schreckliches widerfuhr wie damals als Baby. Er war ihr Vater, und es war seine Aufgabe, sie vor Carol zu beschützen. Koste es, was es wolle. Aber war ihm das wirklich gelungen? Was half es Poppy, wenn am Ende niemand da war, der sich um sie kümmerte und sie liebte?

Seine Agentin Linda drängte schon lange darauf, die Angelegenheit endlich zu klären. Es nervte sie, ständig für ihn den Kopf hinhalten zu müssen. Neulich hatte sie am Telefon erklärt, das gehöre nicht zu ihrem Job. Aber das Honorar, das sie als seine Agentin erhielt, machte den Ärger wohl wieder wett.

Wie auch immer, er musste zumindest Poppys Betreuungssituation klären. Auf keinen Fall wollte er, dass sie im

Heim landete, sollte ihm jemals etwas zustoßen. Er war selbst in einem Kinderheim aufgewachsen. Zwei Mal war er in eine Pflegefamilie vermittelt worden. Beide Male war es gründlich schiefgegangen. Beim ersten Mal hatte die Familie ihn aufgenommen, weil sie geglaubt hatten, keine eigenen Kinder bekommen zu können. Doch wenige Monate nach seinem Einzug wurde die Pflegemutter mit Zwillingen schwanger. Ihr Glück, sein Pech. Die Pflegeeltern hatten nicht die finanziellen Möglichkeiten gehabt, ein drittes Kind großzuziehen. So war er wieder im Heim gelandet. Beim zweiten Vermittlungsversuch war er schon älter gewesen. Mitten in der Pubertät – mitten in der Rebellion. Er war kein schüchterner kleiner Junge mehr gewesen, sondern einer, der sich zu wehren wusste. Sein Freiheitsdrang ließ sich kaum durch Regeln eingrenzen, und schon gar nicht durch solche, die von einem religiösen Fanatiker wie seinem Pflegevater festgelegt wurden. Der Typ glaubte, Gott habe ihn zu Tom geführt, damit er ihm den rechten Weg aufzeigen könne – notfalls auch mit Gewalt. Dreimal ließ Tom es zu, dass der Pflegevater ihn grün und blau prügelte. Beim vierten Mal hatte er sich verteidigt und den schmächtigen Typen in der Dusche eingesperrt. Danach hatte er seinen Koffer gepackt und war zurück ins Heim gegangen. Auch wenn er sich noch so sehr nach einer Familie gesehnt hatte, das war es ihm nicht wert gewesen.

Seither traute er anderen Menschen nicht mehr über den Weg. Er kam mit ihnen zurecht, aber außer Poppy ließ er niemanden an sich heran. Menschen machten Versprechen, die sie nicht hielten. Manche versuchten mit List oder Gewalt, das zu bekommen, was sie wollten. Jeder sah nur auf sich und auf das, was ihm am wichtigsten war. Bezahlte man genügend, bekam man das, was man wollte.

Seiner Tochter versuchte Tom beizubringen, wie sie in dieser Welt bestehen konnte. Nein, er war nicht verbittert. Die Schönheit des Lebens entging ihm nicht, und er lehrte Poppy auch, die Augen für die Wunder der Natur zu öffnen. Oh, und das tat sie. Sie sog alles in sich auf. Kein Käfer war zu klein, um ihn zu bestaunen, keine Kröte zu eklig, um sie von der Straße zu retten, und wenn er im Garten saß und zeichnete, machte sie ihn oftmals auf fehlende Details aufmerksam. „Dad, diese Blüte ist aber nicht nur weiß, sie hat da noch etwas Rosa drin."

Mittlerweile hatte Poppy auch zu malen begonnen, und sie war schon verdammt gut. Das hatte ihm sogar ihre Lehrerin Mrs Fairchild bestätigt. Poppy mochte vielleicht Pinsel und Stifte nicht so in ihren Fingern halten wie andere Kinder, aber was spielte das schon für eine Rolle? Hauptsache, sie hatte Freude daran. Denn zu Beginn hatte sie etwas zu kämpfen gehabt mit der Grafomotorik. Ihre Finger wollten einfach den Anweisungen der Lehrpersonen und Therapeuten nicht folgen. Am Ende hatte Poppy ihren eigenen Weg gefunden, wie es für sie funktionierte.

Tom würde es sich gern selbst auf die Fahne schreiben, dass er Poppy zu einem glücklichen Mädchen erzogen hatte, aber eigentlich war es eher umgekehrt. Sie hatte die Fröhlichkeit in sein Leben gebracht. Ihr Lachen war enorm ansteckend. Poppy strahlte pure Lebensfreude aus. Durch sie hatte er gelernt, dass die kleinen Dinge im Leben so viel mehr Bedeutung hatten als alles, was man sich mit Geld kaufen konnte. Aber Poppy war mehr als das, sie war seine Familie.

Er würde sich nie verzeihen, wenn sein kleines Mädchen durch sein Verschulden in der gleichen Situation landete wie er damals.

Und gerade weil er ein solches Misstrauen gegenüber anderen Menschen in sich trug, erstaunte es ihn, wie blind er Harriet von Anfang an vertraut hatte. Gut, er hatte auch kaum eine andere Wahl gehabt. Die einzige Alternative wäre eine Verständigung des Jugendamtes gewesen, und das stand für ihn nicht zur Debatte. Zumindest schien es Poppy gut zu gehen. Sie hatte am Telefon so fröhlich wie immer geklungen. Ihm war klar, er hatte verdammtes Glück gehabt, dass jemand wie Harriet am Unfallort aufgetaucht war. Trotzdem, er musste so schnell wie möglich gesund werden, um wieder für Poppy da sein zu können.

„Sie schlafen ja immer noch nicht", stellte die Nachtschwester auf ihrem Kontrollgang fest. „Haben Sie Schmerzen? Ich kann Ihnen gerne noch etwas dagegen geben."

„Ich bräuchte eher was gegen schmerzende Gedanken, aber dagegen gibt es wohl noch kein Heilmittel", antwortete Tom zerknirscht.

„Na ja, es gibt Schlafmittel", schlug die Schwester verschwörerisch vor. „Jede Wette, dass wir Sie damit ins Schlummerland bekommen."

5. Kapitel

Während Poppy mit Zeichnen beschäftigt war, ging Harriet ins Gästezimmer. Beim gestrigen Rundgang hatte sie dort einen Koffer auf dem Schrank bemerkt. Obwohl sie ihn vorsichtig herunterzog, rieselten Staubflusen auf sie herab. Tom war wohl schon länger nicht mehr auf Reisen gewesen. Harriet rollte den Koffer ins Bad und wischte dort mit einem feuchten Lappen die Staubschicht ab, bevor sie sich ans Einpacken machte.

Es kam ihr etwas seltsam vor, im Schrank eines fast fremden Mannes nach Klamotten zu suchen. Wobei „suchen" es nicht ganz traf, denn Toms Garderobe war ziemlich übersichtlich: vier Paar Jeans, sieben T-Shirts und drei Sweatshirts, zwei Pullis, drei Hemden, zwei Jogginghosen. Wie kam man mit so wenigen Kleidungsstücken bloß zurecht? Ihr eigener Schrank quoll fast über, dennoch hatte sie oft das Gefühl, nichts Passendes anzuziehen zu haben. Aber gut. Das Problem hatte Tom offenbar nicht. Es gelang ihr mühelos, fast den gesamten Schrankinhalt in den Koffer zu packen. Bei der Unterwäsche gewann ihre Neugierde. Harriet warf einen prüfenden Blick nach hinten, um sicherzugehen, dass Poppy sie nicht doch beobachtete. Dann faltete sie die schwarzen Calvin-Klein-Boxershorts auseinander, um sie sich genauer anzusehen. Chic. Sie mochte es, wenn ein Mann auch Wert auf die Klamotten legte, die man nicht auf den ersten Blick sah. Was hatte sie während ihrer Einsätze schon für Liebestöter zu Gesicht bekommen. Verwaschene und ausgeleierte Fetzen mit komischen Tierfiguren drauf. Manche gar mit Löchern im Stoff. Seit sie bei der Rettung arbeitete, achtete sie selbst penibel darauf, anständige Unterwäsche zu tragen. Natürlich hatte man in der Stunde der Not andere Probleme, aber Harriet war da nun mal ein bisschen eitel. Mit einem Lächeln auf den Lippen faltete sie die Shorts wieder zusammen und legte sie zu den anderen Klamotten in den Koffer. Summend ging sie weiter ins Badezimmer, um dort das Nötigste zusammenzusuchen. Am Ende fehlte nur noch der Laptop.

Tom hatte ihr genau erklärt, wo in seinem Arbeitszimmer sie ihn finden würde. Für einen Informatiker, der von zu Hause arbeitete, verfügte er über erstaunlich wenig technischen Krimskrams. Auf seinem ausladenden Schreibtisch stand lediglich ein großer Bildschirm, der mit einem Rechner verbunden war. Am meisten Platz nahm ein Kopiergerät ein. Oder war es ein Drucker? Keine Ahnung, dachte Harriet. Sie kannte sich mit diesem Zeugs nicht aus. Egal, unmittelbar daneben war ein Regal an der Wand angebracht, auf dem sich nicht nur der Router, sondern auch das Objekt von Toms Begierde – sein Laptop – befand. Sie packte ihn ein und blickte sich dann noch mal in dem Raum um. Erst jetzt fiel ihr eine weitere Telefonfestnetzstation auf, bei der ein rotes Lämpchen blinkte. Vermutlich hatte jemand eine Nachricht auf dem Anrufbeantworter hinterlassen. Ob sie es sich anhören sollte? Vielleicht war es wichtig, und Tom musste zurückrufen, oder es war Poppys Schule. Sie haderte noch einen kurzen Moment mit sich, ob sie dazu wirklich berechtigt war, doch schließlich drückte sie den Knopf. Eine ziemlich genervte Frauenstimme schepperte aus der Box: „Ich bin's, Linda. Wo zum Teufel steckst du?! Ich erreiche dich nicht auf deinem Handy und hier nun anscheinend auch nicht. Ruf mich zurück und klär das endlich mit dieser Carol! Du kannst dich vor ihr nicht ständig verstecken." Dann folgte ein Piepton, weil die Anruferin aufgelegt hatte. Ach herrje, der gute Tom schien Ärger mit der Frauenwelt zu haben. Aber warum beauftragte er eine Fremde mit der Aufsicht seiner Tochter, wenn er zumindest zwei Bekannte zu haben schien? Okay, diese Linda hatte nicht gerade sympathisch geklungen, und vermutlich gab es einen Grund, weshalb er Carol auswich. Harriet nahm sich vor, Tom morgen auf die beiden anzusprechen.

In dieser Nacht schlief Poppy wieder in ihrem eigenen Zimmer. Und Harriet zog sich ins Gästezimmer zurück, nachdem sie einen letzten sehnsuchtsvollen Blick auf Toms breites Doppelbett geworfen hatte. Aber es gehörte sich nicht, als Gast ungefragt das Bett des Hausherrn in Beschlag zu nehmen. So was machte man einfach nicht. Letzte Nacht war eine Ausnahme gewesen, da Poppy Trost gebraucht hatte. Harriet schlüpfte unter die Decke und schaltete das Licht aus. Obwohl es zappenduster im Zimmer war, wurde sie das Gefühl nicht los, dass der tote Hirsch an der Wand sie mit seinen Glasaugen anstarrte. „Ich kann echt nichts dafür, dass du da hängst", murmelte sie und drehte sich auf die andere Seite.

Am nächsten Morgen wurde Harriet von ihrem Handywecker aus dem Schlaf gerissen. Sie streckte und rekelte sich, bevor sie das Licht anknipste und sich aufsetzte. Der Hirsch hatte seinen Blick immer noch auf ihr Bett gerichtet. Okay, würde er plötzlich woanders hinschauen, wäre das noch beunruhigender. Doch eines stand fest: Eine weitere Nacht würde sie nicht mit ihm im selben Zimmer verbringen. Das war einfach zu gruselig. Vielleicht bekam sie ihn mit Poppys Hilfe von der Wand und konnte ihn irgendwo anders unterbringen.

Sie schlüpfte in eine saubere Jeans und einen kuscheligen lindgrünen Hoodie. Dann fuhr sie sich kurz mit der Hand durch ihre wilden Locken. Das musste für den Moment reichen. Wenn Poppy in der Schule war, konnte sie immer noch unter die Dusche hüpfen. Zu ihrem Erstaunen erwartete Maisie sie nicht am Fuß der Treppe. Na ja, vielleicht schlief die Dogge noch im Wohnzimmer. Sie würde sich jetzt erst mal um das Frühstück für ihren Schützling kümmern. Gestern hatte Poppy nicht mehr als einen Toast herunterbekommen. Heute, wo sie wusste, dass ihr Vater auf dem Weg der Besserung war, würde sie bestimmt etwas kräftiger zulangen.

Gähnend schlurfte Harriet zur Kaffeemaschine. Bevor sie loslegte, brauchte sie selbst einen Muntermacher. Sie startete die Maschine, und schon bald strömte herrlicher Kaffeeduft durch die Küche. Die Tasse war fast voll, als ein penetrantes Klopfen an die Fensterscheibe Harriets Aufmerksamkeit auf sich zog. Ein schwarz-weiß geperltes Huhn saß auf dem Sims und sah sie mit schräg gelegtem Kopf an, als wollte es sagen: „Jetzt mach endlich auf, Herrgott noch mal!"

Wie war das möglich?, dachte Harriet. Poppy hatte doch gestern Abend die Hühner in den Stall gesperrt. Waren sie etwa entwischt? Sprudelnd und spuckend verkündete die Kaffeemaschine, dass sie nun ihre Pflicht erledigt hätte. Aber Harriets Wachmacher würde warten müssen. Zuerst musste sie sich vergewissern, dass keines der Hühner vom Fuchs geholt worden war. Mist aber auch!

Sie eilte zur Haustür, da wurde diese bereits aufgerissen. Sowohl sie als auch Poppy schrien erschrocken auf. Dabei hielt Poppy sich mit einer Hand an der großen Maisie fest. Harriet hingegen lehnte sich schwer atmend gegen die Wand. „Gott, hast du mich erschreckt. Warum bist du schon auf, und was machst du da draußen?“

„Ich habe doch heute Schule und wollte die Tiere davor noch versorgen“, erklärte Poppy.

„Süße, das kann ich doch machen. Ich dachte, du schläfst oben friedlich in deinem Bett.“ Aus dem Augenwinkel nahm Harriet wahr, wie ein schokofarbenes Huhn zufrieden vor sich hingurrend an Maisie vorbei Richtung Küche stakste. „Ähm, dürfen die Hühner bei euch ins Haus?“, fragte Harriet vorsichtig.

„Nur McCafé.“

„Wer?“, verwirrt kräuselte Harriet die Stirn.

Poppy lachte. „Dad hat das Huhn McCafé getauft, weil es immer zur Tür hereinspaziert, wenn wir frühstücken. Wir lassen die eigentlich nur für Maisie auf, damit wir nicht ständig aufstehen müssen, während wir essen. Das nervt nämlich echt.“ Poppy zog die Augenbrauen vielsagend nach oben. „Die anderen Hühner trauen sich das aber nicht. Obwohl … da ist noch Lady Espresso, die klopft manchmal ans Küchenfenster. Die darf auch rein. Weißt du, Espresso und McCafé picken dann die Krumen vom Boden auf. Dad sagt immer, das sei eine Win-win-Situation.“

„Aha, dann sollten wir uns mal um die Damen kümmern. Lady Espresso hat nämlich schon angeklopft."

Zusammen kehrten sie in die Küche zurück. Während Harriet Teller und Tassen aus dem Schrank über der Spüle nahm, füllte Poppy Maisies Futternapf auf. Dabei erfuhr Harriet, dass Poppy bereits kurz vor halb sieben aufgestanden war und dass sie Spiegeleier zum Frühstück mochte. Ihr Dad würde nur am Wochenende welche machen, aber sie könne die jeden Tag essen.

Harriet verstand den Wink mit dem Zaunpfahl und schlug ein paar Eier in der Pfanne auf. Unterdessen plapperte Poppy munter vor sich und schien mit der Situation – dass sich jemand anderer als ihr Vater um sie kümmerte – gut zurechtzukommen. Vermutlich hatte Tom recht, dass Poppy sich zu Hause am wohlsten fühlte. Trotzdem, was er getan hatte, war verantwortungslos. Seine Tochter war nicht einfach eine Katze, bei der man jemanden bitten konnte, sie zu füttern und zu bespaßen, während man weg war.

„Den Stall von Eddie, Willy und Berta mache ich nach der Schule sauber. Da bin ich noch nicht dazu gekommen." Mit gewichtiger Miene bestrich Poppy ihren Toast mit gesalzener Butter.

„Es ist toll, wie du mit anpackst, Poppy." Harriet bugsierte die Spiegeleier auf die Teller und gesellte sich dann zu Poppy an den Tisch. „Und ich weiß, was ich im Krankenhaus gesagt habe, aber du musst hier nicht den ganzen Laden allein schmeißen. So hatte ich das nicht gemeint. Normalerweise erledigt das alles dein Dad, oder?"

„Schon." Poppy schaute sie ernst an. „Aber jetzt ist er nicht da, und irgendwer muss es ja machen."

„Ich", sagte Harriet entschieden. „Ich werde es machen, Poppy. Denn ich bin da, um mich um dich und eure Tiere zu kümmern. Aber wenn du heute von der Schule zurückkommst, wäre ich froh, wenn du mir ein wenig helfen könntest. Und ich möchte diesen abscheulichen Hirschkopf von der Wand in meinem Zimmer herunterholen. Das bekomme ich vermutlich allein nicht hin."

„Archie?", fragte Poppy und jonglierte ein Stück Ei auf ihrem gebutterten Toast.

Harriet schmunzelte: „Er hat einen Namen?!"

„Klar. Dad hat ihn absichtlich im Gästezimmer aufgehängt. Da gehen wir nämlich nie rein, und Gäste hatten wir bis jetzt auch keine."

„Warum habt ihr ihn denn überhaupt gekauft, oder hat ihn dein Vater etwa selbst erlegt?"

„Nein, so was würde er nie tun. Wir lieben Tiere." Es folgte ein empörtes Kopfschütteln, bevor Poppy weiter erklärte: „Archie war schon da, als wir eingezogen sind. Und Dad meinte, es würde Unglück bringen, wenn wir ihn entsorgen."

„Aha." Harriet bezweifelte, dass sich ein Hirsch, der selbst fatalerweise einem Jäger vor die Flinte gelaufen war, als Glücksbringer eignete. „Bestimmt finden wir einen anderen Ort, wo wir Archie vorübergehend unterbringen können."

„Oder du könntest einfach ein Tuch über ihn hängen, dann siehst du ihn nicht", schlug Poppy vor.

„Ich weiß nicht, ob das reicht", zögerte Harriet. Sie warf einen Blick an die Küchenuhr. „Oha, wir sollten uns sputen, wenn du den Bus nicht verpassen willst. Ich mache dir gleich noch ein Sandwich für die Schule."

Toms Kopf fühlte sich an wie nach einer durchzechten Nacht mit schlechtem Whisky. Das Schlafmittel mochte zwar gewirkt haben, doch wirklich ausgeruht fühlte er sich nicht. Sein Bein pochte mindestens so heftig wie sein Schädel. Am schlimmsten war der Schmerz in seinem Becken. Sein blöder Stolz verhinderte, dass er den Rufknopf drückte und um mehr Schmerzmittel bat. Ja, das war idiotisch. Aber er wollte sich einen Rest Männlichkeit bewahren, wenn ihn dieser blöde Beckengurt schon wie ein zugeschnürter Weihnachtstruthahn aussehen ließ.

Er fühlte sich ausgeliefert. Nicht fähig, irgendwas anderes zu tun, als die Decke anzustarren. Selbst ein Stück Brot war nützlicher als er. Mürrisch blickte er vor sich hin. Die Schwestern kamen, um ihm bei der Morgentoilette zu helfen. Danach brachten sie ihm das Frühstück. Sie waren überaus freundlich, was ihn noch mehr nervte. Doch er riss sich am Riemen, denn für seinen Zustand konnten sie nun wirklich nichts. Bei der Arztvisite war es allerdings vorbei mit seiner Beherrschung. Dr. James Howard erklärte ihm gelassen, er müsse mindestens noch eine Woche liegen bleiben, ehe man an eine Mobilisierung denken könne.

„Das dauert alles viel zu lange!“, polterte Tom los. „Es muss doch irgendwas geben, was ich schon tun kann, Herrgott noch mal!“

„In der Tat, Sie können etwas tun.“ Der Arzt setzte eine ernste Miene auf, bevor er schalkhaft meinte: „Sich in Geduld üben.“

„Sehr lustig. Ich habe nicht die Zeit, hier herumzuliegen. Bringen Sie mich wieder auf die Beine, das ist doch Ihr Job.“

Es klopfte, und Harriet streckte den Kopf zur Tür rein. „Oh, ich störe. Dann komme ich später wieder."

„Nein, nein", hielt der Weißkittel sie zurück. „Komm ruhig rein, Harriet. Vielleicht kannst du deinen Freund beruhigen. Er scheint heute mit dem falschen Fuß aufgestanden zu sein."

„Ich bin noch gar nicht aufgestanden. Das ist doch gerade das Problem!"

„Ja, weil Sie eine Beckenfraktur haben und erst vor zwei Tagen operiert wurden", rief ihm Dr. Howard leicht pikiert in Erinnerung. „Wenn Sie jetzt schon versuchen aufzustehen, zerstören Sie meine ganze Arbeit, und darauf reagiere ich sehr empfindlich." Er warf Tom einen strengen Blick zu. „Halten Sie sich an die Bettruhe und gönnen Sie Ihrem Körper die Erholung, die er braucht."

Damit rauschte er mitsamt seinem Trupp aus dem Zimmer.

Harriet hätte beinahe gelacht. Tom sah aus wie ein kleiner Schuljunge, dem man seine Spielkonsole weggenommen hatte. Trotzig hielt er seine Arme vor der Brust verschränkt. Es fehlte nur noch, dass er schmollend die Lippen schürzte.

„Hat der wirklich was drauf?", knurrte er und deutete mit dem Kopf Richtung Tür.

„Ja, hat er", gluckste Harriet. „James ist nicht der Sensibelste, aber ansonsten ein sehr guter Arzt. Vielleicht verbessert es deine Laune, wenn du siehst, was ich dir mitgebracht habe. Tatata!" Sie hielt ihm den Laptop hin.

„Danke." Er öffnete den Deckel. Sofort breitete sich ein Lächeln auf seinem blassen Gesicht aus, als er auf der Tastatur eine Zeichnung von Poppy vorfand. „Ist sie in der Schule?", fragte er überflüssigerweise.

„Ja, ist sie. Sie hat auch Frühstück bekommen, und ihre Zähne sind geputzt", antwortete Harriet etwas spitz und legte ihm sein Handy auf das Schränkchen neben dem Bett.

Tom hob die Hände. „Entschuldige. Du machst das alles bestimmt supertoll."

„Poppy macht es mir auch leicht. Übrigens, ich habe gestern deinen Anrufbeantworter im Büro abgehört. Nicht, weil ich neugierig war", beeilte sie sich hinzuzufügen. „Ich dachte nur, es könnte etwas Wichtiges dabei sein."

Sein Blick wirkte irgendwie alarmiert. Bevor er etwas erwidern konnte, fuhr sie fort: „Eine Frau hat angerufen und gemeint, du solltest die Sache mit Carol endlich klären. In dem Zusammenhang habe ich mich übrigens gefragt: Warum hast du Poppy nicht der Frau am Telefon oder dieser Carol anvertraut? Das scheinen doch ziemlich gute Bekannte zu sein."

„Die können das nicht", war seine knappe Antwort.

„Ach ja? Aber du wusstest, dass ich es kann?"

„Ich hatte da so ein Gespür", sagte er und sah sie mit einem schiefen Grinsen an, das ihr dummes Herz ins Stolpern brachte. Harriet versuchte, es zu ignorieren, denn irgendwie hatte sie das Gefühl, dass die Erwähnung des Anrufes ihn beunruhigt hatte. Da stimmte doch irgendwas nicht.

„Soll ich deine Sachen in den Schrank legen?", fragte sie und wandte schnell den Blick ab.

„Gern. Danke … für alles." Während sie die Klamotten aus dem Koffer packte, meinte er: „Ich würde dich und deine Mutter gern für eure Arbeit entschädigen. Wären zweihundert Pfund pro Tag okay? Natürlich bezahle ich auch die Einkäufe für Lebensmittel und was Poppy sonst so braucht."

Genervt drehte sie sich zu ihm herum. „Ich kann nicht für meine Mum sprechen, aber ich will dein Geld nicht." Sie fuhr fort, seine T-Shirts in den Schrank zu räumen. „Ich mag deine Tochter, und es macht mir nichts aus, mich um sie zu kümmern." Selbst erstaunt, stellte sie fest, dass dem wirklich so war, obwohl sie sich ihren Urlaub ursprünglich anders vorgestellt hatte. „Wenn du wieder auf den Beinen bist, kannst du dich wie vereinbart um meinen Garten kümmern. Mehr brauche ich nicht." Harriet schloss den nun leeren Koffer und stellte ihn ebenfalls in den Schrank. Anschließend setzte sie sich auf den Stuhl neben seinem Bett und wappnete sich für das ernste Gespräch, das sie nun mit ihm führen wollte. „Tom, warum hat Poppy keine Schulfreundinnen, bei denen sie bleiben könnte? Glaubst du wirklich, es ist gut, wenn sie so isoliert aufwächst?"

„Poppy hat Freundinnen", knurrte er. „Diese Freundschaften sind aber noch frisch und nicht so eng, dass sie bei deren Familien betreut werden könnte."

„Aha, dann ist es ja gut, dass meine Mum und ich so dicke mit Poppy befreundet sind", entgegnete sie ironisch.

„Harriet, ich weiß selbst, dass ich es verbockt habe und ich was ändern muss."

„Na immerhin."

„Es ist leicht, von außen zu urteilen", verteidigte er sich gereizt. „Aber du weißt nicht, was Poppy und ich erlebt haben. Du kennst unsere Geschichte nicht."

„Dann erzähl sie mir. Ich habe gerade Zeit, und du auch, wie mir scheint."

Mit gerunzelter Stirn sah er sie an. Schließlich schüttelte er wortlos den Kopf.

„Soweit ich weiß, ist Poppys Mutter gestorben“, versuchte Harriet es erneut. „Wenn ich Poppy richtig verstanden habe, war sie noch zu klein, um sich daran erinnern zu können. Es muss für dich eine schwere Zeit gewesen sein: der Verlust, das kleine Mädchen, das auch noch mit einer Behinderung …“

„Poppy hat lediglich ein Chromosom 21 mehr als andere Kinder. Deswegen ist sie nicht behindert. Du hast keine Ahnung!“, unterbrach er sie brüsk.

Kopfschüttelnd stand Harriet auf: „Anscheinend bist du nicht in der Verfassung für ein vernünftiges Gespräch. Melde dich, wenn deine Laune sich gebessert hat und man wieder mit dir reden kann. Um Poppy musst du dir keine Sorgen machen. Sie ist wesentlich umgänglicher als du und weiß auch bereits, wie man Verantwortung trägt. Woher sie das wohl hat?“ Damit marschierte sie Richtung Tür.

„Es tut mir leid, Harriet. Warte … entschuldige. Bitte! Dieses nutzlose Herumliegen macht mich einfach stinkesauer.“

Harriet, die bereits die Türklinke in der Hand hielt, drehte sich zu ihm herum. „Du tust so, als wärst du seit Wochen ans Bett gefesselt, dabei bist du erst zwei Tage hier. Die Krankenschwestern tun mir ehrlich gesagt jetzt schon leid.“

„Du hast recht, ich bin ein Idiot. Du und alle hier haben so viel für mich getan. Ich bin einfach nicht gewohnt, auf andere angewiesen zu sein. Normalerweise bin ich umgänglicher.“

Harriet näherte sich wieder seinem Bett. „Behaupten kannst du viel. Ich kenne dich ja nicht wirklich.“

„Stimmt. Ebenso wenig kenne ich dich. Hast du noch etwas Zeit, mir mehr über dich zu erzählen? Ich möchte doch wissen, wem ich meine Tochter anvertraut habe.“

„Das kommt dir ja reichlich früh in den Sinn." Dennoch kehrte Harriet zum Stuhl zurück und setzte sich wieder. „Was willst du wissen?"

„Bist du hier in der Gegend aufgewachsen? Hast du Geschwister?"

„Ja und ja. Ich habe noch zwei Brüder, Gregg und Giles. Gregg bildet Suchhunde aus und betreibt eine Alpaka-Farm. Giles ist Pilot bei der Army. Und wie sieht es bei dir aus? Irgendwelche Familie?"

„Nein. Ich kannte meine Eltern kaum. Sie haben für eine christliche Mission in Afrika gearbeitet. Als ich zwei Jahre alt war, starben sie bei einem Verkehrsunfall. Ich wuchs bei meiner Oma auf, bis auch sie starb. Mit sieben landete ich im Kinderheim."

„Oh", war alles, was Harriet gerade hervorbrachte. Sie konnte sich gar nicht vorstellen, wie es sich anfühlen musste, ohne Familie aufzuwachsen. Für sie war es schon ein richtiger Schock gewesen, als Giles ihnen mitgeteilt hatte, er wolle in die Army eintreten. Auch zu Gregg und ihrer Mum hatte sie eine enge Beziehung. Sie sahen sich mindestens einmal im Monat zum gemeinsamen Sonntagslunch. Daher hatte es Harriet auch so getroffen, dass ihre Mum nichts von ihrem neuen Freund erzählt hatte. „Und deine Frau? Wie habt ihr euch kennengelernt?"

„Nein, nein, so läuft das Spiel nicht", meinte Tom mit einem Lächeln, das seine Augen nicht erreichte. Bestimmt lag das nicht nur an seinen Schmerzen. „Jetzt bin ich dran mit der nächsten Frage", reklamierte er. „Warum bist du Rettungssanitäterin geworden?"

Harriet stöhnte auf. „Was ist denn das für eine Frage?"

„Eine gute, finde ich. Vielleicht hast du diesen Job nur gewählt, weil du dabei Leute quälen kannst."

„Ja, sicher", gluckste Harriet. „Daher wirft mir mein Bruder auch ständig vor, ich hätte ein Helfersyndrom."

„Hast du?"

„Hey, das ist schon deine dritte Frage. Aber nein, ich habe kein Helfersyndrom. Ich mag es einfach, Menschen in Not beizustehen."

„Also doch ein Helfersyndrom. Ich finde es schön, dass es Menschen wie dich gibt, denen andere nicht egal sind. Nach dem Unfall, als du zu mir in den Wagen gekrochen kamst …", er stockte einen Moment, um dann leise fortzufahren: „Ich war unglaublich froh, dich zu sehen. Du hast so kompetent gewirkt, so zuversichtlich. Als würde nun alles gut werden. Ich glaube, wenn du mir gesagt hättest, du müsstest mich jetzt aufschneiden und mein Herz flicken, hätte ich dich machen lassen."

„Spinner!", sagte sie schmunzelnd.

„Nein, das meine ich ernst", beteuerte Tom. Seine Augen hielten ihre gefangen. „Ich glaube, ich habe außer meiner Oma noch nie jemandem so vertraut wie dir in diesem Moment. Und Vertrauen gehört nicht gerade zu meinen Stärken."

„Aha, und welche Stärke besitzt du, nachdem es ja mit der Geduld auch etwas hapert?"

„Ich kann gut mit Kindern und Maultieren."

„Nun sei nicht so bescheiden", tadelte sie ihn. „Wie ich gesehen habe, kannst du super zeichnen, und von Poppy weiß ich, dass du wundervolle Geschichten erzählen kannst. Sie vermisst dich sehr. Statt hier Trübsal zu blasen, könntest du dir doch eine Geschichte ausdenken und Poppy heute vor dem Zubettgehen anrufen. Darüber würde sie sich bestimmt richtig freuen."

„Mach ich." Tom wirkte erschöpft, weshalb Harriet es an der Zeit fand aufzubrechen.

„Ich lasse dich mal besser etwas schlafen", meinte sie und stand auf. „Erhol dich und hör auf das, was die Ärzte sagen. Die wissen schon, was sie tun."

„Wenn du es sagst. Danke, dass du mein Zeug vorbeigebracht und dir mein Gejammer angehört hast. Vielleicht sollte ich dem Doc mal vorschlagen, mir täglich eine Dosis Harriet zu verordnen."

„Oje, oje, du kennst aber meine Nebenwirkungen noch nicht." Sie zwinkerte ihm keck zu, bevor sie zur Tür hinausschlüpfte.

Nachdem Harriet gegangen war, hatte Tom den Laptop zur Seite gelegt, um noch etwas zu schlafen. Als er wieder aufwachte, fiel ihm siedend heiß ein, was er vergessen hatte: Linda! Er musste ihr Bescheid geben, auch wenn er sich lieber davor gedrückt hätte.

„Mann, wo steckst du! Weißt du eigentlich, wie oft ich versucht habe, dich zu erreichen?", herrschte sie ihn sogleich an.

„Ich bin im Krankenhaus, Linda."

„Ist was mit Poppy?", fragte Linda alarmiert.

„Nein, ich hatte einen Unfall, aber …"

„Oh, mein Gott!" Ihre schrille Stimme verstärkte seine Kopfschmerzen. „Alles in Ordnung? Hast du dich verletzt?"

Mit den Fingern der freien Hand massierte er sich die schmerzende Stirn. „Ach woher. Ich mache bloß Urlaub hier."

„Gott sei Dank", atmete Linda auf, bevor sie den Sarkasmus bemerkte. Sie schnaubte ins Telefon: „Natürlich bist du verletzt. Entschuldige. Was ist passiert?"

Er erzählte ihr die Kurzfassung und endete: „Aber keine Sorge, meine Hände sind heil geblieben, und meinen Laptop habe ich auch gerade bekommen. Vermutlich kann ich den Abgabetermin trotzdem einhalten."

„Und Poppy? Kümmert sich jemand um sie?"

„Ihr geht es gut. Sie wird bestens versorgt", fuhr er fort. Linda und er diskutierten noch ein paar geschäftliche Dinge. Bevor sie auflegte, erinnerte sie ihn daran, endlich mit dieser Carol zu sprechen.

Völlig erledigt schloss er einen Moment die Augen. Nun war Carols Name schon zum zweiten Mal an diesem Tag gefallen. Elf Jahre lang hatte er nichts von ihr gehört. Er war nicht mal sicher gewesen, ob sie überhaupt noch lebte. Bei ihrem Lebenswandel hätte ein früher Tod ihn nicht verwundert.

Doch vor etwa sechs Monaten hatte Linda ihm einen Brief von Carol weitergeleitet. Kaum hatte er die Absenderadresse gelesen, hatte er ihn ungeöffnet in den Kamin geworfen. Und dann hatte er Linda jeglichen Kontakt zu dieser Frau untersagt, wenn sie ihren Job nicht verlieren wollte.

6. Kapitel

Entschuldigend schaute Harriet in Archies leblose Augen. „Sorry, Kumpel, ist nicht persönlich gemeint." Sie platzierte das Badetuch über dem Hirschkopf und zupfte es ein wenig zurecht. Na ja, viel besser sah das jetzt auch nicht aus. Aber nach Poppys Rückkehr von der Schule hatten sie beide nicht mehr an Archie gedacht. Jetzt schlief das Mädchen bereits selig, und es schien Harriet übertrieben, sie deswegen noch mal aufzuwecken, nur um eine weitere Nacht mit totem Hirsch zu vermeiden. Seine Umsiedelung musste nun eben bis morgen warten.

Harriet öffnete das Fenster einen Spaltbreit, um etwas frische Luft einzulassen, bevor sie ins Bad ging und sich die Zähne putzte. Summend kehrte sie ins Gästezimmer zurück und blieb wie angewurzelt stehen. Das Badetuch lag am Boden, und Archie schien sie anzugrinsen. Das war natürlich völliger Blödsinn, denn der Hirsch hatte sich wohl kaum das Tuch vom Kopf geschüttelt. Schätzungsweise war ein Luftzug dafür verantwortlich. Doch nachts, in einem Haus, das Harriet nicht so gut kannte, wollte die Vernunft einfach nicht bis zu ihr durchdringen.

Mit zusammengekniffenen Augen schaute sie Archie an. Nein, sie beide würden keine weitere Nacht im selben Raum verbringen. Das war zwar absolut kindisch, ging aber beim besten Willen nicht. Harriet zog einen Stuhl heran und schritt zur Tat. Während sie leicht angewidert das Gesicht verzog, umfasste sie mit einer Hand Archies Kinn und legte die andere an seinen langen Hals. Dann hob sie das unhandliche und schwere Tierpräparat an, um es von der Wand zu heben. So weit, so gut. Jetzt nur noch vom Stuhl runterkommen.

Vorsichtig setzte sie einen Fuß auf den Boden. Dass sie dabei auf den handgewebten Teppich vor dem Bett trat, merkte sie zu spät. Ungut. Parkettböden und Stoffteppiche waren eine schlechte Kombination. Prompt rutschte das blöde Teil auch schon unter ihr weg. Es ging alles so schnell, dass Harriet keine Zeit blieb, sich irgendwie aufzufangen. Reflexartig ließ sie Archie los und fand sich gleich darauf mit schmerzendem Hinterteil auf dem Boden wieder. Ein dunkelbraunes Glasauge kullerte über das Parkett und kam gleich neben Harriets rechtem Zeh zum Stillstand.

„Harriet", Poppys ängstliche Stimme drang durch die Tür. „Ist alles okay?" Das Mädchen war kaum zu verstehen, da Maisie wie verrückt bellte.

„Ja, komm nur rein." Harriet rappelte sich auf und hätte Archies herausgefallenes Auge beinahe vergessen. Im letzten Moment schnappte sie es sich und versteckte es in ihrer Hand. Blass und erschrocken trat Poppy durch die Tür.

„Entschuldige, Liebes, nun habe ich dich doch aufgeweckt. Ich wollte bloß Archie von der Wand nehmen, dabei bin ich ausgerutscht. Kannst du bitte mal nach Maisie sehen und sie beruhigen?"

„Ja, gleich. Hast du dir wehgetan? Du hast geschrien.“

„Habe ich?“ Das hatte Harriet nicht mal bemerkt. „Das war bloß der Schreck. Mir geht es gut. Ich bin doch unverwüstlich.“ Sie schon, aber bei Archie sah das anders aus. Kaum hatte sich Poppy auf den Weg zu Maisie gemacht, nahm Harriet den Hirsch genauer unter die Lupe. An der Stelle, an der das Auge herausgefallen war, klaffte nun ein schwarzes Loch. Das ließ den Gesellen noch unheimlicher erscheinen. Eine Sprosse von der linken Seite des Geweihs lag abgebrochen unter dem Bett. Harriet fischte gerade danach, als Poppy zurück ins Zimmer gehüpft kam. „Maisie hat sich beruhigt. Was machst du da?“

Harriet schloss kurz die Augen und entschied sich, mit der Wahrheit herauszurücken. „Ich fürchte, Archie hat ein paar Blessuren davongetragen“, seufzte sie und hielt das abgebrochene Geweihstück empor.

„Oh.“ Poppys Blick wanderte zum Hirsch hinüber. Sein einäugiger Anblick ließ sie erschaudern.

„Ja, ich weiß …“, rasch warf Harriet das Badetuch über Archies Kopf. „Ich werde ihn reparieren, versprochen.“

„Vielleicht sprichst du zuerst mit Dad“, schlug Poppy vor. „Kann sein, dass er ihn gar nicht repariert haben will.“

„Meinst du?“

Poppy nickte und gähnte gleichzeitig.

„Okay, aber mir wäre es lieb, wenn du ihm gegenüber noch nichts sagst. Er soll sich im Krankenhaus keine Sorgen machen. Am Ende denkt er noch, dass ich euer ganzes Haus zerlege. So, und nun ab ins Bett mit dir, du schläfst ja schon fast im Stehen.“

Sie deckte Poppy gerade zu, als diese verschlafen meinte: „Wenn du Angst hast vor dem einäugigen Archie, dann schlaf doch in Dads Bett. Er ist ja nicht da und hat bestimmt nichts dagegen."

„Mal sehen. Und jetzt träum was Schönes, meine Süße." Sanft streichelte sie über die Wange des Mädchens.

Später stand sie im Flur und blickte unschlüssig zu Toms Schlafzimmer. Warum eigentlich nicht? Wenn sie das Bett frisch bezog, bevor Tom zurückkam, würde er vermutlich nichts merken. Natürlich könnte sie jetzt den Hirsch einfach in einen anderen Raum bugsieren, aber für heute hatte sie genug von diesem Biest.

Als Harriet in Toms Kingsize-Bett lag, ging es ihr ähnlich wie in der ersten Nacht: Sie hatte das Gefühl, als wäre Tom in ihrer Nähe. Was wenig verwunderlich war, denn noch immer schwebte ein schwacher männlicher Duft im Raum, der sich angenehm mit dem der sauberen Bettwäsche vermischte. Genüsslich kuschelte sie sich in die Decke und schob das schlechte Gewissen darüber beiseite, ungefragt Toms Bett in Beschlag genommen zu haben.

Während Poppy am nächsten Tag in der Schule war, hatte Harriet eine Idee, wie sie Archies Blessuren versorgen konnte. „Ich bin gleich zurück", versicherte sie Maisie und schnappte sich ihre Autoschlüssel.

„Was machst du denn hier? Du hast doch Urlaub?", begrüßte Peter sie, als Harriet kurz darauf die Basis der Great North Air Ambulance betrat. „Ist dir etwa schon langweilig?"

„Ja, sicher", Harriet verdrehte lachend die Augen. „Kann ich eine Augenklappe aus unserem Bestand mitnehmen? Ich bezahle das natürlich!"

„Klar, bedien dich. Hab schon gehört, dass du dich im Urlaub um ein Unfallopfer kümmerst. Angeblich ist der Typ dein Freund. Muss ein ziemlicher Nerd sein, sonst hättest du ihn bestimmt mal erwähnt."

Harriet war der leicht vorwurfsvolle Unterton in Peters Stimme nicht entgangen. „Ihr müsst nicht alles von mir wissen, Peter", sagte sie augenzwinkernd.

„Aha, aber ist er so weit okay?"

„Yep, er ist noch im Krankenhaus … und er ist übrigens nicht mein Freund", stellte sie klar. „Die Augenklappe brauche ich für Archie, einen ausgestopften Hirsch, den ich versehentlich demoliert habe."

Peter lachte auf. „Okay, auf die Geschichte bin ich gespannt."

„Ich erzähle sie dir, wenn ich zurück bin. Ich habe es gerade ein wenig eilig." Harriet schnappte sich aus dem Lager, was sie brauchte, und machte sich gleich wieder auf den Rückweg. Obwohl sie kaum eine Stunde weg gewesen war, benahm sich Maisie hinter der Tür wieder so, als wäre sie tagelang allein gelassen worden. Dieses Mal war Harriet aber auf die stürmische Begrüßung gefasst und konnte die Dogge gerade noch daran hindern, wieder an ihr hochzuspringen. „Du musst wirklich damit aufhören, Maisie", tadelte sie die Hündin. „Du bist kein Schoßhündchen, das einem mal so eben auf den Arm springen kann." Dennoch kraulte sie die Dogge sanft hinter den Ohren, was Maisie mit einem wohligen Grummeln kommentierte. „So, und nun muss ich schauen, ob deine Familie irgendwo Sekundenkleber hat, damit ich euern Archie zusammenflicken kann. Du weißt nicht zufälligerweise, wo ich so etwas finden könnte?"

Da sie von Maisie keine Antwort erhielt, versuchte Harriet ihr Glück in einem der Schränke oben im Flur, wo nebst Bettwäsche auch Putzzeugs und Werkzeuge aufbewahrt wurden. Mit einem siegreichen „Tatata!“ schnappte sie sich die kleine Tube, die zwischen einer Packung Haushaltssicherungen und einem Knäuel Paketschnur lag. Ausgerüstet mit allem Notwendigen, stellte sich Harriet ihrem außergewöhnlichen Patienten. Sie zog das Tuch von seinem Kopf, in der stillen Hoffnung, dass das alles nicht mehr so übel ausschaute wie gestern Nacht. Weit gefehlt. Einäugig und mit zerbrochenem Geweih sah das ehemals so stolze Tier ziemlich mitleiderregend aus.

Großzügig verteilte Harriet den Klebstoff in der leeren Augenhöhle. Nachdem das Glasauge wieder perfekt ausgerichtet war – na ja, fast perfekt, er schielte jetzt ein wenig –, setzte sie Archie noch die Augenklappe auf. Das war jetzt ein bisschen albern, aber Poppy würde es bestimmt gefallen. Anschließend widmete sich Harriet dem Geweih. Um besser an die abgebrochene Stelle zu kommen, musste sie den Hirschkopf etwas drehen. Dabei bemerkte sie zum ersten Mal die Öffnung, die sich auf der Rückseite des Holzbretts befand, auf dem Archie befestigt war. Sie war mit einem simplen Schiebeverschluss versehen. War das etwa ein Geheimfach?

Jetzt gehen eindeutig die Pferde mit dir durch, Harriet Watts, dachte sie über sich selbst und grinste. Vermutlich gab die Öffnung lediglich Einblick in das Innere des Präparats, und wer wollte das schon sehen?! Am Ende siegte jedoch ihre Neugierde. Entschlossen schob sie den Schieber zur Seite. Oha! Das war tatsächlich ein Geheimfach.

Mit spitzen Fingern zog Harriet ein zusammengerolltes Papier daraus hervor. Bestimmt handelte es sich dabei um Archies Herkunftsurkunde. Womöglich machte man das so bei besonders edlen Tierpräparaten. Vorsichtig rollte Harriet das Schriftstück auseinander. Sie überflog die ersten Zeilen und stellte schnell fest, dass das Dokument nichts mit Archie zu tun hatte. Stattdessen handelte es sich um einen Vertrag zwischen einem Harrison Doyle und einer Carol Briggs. Irgendwie kam ihr der Name Harrison Doyle bekannt vor, aber sie konnte sich nicht erinnern, woher.

Einer der beiden musste vermutlich Vorbesitzer der alten Mühle gewesen sein. Denn Poppy hatte ja erzählt, dass Archie schon bei ihrem Einzug an der Wand gehangen hätte.

Harriet las weiter. Du meine Güte! Sie musste es ein zweites Mal lesen, um zu glauben, was dort stand: Mit dem Wisch wurde ein Kind verkauft! Gegen einen Betrag von zehntausend Pfund überließ Carol ihre Tochter Pippa diesem Harrison Doyle. Sie trat ihr Sorgerecht vollumfänglich ab und würde auch nie wieder Kontakt zu dem Kind aufzunehmen versuchen. Wow, war so etwas überhaupt erlaubt? Und welche Mutter war bereit, einen solchen Kuhhandel einzugehen? Wichtiger noch: Was wohl aus dem Mädchen geworden war? Der Vertrag war in London vor elf Jahren unterzeichnet worden. Aber warum steckte er in Archies Hals?

Wenn sie Tom das nächste Mal besuchte, würde sie ihn fragen, was er über die Vorbesitzer der alten Mühle wusste. Da musste doch das Jugendamt etwas tun! Ach, verflixtes Helfersyndrom!, schimpfte sie mit sich selbst. Bestimmt war das Jugendamt längst eingeschritten. Das alles ging sie nichts an. Befremdet über das Gelesene, rollte Harriet den

Vertrag wieder zusammen und beförderte ihn zurück in sein Versteck. Danach klebte sie das abgebrochene Geweihstück an. Nach der verrichteten Arbeit trat sie einen Schritt zurück und begutachtete ihr Werk. Zumindest wirkte Archie mit der Augenklappe jetzt eher witzig als unheimlich.

Auch Poppy war von seinem neuen Look begeistert, als sie von der Schule nach Hause kam. Von dem versteckten Vertrag erwähnte Harriet ihr gegenüber nichts. Eigentlich hätte Harriet nun wieder im Gästezimmer übernachten können, doch Toms Schlafzimmer war wesentlich angenehmer als die Abstellkammer. Und er brauchte es ja im Moment nicht.

Harriets Ferientage verflogen im Nu. Sie hatte während der vergangenen Tage kein einziges Mal im Cottage vorbeigeschaut. Die Zeit, die ihr nebst der Betreuung von Poppy, den Tieren und dem Haushalt blieb, verbrachte sie lieber faulenzend auf dem hölzernen Liegestuhl im Garten. Das musste auch mal sein, zumal es eine Sünde gewesen wäre, das herrliche Wetter nicht dafür zu nutzen. Abends half sie Poppy bei den Hausaufgaben. Manchmal schaute sie ihr auch beim Zeichnen zu. Darin war das Mädchen wirklich gut.

Während Harriet an ihrem Tee nippte, plapperte Poppy heute Abend wie ein Wasserfall. Die anderen Kinder in ihrer Klasse finde sie nett, aber eine beste Freundin oder einen besten Freund habe sie nicht. „Ich bin eben ein bisschen anders“, meinte sie ohne irgendwelche Gefühlsregung in der Stimme. Sie hob noch nicht mal den Blick, sondern malte einfach weiter an dem Bild mit dem Fuchs, der gerade McCafé hinterherjagte. „Die anderen haben manchmal nicht so viel Geduld, wenn ich etwas länger brauche“, fuhr sie fort. „Aber Paddy hat heute Steven einen Tritt verpasst, als er sich über mich lustig gemacht hat. Danach musste Paddy nachsitzen. Das ist nicht fair, oder?", fragte Poppy und schaute Harriet jetzt direkt an. Ihre hübschen olivfarbenen Augen blickten dabei ernst.

„Na ja, man tritt und schlägt niemanden. Selbst dann nicht, wenn dieser Jemand dich ärgert und dummes Zeug redet."

„Ja, das hat Mrs Fairchild auch gesagt. Aber Steven hat sie nicht bestraft, nur Paddy."

„Vielleicht hat sie nicht gehört, was Steven gesagt hat?", schlug Harriet vor.

„Mag sein. Aber jetzt lachen sie über Paddy und mich. Sie sagen, wir küssen uns und so." Poppy zog einen Schmollmund.

Schmunzelnd strich Harriet dem Mädchen über das lange Haar. „Hach, Süße, lass dich von denen nicht ärgern. Nächstes Mal stellst du dich vor sie hin und sagst einfach: ‚Ist mir doch egal, was ihr labert.' Wenn die Dummschwätzer merken, dass es dir nichts ausmacht, hören sie auch auf, solche Sachen über dich zu erzählen."

„Meinst du?"

„Ziemlich sicher. Probiere es aus. Jungs wie dieser Steven sind einfach zu durchschauen. Sie wollen einen bloß ärgern. Und wenn sie Erfolg damit haben, machen sie weiter. Aber wir Mädels stehen über so was, nicht wahr?" Harriet hob ihre Hand, damit Poppy sie abklatschen konnte.

Poppy grinste bis über beide Ohren und schlug ein. „Und ob. Ich habe übrigens bald Geburtstag. Weißt du das?"

„Ähm, nein. Wann denn genau?"

„Am 30. Mai, da werde ich zwölf. Denkst du, Dad ist dann schon wieder zu Hause?"

„Das sollte reichen, bis dahin vergehen ja noch drei Wochen.“

An Harriets letztem freien Tag waren sie und Poppy zum Familienessen auf Greggs Farm eingeladen. Gregg hatte sie mit dem Land Rover abgeholt, da Maisie ansonsten nicht mitgekonnt hätte. In Harriets Mini hätte die Dogge weder ausreichend Platz gefunden noch sicher transportiert werden können. Zum Dank halfen sie Gregg nun mit dem Mittagessen. Während er draußen den Grill anwarf, schälten Poppy und Harriet Kartoffeln über der Spüle. Greggs Küche war riesig. Man hätte eine ganze Fußballmannschaft darin unterbringen können.

„Wohnt dein Bruder wirklich ganz allein in diesem riesigen Haus?“, fragte Poppy und ließ den Gemüseschäler langsam über die Kartoffel gleiten. Sie erledigte ihre Aufgabe sehr gewissenhaft. Nicht ein Fitzelchen Schale war am Ende mehr an der Kartoffel zu sehen.

„Ja, aber er gibt hier oft Kurse und Seminare. Da wuseln dann viele Menschen herum.“ Harriet holte den Gemüsehobel aus der Schublade und legte ihn auf eine Schüssel. Dann hobelte sie die erste Kartoffel in feine Scheiben. Greggs Küchenzeile war genau vor dem Fenster angebracht, sodass man beim Kochen den Ausblick genießen konnte. Allerdings waren die Hügel heute von dicken grauen Wolken eingehüllt, aus denen es ungemütlich nieselte. Wie gut, dass sich der Grill auf der gedeckten Terrasse befand. Harriet hobelte die nächste Kartoffel in Scheiben und spähte zwischendurch zu Poppy hinüber. Die konzentrierte sich so sehr auf ihre Aufgabe, dass sich auf ihrer Stirn eine steile Falte gebildet hatte und die Zungenspitze seitlich aus dem Mund schaute.

„Du machst das super", lobte Harriet. „Hilfst du deinem Vater zu Hause auch beim Kochen?"

„Nein, ich mache in der Zeit meist die Hausaufgaben. Dad hat gestern ziemlich geschimpft über das Essen im Krankenhaus." Ein kleines Lächeln huschte über Poppys Gesicht. „Dabei hat er ziemlich unschöne Wörter benutzt."

„Hat er das?", sagte Harriet belustigt. „Ich sag dir was: Wir bringen ihm später etwas von unserem Essen vorbei, ja?"

„Okay. Darf ich noch mal zu den Alpakas, wenn ich hier fertig bin?"

„Klar, Gregg hat bestimmt nichts dagegen. Die sehen drollig aus, nicht wahr?"

Poppy nickte. „Bei einem stehen die Zähne so lustig hervor." Zur Demonstration schob sie ihren eigenen Kiefer nach vorne. „Hast du das schon gesehen?"

„Hmm", entgegnete Harriet und wischte sich die Hände an dem Küchentuch trocken. „Ich bin mir nicht sicher. Kannst du mir noch mal zeigen, was du meinst?"

Erneut schob Poppy den Unterkiefer vor, sodass die Zähne ihre Oberlippe berührten. Blitzschnell streckte Harriet die Hand aus und kitzelte Poppy am Bauch. „Erwischt", gluckste sie und umarmte Poppy, die quietschend versuchte, ihren kitzelnden Händen auszuweichen.

Als die letzte Kartoffel gehobelt war, legte Harriet die Scheiben in eine Ofenform und goss eine Mischung aus Sahne, Butter, Käse und Gewürzen drüber, bevor sie das Gratin in den Ofen stellte. Während sie sich um die Stangenbohnen kümmerte, schickte sie Poppy mit dem Grillfleisch nach draußen zu Gregg. Maisie folgte ihrem Schützling wie immer auf Schritt und Tritt. Dabei ließ die Dogge sich weder von dem Fleisch noch von Greggs beiden Ridgeback-Hunden, Blues und Brother, ablenken.

Kaum hatte Harriet den Tisch fertig gedeckt, hörte sie, wie die Eingangstür sich öffnete.

„Hallooo! Jemand daheim?", hallte die fröhliche Stimme ihrer Mutter durchs Haus.

„Ich bin in der Küche, Mum."

Kurz darauf rauschte Sarah zur Tür herein, dicht gefolgt von Colin. Das konnte ja heiter werden. Bestimmt wusste Gregg immer noch nichts von dem Freund ihrer Mutter.

Harriet umarmte Sarah zur Begrüßung und wollte Colin etwas zurückhaltender die Hand geben. Doch der ignorierte die Geste und zog sie stattdessen kurz an sich.

„Ich hoffe, es stört dich nicht, dass deine Mutter mich gebeten hat mitzukommen", meinte er etwas zögernd.

„Ach, Unsinn, Colin!", tat Sarah seine Bedenken ab und gab ihm einen Kuss auf die Wange. „Was sollte Harriet schon dagegen haben?! Nicht wahr, Liebes?" Sarah strahlte übers ganze Gesicht, und in ihren Augen lag ein Funkeln.

Kein Zweifel, dachte Harriet, die Liebe stand ihrer Mum ausnehmend gut. „Natürlich bist du willkommen, Colin. So können mein Bruder und ich dich gleich gemeinsam in die Zange nehmen." Harriet zwinkerte dem leicht verunsichert wirkenden Colin verschmitzt zu. „Falls ihr es Gregg noch vor dem Essen beibringen wollt: Er steht draußen beim Grill. Ach, und ich habe Poppy mitgebracht. Sie ist bei den Alpakas."

„Gut." Ihre Mutter atmete tief ein. „Lass es uns gleich hinter uns bringen, Liebster." Sie griff nach Colins Hand und zog ihn hinter sich her.

Er warf Harriet einen bedauernden Blick zu. „Falls ich es nicht überleben sollte, Harriet: Es war nett, dich kennengelernt zu haben."

„Keine Sorge, Gregg wird dich nicht vor Zeugen beseitigen", versicherte ihm Harriet mit gespieltem Ernst.

Kaum hatten die beiden das Haus verlassen, stellte sie sich ans Fenster, um das Schauspiel mitzuverfolgen. Sie musste sich beherrschen, es nicht auch noch zu öffnen, um zu lauschen. Aber allein die Mimik ihres Bruders sprach Bände. Seine Stirn war gefurcht, und seine Augen schienen Colin förmlich zu durchbohren. Bewundernswert, wie gelassen dieser blieb. Das machte wohl die jahrelange Erfahrung als Cop aus. Unbeirrt streckte er Gregg die Hand entgegen.

Eigentlich war Gregg anderen Menschen gegenüber sehr aufgeschlossen und freundlich. Doch Harriet wusste, wenn es um ihre Mutter ging, verfiel er immer wieder in die Beschützerrolle.

Mit verkniffenem Mund und einem leichten Kopfnicken erwiderte Gregg schließlich doch den Handschlag. Aber es war offensichtlich: Colin war damit noch längst nicht aus dem Schneider.

Dicht gefolgt von Maisie und Sarahs Dackel Boris, kam Poppy in die Küche gestürmt: „Kann ich noch was helfen?"

„Gern, du kannst die Chips raustragen." Harriet reichte Poppy die vorbereitete Schüssel und griff dann selbst nach dem Tablett, auf dem zwei Flaschen Bier, zwei Gin Tonics und ein Glas Orangensaft bereitstanden. Sie würden den Aperitif auf der Terrasse trinken, damit ihr Bruder etwas Gesellschaft beim Grillen hatte.

„Schluss jetzt mit diesem Verhör, Gregg!“, schimpfte ihre Mum, als Harriet mit Poppy aus dem Haus trat.

„Wieso? Hat Colin denn etwas zu verbergen?“, konterte ihr Bruder etwas anmaßend.

„Ist schon okay, Sarah. Ich verstehe Gregg“, sagte Colin geduldig. „An seiner Stelle würde ich den neuen Freund meiner Mutter auch genau unter die Lupe nehmen. Du kannst mich alles fragen, was du wissen willst. Ich habe kein Problem damit.“

Colin gefiel Harriet immer besser. Ihre Mutter hatte wirklich einen guten Geschmack, das musste sie ihr lassen.

„Mag Gregg Colin nicht?“, wisperte Poppy neben ihr.

Beruhigend legte Harriet ihr die Hand auf die Schulter. „Doch, doch, Poppy“, sagte sie, ohne sich die Mühe zu machen, die Stimme zu senken. „Er glaubt nur gerade, den großen Beschützer raushängen lassen zu müssen.“

„Ist es dir denn völlig egal, wenn unsere Mutter mit einem Typen daherkommt, den keiner von uns beiden kennt?“, entgegnete ihr Bruder finster.

„Ähm“, Harriet räusperte sich verlegen. „Ich habe Colin schon kennengelernt.“

„Du wusstest von den beiden und hast mir nichts gesagt?! Na prima.“ Gregg griff mit der Grillzange nach einem Steak, wendete es und knallte es auf den Rost zurück.

„Harriet hat von Colin auch erst in dieser Woche erfahren, und ich hatte sie gebeten, dir nichts zu sagen, damit ich das selbst tun kann.“ Es war Sarah deutlich anzusehen und anzuhören, dass sie verärgert war. Allerdings schien das Gregg nicht sonderlich zu beeindrucken.

Ungebremst fuhr er fort: „Und da schleppst du ihn einfach gleich zu unserem Familienessen mit?"

„Gregg! So benimmt man sich nicht gegenüber einem Gast", wies Sarah ihren Sohn zurecht.

„Ich habe ihn nicht eingeladen", knurrte Gregg. Da seine Aufmerksamkeit stur auf das Grillgut gerichtet war, schien er nicht zu bemerken, wie Poppy neben ihn getreten war.

Sie zupfte ihn leicht an seinem T-Shirt. „Weißt du, was die Lehrerin in der Schule mal zu uns gesagt hat?" Sie wartete seine Reaktion gar nicht erst ab und gab ihm gleich die Antwort: „Man soll neuen Kindern immer die Chance geben, die besten Freunde zu werden, die man je hatte. Das gilt sicher auch für Erwachsene. Ich finde Colin nett. Und wenn er böse zu deiner Mum wäre, hätte Boris ihn längst gebissen."

„Boris beißt jeden", stellte Colin leicht zerknirscht fest. Anscheinend hatte er schon Bekanntschaft gemacht mit den spitzen Zähnen des Dackels.

Gregg musterte den Freund seiner Mutter erneut. Am Ende hob er die Bierflasche und prostete Colin zu. „Okay, aber wenn du meine Mum nicht anständig behandelst …"

„… dann wirst du mich anstelle des Steaks auf den Grill pfeffern. Schon klar", beendete Colin Greggs Satz und stieß mit seiner Flasche gegen die von Gregg. „Aber ich liebe eure Mutter, und aus irgendeinem unerklärlichen Grund scheint sie auch mich zu mögen." Sarah lächelte selig. „Ihr seid ihre Familie, daher ist es mir wichtig, dass auch wir gut miteinander auskommen. Und wenn es dich beruhigt, Gregg: Ich habe nichts anderes vor, als Sarah auf Händen zu tragen."

Harriet trat vor Colin hin und stieß mit ihrem Gin Tonic an seine Bierflasche. „Willkommen in der Familie, Colin."

Am Tisch entspannte sich die Situation ein wenig, auch wenn Gregg wortkarger als sonst war.

„Wie habt ihr euch eigentlich kennengelernt, Colin und du?", fragte Gregg irgendwann. Harriet sah ihrem Bruder an, wie er sich bemühte, unbeschwert zu klingen.

„Über Boris", antwortete Sarah und warf Colin einen liebevollen Blick zu. „Boris war ausgebüxt", fuhr sie fort. „Er hatte ein Loch unter dem Zaun durchgebuddelt und war plötzlich weg. Ich habe die ganze Gegend nach ihm abgesucht. Boris ist jetzt nicht der Cleverste, und ich war mir nicht sicher, ob er den Weg nach Hause wiederfinden würde. Ich war schon völlig fertig mit den Nerven, da stand plötzlich dieser wundervolle Mann vor mir, mit meinem Dackeltier auf dem Arm. Anscheinend hatte sich Boris durch die offene Terrassentür in sein Haus geschlichen."

„Ich habe ihn erwischt, als er gerade versuchen wollte, mein Sofa zu markieren. Und als ich ihn aus dem Haus gejagt habe, habe ich gehört, wie er sich mit dem Husky von nebenan angelegt hat. Also bin ich rüber zu meinem Nachbarn und habe den kleinen Racker am Schlafittchen gepackt. Erst da habe ich eure Mutter nach ihm rufen hören." Colin schaute Gregg nun direkt an. „Aber wie ich Harriet schon neulich erzählt habe, kenne ich euch alle bereits von früher. Ich war mal mit eurem Dad in der Mountain-Rescue-Truppe. Das ist allerdings schon ewig her. Boris hat uns sozusagen wieder zusammengebracht." Er griff nach Sarahs Hand und schaute ihr tief in die Augen. „Eine Frau, die ihren frechen Dackel nach Boris Johnson benennt, hat so einen wundervollen Humor, dass man sie einfach lieben muss."

Sarah kicherte. „Na ja, du hast unseren Boris ja erlebt, und frisurtechnisch gesehen wird er seinem Namensvetter auch immer ähnlicher, findest du nicht?" In der Tat hatte Rauhaardackel Boris auf seinem Schädel etwas helleres Fell als am restlichen Körper. Sarah beugte sich zu ihrem Hund herab, der direkt neben ihren Füßen lag, und zupfte leicht das Fell auf dessen Kopf zurecht. „Stur, frech und eine große Klappe. Aber ich liebe dich trotzdem."

„Dafür allein verdienst du einen Orden", grinste Gregg. „Wann wirst du ihn endlich an einer vernünftigen Hundeschule anmelden, Mum?"

„Ach, das brauchen wir nicht, nicht wahr, Boris? Boris ist schon erzogen, er hat nur nicht immer Lust, sich an die Regeln zu halten."

Gregg verdrehte die Augen. „Bei uns warst du da wesentlich strenger."

„Tja und schau, was aus dir geworden ist. Du bist Bauer, und Boris, ja, Boris ist Premierminister geworden."

„Boris ist ein Dackel, und ich rette Leben, Mum!" Erst jetzt bemerkte er das schelmische Blitzen in den Augen seiner Mutter.

„Ich bin stolz auf alle meine Kinder", stellte Sarah klar. „Auch wenn sie manchmal denken, ihre Mum sei ein bisschen bekloppt."

Poppy gluckste.

„Dass Boris ausgebüxt ist, war ein Riesenglück!" Sarah griff strahlend nach Colins Hand. „Sonst hätten wir vielleicht noch viel Zeit vertan, bis wir uns wiedergefunden hätten."

„Ich freue mich inzwischen für euch beide", sagte Harriet aufrichtig. „Es tut mir leid, wenn ich neulich unfreundlich gewesen sein sollte. Aber euch beide an dem Vormittag so zu sehen, hat mich ehrlich gesagt etwas überfordert."

„Wie hast du sie denn gesehen?" Greggs Augen schienen schier aus ihren Höhlen zu fallen.

„Nun ja, Überraschung!" Sarah warf lachend ihre Arme in einer leicht übertriebenen Geste in die Luft. „Eure Mum hat auch ein Liebesleben. So, und nun finde ich, ist es Zeit für das Dessert. Poppy, hilfst du mir beim Vorbereiten? Der Kuchen braucht nämlich noch etwas Verzierung."

Als die beiden im Haus verschwunden waren, wandte sich Colin an Gregg und Harriet. „Ich weiß, für euch kommt das alles ein bisschen plötzlich. Aber ich werde eure Mum immer respektvoll behandeln. Schon allein, weil ich euren Vater sehr gemocht habe."

Gregg presste die Lippen zusammen, nickte aber letztendlich. „Okay. Und wenn nicht, solltest du besser einen guten Fluchtplan haben."

Nach dem Familienessen fuhr Harriet mit Poppy nach Carlisle ins Krankenhaus.

„Dad!" Kaum hatte Harriet die Zimmertür geöffnet, hüpfte Poppy an ihr vorbei zu Tom. „Wir haben dir Kuchen mitgebracht."

Tom saß aufrecht im Bett und drückte seine Tochter an sich. „Mmmh, da freue ich mich aber. Hast du ihn gebacken?"

„Nein, Harriets Mum. Er ist meeegalecker. Aber beim Kartoffelgratin habe ich geholfen, und wir hatten Steaks vom

Grill und Bohnen", zählte Poppy, ohne Luft zu holen, auf. „Wir haben dir von allem etwas mitgebracht."

„Wow, da krieg ich gleich Hunger."

Harriet packte die mitgebrachten Sachen auf den Tisch neben dem Fenster. „Schaffst du es schon hier rüber?", fragte sie und drehte sich zu Tom herum. Er sah deutlich besser aus als noch vor ein paar Tagen. Die Blässe war einer gesunden Gesichtsfarbe gewichen. Sogar rasiert hatte er sich heute.

„Für ein Steak krieg ich das hin. Seit gestern darf ich zumindest im Rollstuhl etwas herumkurven." Mit zusammengebissenen Zähnen hievte er seine Beine über den Bettrand. „Poppy, schieb bitte den Rolli etwas näher ans Bett."

Harriet zeigte ihr, wie sie die Bremsen fixieren konnte, damit das Teil nicht wegrollen konnte, wenn Tom sich hineinmanövrierte. Als er endlich drin saß, zwinkerte er Poppy zu. „Schau nicht so, Kleines. Mir geht's gut. Und wenn ich jetzt noch etwas Vernünftiges zu essen bekomme, geht's mir gleich noch besser." Harriet hatte auch Besteck eingepackt. Sie wickelte es aus der Serviette, während Tom schon neugierig die Tupperware öffnete. „Lass es dir schmecken", sagte sie und reichte ihm Messer und Gabel. „Vermutlich ist es bereits kalt."

„Egal. Alles schmeckt besser als das Zeug, das sie einem hier auftischen." Begeistert langte Tom zu und schloss einen Moment genussvoll die Augen, als er ein Stück Steak kaute. „So, und nun erzähl mal, was du heute alles erlebt hast", forderte er seine Tochter auf, nachdem er den Bissen heruntergeschluckt hatte.

„Es war supertoll auf Greggs Farm. Harriets Bruder bildet Suchhunde aus und hat Alpakas. Die sehen so lustig aus. Du musst mal eines zeichnen, Dad", plapperte Poppy wie ein

Wasserfall los. Sie erzählte ihrem Dad, wie sie mit Gregg in den Stall hineingedurft hatte, um das Alpaka-Baby zu besuchen, das erst vor ein paar Tagen auf die Welt gekommen war. „Gregg ist nett", erzählte sie dann weiter. „Auch wenn er ziemlich sauer war, weil seine Mum nun einen Freund hat. Colin ist Polizist, das ist der Freund von Harriets Mutter, weißt du?"

„Da war ja einiges los heute", meinte Tom zwischen zwei Bissen.

„Oh ja, aber es hat Spaß gemacht. Harriets Familie ist lustig."

„So, ist sie das?", amüsiert blickte Tom zu Harriet, was ihr Herz gleich mal einen doppelten Salto vollführen ließ. Der Typ sah selbst havariert noch toll aus. Wie er hier so saß, sich mit seiner Tochter unterhielt und gleichzeitig das Essen in sich hineinschaufelte, war doch eigentlich etwas völlig Normales, und doch berührte es etwas in ihr.

„Ich wünschte, wir hätten auch eine Familie", platzte es aus Poppy heraus.

Tom legte die Gabel hin und griff stattdessen nach der Hand seiner Tochter. „Aber das haben wir doch, Pops. Du und ich, wir sind eine Familie", erinnerte er sie sanft.

„Schon, aber Harriet hat eine Mum und Brüder."

„Sei froh, Poppy", mischte Harriet sich ein, weil sie spürte, wie Poppys Worte Tom trafen. „Brüder können auch ziemlich nerven. Gregg und Giles haben mich früher ganz schön geärgert. Ständig haben sie mich an den Haaren gezogen, und wenn sie etwas angestellt hatten, haben sie die Schuld auf mich geschoben. Sie wussten, mit mir würden die Eltern weniger schimpfen. Meine Mum glaubt mir heute noch nicht, dass nicht ich den Ziegenbock der Nachbarn geklaut und zu unseren Schafen gelassen habe. Gregg und Giles wollten damit eine neue Tiergattung erschaffen: die Schazi."

Poppy und sogar Tom prusteten los. Sie kriegten sich gar nicht mehr ein bei der Vorstellung, wie das Tier wohl ausgesehen haben könnte, wenn das Vorhaben geklappt hätte.

„Ja, lacht ihr nur", tat Harriet entrüstet. „Aber nach dieser Aktion musste ich den Bock zurückbringen und zur Strafe den Stall der Nachbarn ausmisten."

„Apropos ausmisten", sagte Tom zwischen zwei Bissen. „Ich habe heute mit dem Bauern telefoniert, dessen Land an unseres grenzt. Er wird morgen Abend vorbeischauen und danach das Ausmisten und Füttern der Tiere übernehmen, bis ich das wieder selbst tun kann."

„Aber Dad, das hätte ich doch machen können!", entrüstete sich Poppy.

„Du kannst ihm ja immer noch zur Hand gehen", tröstete Tom seine Tochter. „Aber Harriet muss morgen wieder arbeiten, und wir können ihr nicht noch länger all die Arbeit aufhalsen. Und vermutlich werde ich auch noch Hilfe brauchen, wenn ich hier entlassen werde." Dann wandte er sich an Harriet. „Der Mann heißt Kai-Uwe, er ist Deutscher. Er hat den Hof erst vor wenigen Jahren gekauft. Vermutlich wird er seinen Gehilfen mitbringen. Kannst du ihnen bitte alles zeigen?"

„Klar."

„Dad", begann Poppy etwas zögernd. „Ich habe doch bald Geburtstag. Ich möchte … ich muss … darf ich meine Klasse zu uns einladen und eine Party geben?"

Es wurde ganz still im Zimmer. Auch wenn die Umstände nicht gerade ideal waren, hoffte Harriet für Poppy, dass

Tom sich einen Ruck geben mochte. Er wollte schon etwas erwidern, da fuhr Poppy übereifrig fort: „Vielleicht würden mich die anderen in der Klasse mehr mögen, wenn ich sie mal einlade. Ich würde auch alles selber organisieren und wieder aufräumen." Wenn man kein Herz aus Stein hatte, musste man da doch einfach Ja sagen. Himmel, Tom, nun mach schon den Mund auf!

Erneut legte Tom sein Besteck zur Seite und griff stattdessen nach der Hand seiner Tochter. „Wenn die dich nur deswegen mögen, weil du eine Party gibst, dann wären es falsche Freunde, mein Herz. Du bist absolut liebenswert und das tollste Mädchen, das ich kenne. Wer das nicht sieht, ist deiner nicht wert. Glaub mir, ich würde dir trotzdem sehr gern eine Geburtstagsparty ausrichten. Nur so", Tom deutete auf sein Bein, „so geht das nicht."

„Aber ich würde doch alles selber …", flehte Poppy.

„Nein", sagte Tom bestimmt. „Ich verspreche dir aber, dass wir beide etwas ganz Tolles machen, sobald ich wieder auf den Beinen bin. Nur du und ich."

Am liebsten hätte Harriet einen Zaunpfahl genommen und damit vor Toms Augen herumgefuchtelt. Wollte er seine Tochter einfach nicht verstehen, oder stellte er sich absichtlich doof? Das Mädchen lechzte förmlich nach anderen Menschen. Es reichte nicht aus, wenn er sie mit Liebe überschüttete, sie brauchte mehr als das. Harriet nahm sich vor, mit ihm bald erneut ein ernstes Wort zu sprechen. Ja, auch wenn es sie nichts anging, aber das konnte Tom nun echt nicht bringen. Das Mädchen war elf Jahre alt und hatte nebst ihren Tieren keine anderen Spielgefährten! Warum schottete er sie so ab? Das war doch nicht normal.

7. Kapitel

Der Wecker riss Harriet aus dem Tiefschlaf. Das war's dann mit dem Urlaub, seufzte sie innerlich. Aber irgendwie freute sie sich auch wieder auf die Arbeit. Sie mochte ihr Team, die Fliegerei und das Abenteuer. Kein Einsatz war wie der andere, und genau das fand sie so spannend. Sie rekelte sich ein letztes Mal, bevor sie die Decke zurückschlug und aus Toms Bett aufstand. Bald würde sie wieder in ihrem eigenen schlafen können. Doch irgendwie würde sie das Leben in der alten Mühle auch vermissen. Die Tiere, den Garten und das Haus selbst. Es war eines dieser Häuser, in die man eintrat und sich fühlte, als ob man liebevoll umarmt würde. Und das, obwohl es wesentlich geräumiger war als ihr eigenes Cottage.

Am meisten würde Harriet aber Poppy fehlen. Harriet hatte noch nie einen Menschen kennengelernt, der so viel gute Laune verbreitete wie sie. Leise, um ihren Schützling nicht aufzuwecken, schlich Harriet ins Bad. In einer halben Stunde würde Sarah eintreffen, die dann dafür sorgte, dass Toms Tochter rechtzeitig zur Schule kam. Pünktlich um Viertel nach sechs hörte sie auch schon den Wagen ihrer Mutter auf dem Kiesplatz vorfahren. Harriet öffnete ihr die

Tür. Wie machte ihre Mum das bloß, dass sie selbst um diese Uhrzeit schon wie das blühende Leben aussah? Sie selbst musste gerade wieder ein Gähnen unterdrücken.

„Schläft sie noch?“, fragte ihre Mum leise und küsste Harriet zur Begrüßung auf die Wange. Der vertraute Duft nach Maiglöckchen erreichte Harriets Nase. Ihre Mutter benutzte dieses Parfum schon, seit sie sich erinnern konnte.

„Ja, sie hat noch eine gute Stunde Zeit. Ihr Bus fährt um halb neun. Die Haltestelle ist gleich vorne an der Hauptstraße, aber sie kommt da gut alleine hin. Möchtest du zuerst einen Kaffee, bevor ich dir zeige, wo du alles findest?“

„Sehr gern.“

Eine Viertelstunde später setzte sich Harriet beruhigt in ihren Wagen und düste los zu ihrer Schicht. Sie wusste, auf ihre Mum konnte sie sich verlassen. Immerhin hatte Sarah drei Kinder großgezogen und hatte damit deutlich mehr Erfahrung als sie selbst. Und dass Poppy Sarah auch mochte, hatte sie Harriet gestern schon verraten. Wieder sah Harriet Poppys enttäuschtes Gesicht vor sich, weil Tom ihr die Geburtstagsparty nicht erlaubte. Da musste einfach noch was gehen. Vielleicht konnte sie Gregg dazu überreden, dass sie die Party bei ihm auf der Farm feiern durfte. Mit den Alpakas könnte Poppy bei den Kindern ihrer Klasse bestimmt punkten. Gregg mochte Kinder, und ihre Mum würde bestimmt bei dem ganzen Drumherum auch mit anpacken. Gedanklich machte sich Harriet eine Notiz, zuerst mit Gregg und dann mit Tom zu sprechen. Mit einem zufriedenen Lächeln parkte sie den Wagen vor den Büro-Containern, in denen die Great North Air Ambulance untergebracht war. Beschwingt trat sie in die Zentrale, wo ihr bereits der Duft nach frisch gebrühtem Kaffee und Würstchen entgegenschwebte. „Mmmmh, Frühstück", freute sich Harriet und eilte direkt auf die Küchenzeile zu.

Doch noch vor dem Herd stellte sich ihr Peter in den Weg. „Nichts da, Darling. Zuerst umziehen und mit dem Doc den Materialcheck machen, damit ihr startklar seid. Oder hast du das während deines Urlaubs schon vergessen?"

„Och, Mensch, man wird doch wohl mal schnuppern dürfen", beklagte sich Harriet.

Andrew, der Arzt, mit dem sie heute Dienst hatte, hielt ihr die Tür des Umkleideraums auf, aus dem er gerade kam. Er trug bereits den für die Flugrettung typischen roten Overall. „Besser, du legst einen Zahn zu, Harriet, sonst kriegst du keine Würstchen mehr ab."

„Ist Nick auch schon da?", fragte sie.

„Yep, du bist die Letzte. Nick checkt gerade den Helikopter."

Nick Woods war bereits seit fünfzehn Jahren als Pilot bei der Flugrettung. Zuvor war er für die Army geflogen. An Erfahrung konnte ihm keiner das Wasser reichen. Aber auch menschlich war er ein feiner Kerl. Ihn brachte nichts aus der Ruhe, und er entsprach dem Typ „gemütlicher Bär". Apropos Ruhe, sie sollte langsam in die Gänge kommen. Zügig schlüpfte auch sie in ihren Overall, bevor sie hinüber ins Lager ging, um zusammen mit Andrew das Material zu prüfen. Sie waren noch nicht ganz durch mit der Liste, als sie hörten, wie das rote Einsatztelefon klingelte.

„Nein", jaulte Andrew auf. „Mir hängt der Magen schon in den Kniekehlen!"

Harriet schnappte sich die Keksrolle, die auf dem Tresen stand, und warf sie ihm zu. „Für unterwegs."

„Okay, ich schicke die Crew raus", hörten sie Peter sagen. Kaum hatte er das Gespräch beendet, drehte er sich energisch auf seinem schwarzen Bürostuhl zu ihnen herum. „In Staveley ist ein Bauer von einer Kuh gegen die Stallwand gedrückt worden. Er bekommt kaum Luft und hat sich vermutlich ein paar Rippen gebrochen. Die Ambulanz ist auch schon verständigt."

„Wir sind schon weg, aber wehe, du lässt uns keine Würstchen übrig!", drohte Andrew.

Sie hievten sich die Rettungsrucksäcke, die sie eben erst frisch gepackt hatten, auf den Rücken und eilten hinaus zum Helikopter. Nick, der den Alarm gehört hatte, saß bereits im Cockpit und nahm über Funk die Koordinaten entgegen. Wie immer setzte sich Harriet direkt neben ihn auf den Co-Piloten-Sitz, während Andrew sich auf einem der hinteren Sitze einrichtete. Beim Navigieren halfen immer alle mit, was Harriet total spannend fand. Sie liebte auch das Gefühl, wenn der Heli vom Boden abhob und wie eine übergewichtige Libelle durch die Luft schwebte. Unterwegs meldete sich Peter mit einem Update zum Patienten. Anscheinend hatte er sich auch den Kopf gestoßen und blutete ziemlich heftig. Zumindest war er aber ansprechbar.

„Hoffentlich ist es ein einigermaßen sauberer Stall. Sonst verdreckt ihr mir gleich wieder meine Lilibet."

Eigentlich hatten die Helikopter der Great North Air Ambulance bereits Namen. Aber Nick fand „Wächter des Nordens" und „Stolz von Cumbria" nicht persönlich genug. So wurde Helimed 53 zu Lilibet und Helimed 65 zu Charly. Das Team zog ihn mit seiner Affinität zum Königshaus immer auf, aber Nick schien das egal zu sein. In heiklen Wettersituationen summte er schon mal *God save the King* vor sich hin. Besonders beruhigend fand Harriet das dann nicht, doch wenn es Nick half, sie sicher zur Basis zurückzufliegen ... warum nicht?

Genussvoll blickte sie über das grüne weite Land, das nur von wenigen Waldabschnitten unterbrochen wurde. Am Horizont rückten die Berge des Lake Districts näher, in deren Tälern sich traumhaft schöne Seen befanden. Unvorstellbar, dass man sich je an diesen Anblick gewöhnen konnte. Jedes Jahr zog es unzählige Touristen in dieses Gebiet. Aber sie hatte das Glück, hier leben und arbeiten zu dürfen.

„Okay, wir müssten jetzt da sein“, unterbrach Nick ihre Gedanken. „Seht ihr irgendwas?“

„Auf drei Uhr sehe ich die Lichter des Krankenwagens“, meldete sich Andrew. „Das daneben ist bestimmt die Farm.“

„Gut, das Feld rechts hinter dem Haus scheint eben zu sein. Ich denke, ich lande da. Jemand was dagegen?“

Harriet und Andrew hatten keine Einwände.

„Vorsicht“, warnte der Sanitäter der NHS, der ihnen kurz darauf die Stalltüre aufhielt. „Wenn ihr nicht aufpasst, zieht ihr gleich einen Schuh voll Mist raus. Das ist so widerlich hier!“, fügte er etwas leiser hinzu.

Harriet musste ihm zustimmen. Sie versuchte, nur durch den Mund und nicht durch die Nase zu atmen. Kein Wunder, hatte sich die Kuh mal ihren Halter vorgeknöpft. Wie konnte man seine Tiere nur in einem solchen Dreck leben lassen? Wie auch immer, sie musste sich nun auf den Patienten konzentrieren. Die Rettungssanitäter der NHS informierten sie über seinen Zustand. Nachdem Andrew die Situation eingeschätzt hatte, gab er die Anweisung, den achtundsechzigjährigen Toni erst aus dem Stall herauszuschaffen. Draußen war es nicht nur hygienischer, sie hatten auch mehr Licht zum Arbeiten.

Die Sanitäter hatten die Wunde am Kopf bereits verbunden, sodass zumindest die Blutung unter Kontrolle war, aber Tonis Atmung war alles andere als gleichmäßig. Vorsichtig verfrachteten sie den beleibten Mann auf die Trage. „Dieses Scheißvieh …“, japste er.

Harriet biss sich auf die Lippe. Sie war nicht hier, um zu urteilen, sie musste sich um den Patienten kümmern.

„Na ja, vielleicht wollte sie bloß raus aus diesem Drecksloch“, sprach der Rettungssanitäter genau das aus, was Harriet sich verkniffen hatte. „Sie sollten sich Hilfe suchen, Toni. Anscheinend schaffen Sie das alles nicht mehr allein.“

„Was … wissen Sie schon?“, schnaufte der Alte.

Im Freien musste Harriet erst mal durchatmen. Die frische Luft tat gut. Dann schnitt sie mit einer Schere Tonis Unterhemd auf, damit der Doc das mobile Ultraschallgerät einsetzen konnte. Der Patient hatte drei gebrochene Rippen, davon hatte eine die Lunge durchbohrt. Das erklärte seine Kurzatmigkeit.

„Pneumothorax“, murmelte Andrew Harriet zu, bevor er sich an Toni wandte. „Ich werde eine Kanüle legen müssen, damit die Luft aus Ihrem Brustkorb entweichen kann. Danach können Sie wieder leichter atmen.“

Harriet arbeitete mit Andrew Hand in Hand. Sie mussten nicht viel reden, jeder wusste, was er zu tun hatte. Als der Patient erstversorgt war, informierte Andrew das Krankenhaus, während der Rest des Trupps Toni in den Krankenwagen trug. Da seine Verletzungen nicht zeitkritisch waren, entschied Andrew, den Patienten über den Landweg transportieren zu lassen. Harriet wollte gerade zurück in den Helikopter steigen, als sie einen Mann über das Feld auf sie zurennen sah.

„Ist was mit dem alten Toni?“, keuchte der Typ, als er bei ihnen angelangt war.

„Er hatte einen kleinen Unfall im Stall und wird gerade ins Krankenhaus gebracht. Sind Sie ein Verwandter oder ein Nachbar?“, fragte Andrew.

„Nachbar. Ich wohne gleich da drüben.“ Der junge Mann, der vermutlich noch keine dreißig Jahre alt war, deutete auf den Hof auf der anderen Seite des Feldes. „Ich habe ihm schon oft meine Hilfe angeboten, aber der alte Sturkopf will einfach nicht. Kümmert sich schon jemand um seine Tiere?“

„Nein“, antwortete Harriet. „Die armen Viecher stehen in einem völlig verdreckten Stall.“

„Ich kümmere mich darum. Er hat per Zufall mitbekommen, dass ich Veganer bin. Seither hat Toni den Kontakt zu mir abgebrochen. Sein Hass auf Veganer ist schon fast krankhaft. Laut ihm sind wir für den bevorstehenden Weltuntergang verantwortlich.“

„Aber Sie haben nicht vor, die Kühe zu befreien, oder?“, fragte Andrew misstrauisch.

„Nein, keine Sorge. Ich lasse sie nur auf die Weide und bringe den Stall auf Vordermann. Wenn Toni das Ergebnis sieht, lässt er mich vielleicht öfters mal mit anpacken. Das hilft auch den Tieren.“

„Tun Sie das. Wir müssen dann mal wieder“, drängte Andrew zum Aufbruch.

Zurück in der Basis, kräuselte Peter die Nase. „Ihr riecht ziemlich streng. Zieht euch besser gleich um.“

„Das kann warten", wehrte sich Nick. „Erst wird gegessen. Ansonsten kommt der nächste Auftrag rein, und ich habe immer noch nichts im Magen."

Sie schafften es tatsächlich, in Ruhe zu essen und sich saubere Kleidung anzuziehen, bevor der nächste Notruf sie erreichte.

Müde vom ersten Arbeitstag, fuhr Harriet nach ihrer Schicht zu Toms alter Mühle. Bereits vom Parkplatz aus konnte Harriet die fröhlichen Stimmen hören, die von der Rückseite des Hauses kamen. Anscheinend hatten es sich Poppy und ihre Mum auf der Terrasse gemütlich gemacht. Der tiefen Stimme nach zu urteilen, war auch Colin bei ihnen.

„Da bist du ja, Liebes", begrüßte ihre Mutter sie, kaum dass sie um die Ecke kam. „Setz dich. Du hast bestimmt Hunger. Poppy und ich haben Spaghetti gekocht."

Harriet ließ sich in den bequemen Korbsessel plumpsen. „Ihr seid die Besten. Aber ich warte mit Essen, dieser Kai-Uwe soll ja noch vorbeikommen."

Sarah winkte lässig ab. „Schon erledigt. Ich habe heute Nachmittag bei ihm vorbeigeschaut. Wir brauchen ihn in dieser Woche nicht. Colin hat versprochen, mir zu helfen, nicht wahr, Liebling?"

„Für dich tu ich doch alles, mein Herz."

„Ich weiß nicht, ob Tom das recht ist", zweifelte Harriet.

„Dad hat bestimmt nichts dagegen", mischte sich Poppy ein.

Harriet zögerte noch immer: „Wird dir das denn neben deinem eigenen Job nicht zu viel, Colin?"

„Seit heute bin ich frischgebackener Rentner. Das heißt, ich habe jede Menge Zeit."

„Was?! Warum hast du denn gestern nichts gesagt?", rief Harriet erstaunt aus. „Wir hätten doch darauf anstoßen können."

„Es schien mir nicht der richtige Moment. Zudem ist es nicht so wichtig", sagte Colin bescheiden.

Sarah langte über den Tisch nach seiner Hand. „Und ob das wichtig ist, mein Liebling. Aber zumindest haben wir zwei das schon im Privaten gefeiert."

„Okay, dann auch von mir einen guten Start in der Rentnergang", sagte Harriet und freute sich aufrichtig mit den beiden. „Meine Mum wird bestimmt dafür sorgen, dass dir nicht langweilig wird."

„Davon bin ich überzeugt." Er hob Sarahs Hand an seine Lippen und drückte einen leichten Kuss darauf.

„Gut", seufzte Harriet. „In diesem Fall wäre das mit den Tieren geregelt. Danke, Colin." Sie wollte aufstehen, um sich etwas zu essen aus der Küche zu holen.

„Bleib sitzen, Liebes. Ich hole dir was, und danach machen Colin und ich uns auf den Heimweg."

„Och, schon?", maulte Poppy. „Wir haben noch gar nicht zu Ende gespielt."

„Also wegen mir braucht ihr nicht zu gehen", meinte Harriet. „Erzähl mal, Poppy, was haben meine Mum und du heute nach der Schule alles angestellt?"

„Wir waren in der Bibliothek, in der sie arbeitet. Das war mega. Ich durfte mir Bücher aussuchen und ausleihen. Ich wusste gar nicht, dass man das kann. Dad kauft immer alle Bücher. Ich habe eine Geschichte mitgenommen, bei der fünf Freunde zusammen ein Geheimnis aufdecken. Ein Kapitel habe ich schon gelesen. Bestimmt schaffe ich noch eines vor dem Schlafengehen."

„Okay. Hast du heute mit deinem Dad telefoniert?“

„Nein.“ Das klang fast ein bisschen schuldbewusst. „Kann ich ihn jetzt noch anrufen?“, fragte Poppy.

„Sicher. Brauchst du Hilfe beim Wählen der Nummer?“, erkundigte sich Harriet und nahm mit einem dankbaren Lächeln den Teller Spaghetti von ihrer Mutter entgegen.

„Nö, ich bin doch kein Baby mehr.“ Poppy lief hüpfend ins Haus, dicht gefolgt von ihrem Schatten Maisie.

Harriet langte kräftig zu. Es hatte schon was für sich, wenn man nach einem langen Tag nicht noch selbst kochen musste.

„Die beiden haben hier ein wahres Paradies“, stellte Colin fest. „Ich wundere mich, wie Tom das alles nebst Job und Kind hinkriegt.“

„Ach, da kommt mir gleich in den Sinn, was ich euch noch erzählen wollte“, Sarah beugte sich vor, als würde sie ihnen ein Geheimnis verraten wollen. „Ich habe doch neulich gemeint, dass ich die Zeichnungen in der Küche von irgendwoher kenne, nicht wahr, Liebes?“ Harriet nickte. „Als ich sie mir noch mal angeschaut habe, kam es mir wieder in den Sinn. In unserer Bibliothek führen wir Bücher von einem ziemlich erfolgreichen Kinderbuchautor. Seine Figuren sehen aus wie die da drinnen.“ Sarah deutete Richtung Küche. „Ich hätte schwören können, dass die aus der gleichen Hand stammen. Während Poppy sich Bücher herausgesucht hat, habe ich kurz nachgeschaut. Aber der Mann heißt Harrison Doyle, und nicht Tom Bishop.“

Harriet hätte sich beinahe verschluckt. Harrison Doyle?! Das war einer der Namen auf dem Vertrag, den sie gefunden hatte!

„Hast du ein Foto von Doyle gesehen?“, fragte Colin. „Es könnte ein Pseudonym sein. Viele Künstler geben nicht ihren richtigen Namen an.“

„Nein. Allerdings habe ich auch nur zwei oder drei seiner Titel aus dem Regal gezogen.“

„Na ja“, meinte Harriet, nachdem sie den letzten Bissen heruntergeschluckt hatte. „Wenn so eine Berühmtheit hier in der Gegend leben würde, hätte man doch bestimmt mal was davon erfahren.“ Bevor sie nicht mit Tom gesprochen hatte, wollte Harriet den beiden nichts von dem gefundenen Vertrag erzählen. Es musste ja nichts bedeuten.

Als Sarah und Colin gegangen waren und Poppy friedlich in ihrem Bett schlief, stand Harriet nachdenklich in der Küche vor dem Bild mit der kleinen Maus, die genüsslich einen Apfel verspeiste. Konnte es möglich sein? War Tom dieser Doyle, und wenn ja, hatte er Poppy tatsächlich gekauft? Irgendwie konnte sie sich nicht vorstellen, dass er zu so etwas fähig wäre. Doch was wusste sie schon über ihn? Vielleicht war er nicht der nette, einfühlsame Vater, für den sie ihn hielt. Unschlüssig betrat Harriet Toms Arbeitszimmer. Ihr Blick wanderte über den penibel aufgeräumten Schreibtisch und dessen verlockende Schubladen. Vermutlich verbargen sich darin die Antworten auf ihre Fragen. Aber es war absolut nicht ihre Art, in fremden Sachen herumzustöbern. Sollte sie jetzt eine Ausnahme machen? Nachdenklich biss sie auf ihre Unterlippe. Sie könnte Tom einfach anrufen und fragen, ob er Harrison Doyle war. Nur … würde er ihr die Wahrheit sagen? Um das zu beurteilen, müsste sie ihm zumindest in die Augen schauen, wenn sie ihn mit ihrem

Verdacht konfrontierte. Sie könnte morgen nach der Arbeit im Krankenhaus vorbeifahren. Pah, und wieder eine schlaflose Nacht verbringen, weil sie sich deswegen den Kopf zerbrach? Harriet streckte die Hand aus und zog an der Schublade. Mist, verschlossen! Sie rüttelte kurz daran, um sicher zu sein, dass sie sich nicht einfach nur verklemmt hatte. Aber nein, da war nichts zu machen. Leider war sie keine Meisterdetektivin, die mal eben eine Haarnadel aus ihrem Schopf zog, um mit geübtem Handgriff das Schloss zu knacken. „Was verbirgst du hier, Tom Bishop?", murmelte sie vor sich hin. Kurz zog sie in Erwägung, zu Schraubenzieher und Hammer zu greifen. Bloß, wie sollte sie später Tom das kaputte Schloss erklären? *Mann, Harriet, was bist du nur für ein Dummkopf!* Schnüffeln ging heutzutage doch definitiv gewaltfreier. Zwei Stufen auf einmal nehmend, hetzte Harriet ins Schlafzimmer und griff nach ihrem Tablet, das auf dem Nachtschränkchen lag. Der Schreibtisch mochte vielleicht Geheimnisse bewahren, nicht aber das Internet.

„Dann wollen wir mal sehen, wer dieser Harrison Doyle wirklich ist", wisperte sie vor sich hin und tippte den Namen im Suchfenster ein. Prompt listete die Suchmaschine die Ergebnisse auf. Auf der offiziellen Autorenseite auf Instagram war die ganze Tierbande zu sehen, die der Autor und Illustrator bisher gezeichnet hatte. Nur über sich selbst verriet Harrison Doyle nichts. Selbst wenn Finn, der Fuchs, und Jack, das freche Kaninchen, allerliebst waren, hätte Harriet lieber ein Foto ihres Erschaffers zu Gesicht bekommen. Überzeugt, dass es irgendwo auftauchen würde, klickte sich Harriet durch all die aufgelisteten Seiten. Es war zum Mäusemelken, noch nicht mal der Verlag zeigte das Konterfei seines Künstlers. Man erfuhr lediglich, dass er in London aufgewachsen sei und eine Ausbildung in einem Buchverlag absolviert habe. Im Anschluss daran habe er sich in Computergrafikdesign ausbilden lassen und verschiedene Spiele entwickelt. Harrison Doyle lebe zurückgezogen auf dem Land, wo er seine Inspirationen aus der Natur hole. „Und nebenbei kaufst du Kinder, du Mistkerl", schimpfte Harriet leise vor sich hin und suchte weiter. Mit Sicherheit hatte er irgendwann mal eine Lesung gegeben oder war auf einer Party gewesen. Sie brauchte lediglich ein einziges Foto, um ausschließen zu können, dass Tom und Harrison ein und dieselbe Person waren.

Ah, da, endlich ein Bild! Nur leider nicht von dem Autor, sondern von einem Arzt aus Detroit mit demselben Namen. Nach einer weiteren halben Stunde erfolglosen Suchens war für Harriet klar: Der Typ wollte definitiv nicht erkannt werden.

Sie gähnte, streckte und rekelte sich. Vielleicht sollte sie morgen weitermachen. Da fiel ihr Blick auf die Zeile *Kinderbuchautor Harrison Doyle unterstützt krebskranke Kinder.* Ein letzter Klick, dann würde sie ins Bett gehen. Sie landete auf der Seite der Kinderkrebsstation eines großen Londoner Krankenhauses. Da wurde berichtet, dass der Autor mitgeholfen habe, die Wände in den trostlosen Gängen mit seinen Figuren zu verzieren. Sie sollten den Kindern und Jugendlichen Mut machen und sie aufheitern. Es waren Fotos von der Einweihung eingestellt, aber auch von den gemalten Figuren und von lachenden Kindern. Und dann war es da, mitten auf ihrem Bildschirm: das Foto, nach dem sie gesucht hatte. Es zeigte den Künstler neben einer seiner Figuren. Ungläubig schüttelte Harriet den Kopf. Tom hatte damals noch etwas anders ausgesehen, aber das schräge Grinsen hätte sie überall wiedererkannt. Die Haare hatte er länger getragen als heute, und die Brille war Linsen oder einer Laseroperation gewichen. Lässig stand er in Jeans und T-Shirt gekleidet da. Seine Hand hielt er so ausgestreckt, dass es aussah, als stünde Jack Rabbit direkt darauf und wäre nicht etwa hinter ihm auf die Wand aufgemalt worden. Das Kaninchen trug Latzhosen mit Flicken auf den Knien. Nachdenklich rieb es sich das Kinn. Warum es so scharf überlegen musste, verriet die Szene hinter den beiden: Ein Igel steckte in einem Maulwurfshügel fest. Seine kleinen Hinterbeinchen reckten sich hilflos in die Luft. Allerdings war unter dem Foto mit Tom keine Bildunterschrift aufgeführt. Sehr clever. Aber wer sollte das sonst sein, wenn nicht der Künstler selbst? Mehr Beweise brauchte Harriet nicht. Hinter Harrison Doyle steckte mit Sicherheit Tom. Aber warum lautete der Vertrag, den sie in Archies Hals gefunden hatte, auf seinen Künstlernamen? War das alles gar nicht echt? Warum hatte er sich dann die Mühe gemacht, das Ding so gut zu verstecken? Harriet schwirrte der Kopf. Eigentlich hatte sie im Internet nach Antworten gesucht, nun hatte sie noch mehr Fragen als zuvor.

8. Kapitel

„Es ist Zeit für Ihre Physiotherapie, Mr Bishop", erinnerte ihn Lernschwester Ashley und schob schwungvoll den Rollstuhl neben sein Bett. „Kommen Sie allein klar oder brauchen Sie Hilfe?"

Genervt klappte Tom den Laptop zu und legte ihn zur Seite. Er hätte lieber noch etwas an seiner Geschichte gefeilt, anstatt sich wieder quälen zu lassen. „Das krieg ich schon hin. Danke für die Erinnerung."

Ohne einzugreifen, beobachtete Ashley, wie er sich in den Rolli hievte. „Das klappt schon super", stellte sie zufrieden fest.

„Ich tue doch alles, um frühzeitig wegen guter Führung entlassen zu werden", scherzte er. Auf dem Weg zur Therapie bastelte er im Kopf weiter an dem Text seiner Geschichte, als ihm plötzlich ein leuchtend roter Overall mit silbernen Reflektoren ins Auge stach. Die Trägerin dieses Overalls kam zielstrebig auf ihn zugeeilt, dabei hatte sie einen lässigen Hüftschwung drauf, über den sie sich vermutlich noch nicht mal bewusst war. Ihre wilde rote Mähne trug sie am Hinterkopf zusammengebunden. Doch wie sie selbst ließen sich auch ihre Haare nicht bändigen. Ein paar Locken hatten sich befreit und umspielten ihr Gesicht. Gott, sah sie heiß aus in ihren Arbeitsklamotten! Okay, ihr Gesichtsausdruck hätte etwas freundlicher sein dürfen. Hatte er irgendwas ausgefressen? Noch während sein Gehirn mit der unteren Körperregion um Blut feilschte, das wie verrückt nur in eine Richtung rauschen wollte, baute Harriet sich bereits vor ihm auf.

„Hey, Tom, oder sollte ich besser Harrison sagen?"

Sein Herz setzte für einen Schlag aus. Heilige Scheiße, woher kam das jetzt?! Harriets Augen scannten sein Gesicht. Ihm war klar, die kleinste Regung würde ihn verraten. Und obwohl er ein mieser Schauspieler war, musste er es zumindest versuchen: „Ich wüsste nicht, warum du das tun solltest", sagte er in bemüht gelassenem Ton.

Harriet schnaubte und warf den Kopf in den Nacken. „Weißt du, ich dachte eigentlich, du wärst ein anständiger Kerl. Vielleicht etwas eigenbrötlerisch, etwas paranoid …"

„Paranoid? Ich?!", unterbrach er sie vehement. „Ich muss doch sehr bitten! Warum bist du so sauer auf mich? Es steht dir zwar gut, aber …"

„Das weißt du ganz genau, Harrison", fiel sie ihm ins Wort, dann stutzte sie. „Dir gefällt es, angeschnauzt zu werden?"

„Ähm, nein, ich bin ja kein Masochist. Aber wenn du wütend bist, funkeln deine Augen, und alles an dir sprüht vor Energie."

Einen Moment wirkte Harriet konsterniert, dann lachte sie auf. „Du versuchst, mich abzulenken. Aber ich sage dir was, Harrison, das funktioniert nicht."

„Könntest du bitte aufhören, mich Harrison zu nennen? Mein Name ist Tom, wie du wissen solltest."

„So, weiß ich das?“ Wieder schaute sie ihn an, als wäre er irgendein Keim unter dem Mikroskop, den es zu identifizieren galt.

Er seufzte tief. „So gern ich mit dir über diesen Harrison diskutieren würde, ich werde in der Therapie erwartet. Du kannst natürlich mitkommen, aber wenn ich deine Aufmachung richtig beurteile, hast du selbst zu tun. Würdest du daher bitte den Weg frei machen? Ich bin ja leider havariert und nicht so mobil.“

„Spielst du jetzt etwa den Mitleidsbonus aus? Das klappt bei mir nicht, Freundchen. Archie hat mir das Geheimnis verraten. Ich habe den Vertrag gefunden.“

Tom seufzte und tat genervt, obwohl er innerlich zu Eis erstarrte. „Welchen Vertrag?“

„Den, mit dem du Poppy gekauft hast.“ Harriet verschränkte ihre Arme vor der Brust.

„So ein Schwachsinn! Poppy ist meine Tochter, ich musste sie mir nicht kaufen. Ernsthaft, Harriet, ich muss jetzt in die Physio!“

Harriet beugte sich zu ihm herunter, sodass ihre Gesichter sich beinahe berührten. Ihre Stimme war kaum mehr als ein Flüstern: „Ich habe das Foto von dir auf der Webseite der Kinderkrebsstation gesehen. Ich weiß, dass du Harrison bist. Aber ich habe keinen blassen Schimmer, warum du versuchst, das zu verbergen. Der Name ist nicht nur ein Pseudonym. Dagegen spricht der Vertrag, und dass du niemanden in euer Leben lässt.“

Himmel, duftete sie gut, aber er durfte sich nicht beirren lassen. Musste seinen Verstand beisammenhalten. Immerhin stand gerade nichts weniger als Poppys Sicherheit auf dem Spiel. Als ob irgendeine höhere Macht ihm zur Seite stehen würde, ging ihr Pieper los. Genervt schloss sie kurz die Augen, bevor sie sich von seinem Rolli abstieß und sich aufrichtete.

„Ich bin, wer ich bin, Harriet", versicherte er mit ruhiger Stimme. „Daran ändert ein Name nichts. Du musst mir vertrauen, wenn ich dir sage, dass nichts Illegales dahintersteckt. Ich werde es dir erklären, aber nicht hier im Krankenhauskorridor."

„Okay, ich muss sowieso los. Mein Team wartet. Du kriegst einen Aufschub bis heute Abend. Ich rufe dich an, sobald Poppy schläft."

„Abgemacht. Nur eine Bitte noch: Behalte es für dich, bis wir geredet haben. Ja?"

Sie nickte und lief ohne ein weiteres Wort zu den Aufzügen.

Er hatte ja geahnt, dass das passieren würde, sobald er jemanden ins Haus ließe. Doch dieses Mal hatte er keine andere Wahl gehabt. Hätte er bloß nie diese Zeichnungen an die Wand gehängt! Aber Poppy mochte sie nun mal, und für sie hatte er die Figuren erfunden. Erst mit ihr hatte sich ihm die Welt von Jack, dem Kaninchen, und seinen Freunden eröffnet. Dass er damit einen solchen Erfolg landen würde, hätte er sich in seinen kühnsten Träumen nicht vorstellen können. Mittlerweile gab es T-Shirts, Regenschirme, Tassen, Uhren, Puzzles und noch vieles mehr von seinen Figuren. Ja, es war sogar die Rede, eine seiner Geschichten auf die Kinoleinwand zu bringen. Es grenzte schon fast an ein Wunder, dass seine Agentin es bei dem Trubel geschafft hatte, seine Anonymität zu wahren. Aber Linda hatte ihm erst gestern wieder zugesetzt, damit er mit Carol redete. Angeblich hatte sie gedroht, die Presse zu informieren. Ihm war es ziemlich egal, was man über Harrison dachte oder schrieb. Solange niemand wusste, dass er Harrison Doyle war, war Poppy vor ihrer Mutter sicher. Wie zum Teufel hatte Harriet nur an den Vertrag gelangen können? Er hatte gedacht, bei Archie wäre sein Geheimnis sicher verwahrt. Unwillig vor sich hin knurrend brachte er den Rollstuhl wieder in Fahrt, um endlich zu seiner Therapie zu gelangen.

Was für ein bescheuerter Tag, dachte Harriet und hätte am liebsten die Tür ihres Spinds zugepfeffert. Nachdem sie mit ihrem Team vom Krankenhaus zum nächsten Einsatz und dann zurück zur Basis geflogen war, hatte der Tag träge vor sich hingedümpelt. Erst am späteren Nachmittag kam der nächste Notruf rein. Ein elfjähriger Junge war von einem Bus erfasst worden. Als sie zehn Minuten nach Eingang der Meldung vor Ort eintrafen, lebte Jonathan noch. Ja, er redete sogar mit ihnen. Konnte ihnen seinen Namen nennen und wusste, welcher Wochentag heute war. Von einem Moment auf den anderen änderte sich die Situation dramatisch. Er erbrach Blut, verlor das Bewusstsein, und sein Herz hörte auf zu schlagen. Andrew und sie kämpften mit all ihrem Wissen und Können um sein junges Leben. Vergebens. Eine Dreiviertelstunde nach ihrem Eintreffen musste Andrew ihn für tot erklären. Der Schrei der Mutter, die inzwischen auch am Unfallort eingetroffen war, war Harriet durch Mark und Bein gedrungen. Klar, sie hatten immer wieder mit dem Tod zu tun, aber es gab Fälle, die verfolgten einen länger als andere. Gerade bei Kindern war es nicht einfach, damit umzugehen. Für Andrew, der selbst zwei Jungs hatte, musste es noch schwerer sein. „Bist du okay?“, fragte sie ihn, als sie wieder ihre zivile Kleidung angezogen hatten.

Er nickte müde. „Wir haben alles getan, was wir konnten. Wie geht es dir?"

„Alles gut. Bin nur frustriert."

„Sollen wir in den Pub noch was trinken gehen … darüber reden?", schlug Andrew vor.

„Danke für das Angebot, aber geh du nur nach Hause zu deiner Familie. Meine Mum wartet darauf, dass ich Poppy wieder übernehme."

„Wie läuft es eigentlich mit der Kleinen? So ein Downie ist bestimmt ganz schön anspruchsvoll."

„Du weißt schon, dass das ziemlich abwertend ist, was du gerade gesagt hast?" Ungläubig schaute Harriet Andrew an.

„Was? Erzähl mir jetzt nicht, dass so eine Behinderung nicht eine Herausforderung ist."

„In erster Linie ist es eine Herausforderung für die Menschen mit Downsyndrom, mit den Vorurteilen der sogenannt ‚Normalen' umzugehen. Und ‚Downie' ist eine Abwertung. Echt jetzt, Andrew, muss ich dir das wirklich erklären?!"

Er sah sie zerknirscht an. „Entschuldige, ich habe nicht nachgedacht. Ich bin ein Idiot, der einfach einen lockeren Spruch machen wollte. Das war daneben."

„Poppy und ich kommen gut miteinander zurecht", beantwortete Harriet seine ursprüngliche Frage. „Sie ist so ein Sonnenschein. Manchmal etwas laut und überschwänglich."

„Sind das nicht alle Kinder?", fragte Andrew und schmunzelte. „Hat sie irgendwelche Beeinträchtigungen?"

„Na ja, sie ist etwas langsamer bei dem, was sie tut, und auch beim Sprechen. Aber motorisch scheint sie keine Einschränkungen zu haben. Sie geht auf eine normale Schule, reitet, und du solltest mal ihre Zeichnungen sehen. Mich würde es nicht wundern, wenn aus ihr mal eine Künstlerin wird." Wie sie so über Poppy redete, wurde Harriet innerlich ruhiger, und der Stress von dem eben Erlebten geriet etwas in den Hintergrund.

„Klingt nach einem tollen Mädchen", meinte Andrew.

„Das ist sie." Harriet war selbst erstaunt, dass sie so von Poppy eingenommen war. Eigentlich schätzte sie sich selbst nicht als der mütterliche Typ ein.

„Wenn ich meine Knirpse noch sehen will, bevor sie ins Bett müssen, sollte ich jetzt los. Wir sehen uns morgen", verabschiedete sich Andrew.

Auf der Fahrt zur Mühle kehrten die Bilder des Unfalls in Harriets Kopf zurück. Sie ging gedanklich alles noch einmal durch, ob sie wirklich keine Fehler gemacht hatten.

Erschöpft parkte sie ihren Mini auf dem Kiesplatz. Sie war kaum aus dem Wagen gestiegen, da flog schon die Haustür auf. „Du bist da!" Poppy strahlte und kam mit ausgebreiteten Armen auf Harriet zugerannt, um sich gleich stürmisch in ihre Umarmung zu werfen. Überrumpelt kam Harriet leicht ins Wanken, fand dann aber wieder ihr Gleichgewicht und schlang die Arme ebenfalls um das freudig überdrehte Mädchen. Poppys Haar duftete nach grünen Äpfeln und Sommer. Augenblicklich fühlte Harriet, wie ihr leichter ums Herz wurde.

„Das war genau die Umarmung, die ich gebraucht habe. Danke, Poppy", sagte sie aufrichtig. „Hattest du einen guten Tag?"

Während sie reingingen, plapperte Poppy wie ein Wasserfall. Sarah und Colin waren nach der Schule mit ihr zum See gefahren und hatten ein Tretboot gemietet.

„Das war voll lustig. Sarah hat nämlich immer nur so getan, als würde sie treten, und hat die ganze Arbeit Colin überlassen."

„Oh, das war aber nicht nett."

„Hallo, Liebes", begrüßte ihre Mum sie, als Harriet mit Poppy ins Wohnzimmer kam. Sarah und Colin standen vom Sofa auf, auf dem sie es sich gemütlich gemacht hatten. „Dann machen wir uns mal auf den Heimweg. Dein Abendessen steht im Ofen, Harriet."

„Danke, Mum. Das werde ich vermissen, wenn ich nächste Woche wieder allein wohne." Harriet küsste ihre Mutter auf die Wange.

„Das mache ich doch gern. Boris, komm!", rief sie ihren Dackel. Doch der lag ausgestreckt neben Maisie auf deren Hundekissen und machte keine Anstalten, seinen Hintern zu bewegen. „Boris, wir gehen", wiederholte Sarah. Der Hund hob noch nicht mal seinen Kopf.

Colin trat zu den beiden Hunden und hob Boris einfach hoch. Das Knurren der behaarten Wurst kommentierte er lediglich mit: „Tut mir leid, Kumpel. Du kannst deine Angebetete morgen wiedersehen."

„Habe ich was verpasst?", wunderte sich Harriet.

„Oh ja. Boris hat sich in Maisie verliebt", gluckste Poppy. „Er folgt ihr auf Schritt und Tritt."

„Echt? Und wie findet das Maisie?"

„Doof", antwortete Poppy. „Sie schubst ihn immer mal wieder weg."

„Ihm scheint das zu gefallen", sagte Colin und grinste. „Als sie ihn heute Morgen mit der Schnauze so heftig weggestoßen hat, dass er über den Parkettboden gerutscht ist, hätte ich schwören können, Herzchen in seinen Augen zu sehen. Die Tiere haben Poppy und ich übrigens versorgt. Du brauchst da nichts mehr zu machen."

„Danke. Es war heute echt ein herausfordernder Tag."

„Dann iss jetzt was, Kind, und danach machst du dir eine Tasse Tee und legst die Beine hoch", schlug ihre Mutter vor.

Innerlich seufzte Harriet, denn ihr stand ja noch ein Telefonat bevor, aber davon wollte sie den dreien vorerst nichts erzählen. „Das mache ich. Kommt gut nach Hause."

Nachdem Poppy schlafen gegangen war, kuschelte Harriet sich im Wohnzimmer auf dem Sofa in eine leichte Decke und wartete auf Toms Anruf. Sie vermutete schon, er würde sich vor dem Gespräch drücken, als ihr Handy endlich klingelte.

„Na, viele Leben gerettet?", begrüßte Tom sie. Dass er bei Weitem nicht so gut drauf war, wie er zu klingen versuchte, war nicht zu überhören.

„Falsches Thema", seufzte Harriet müde.

„Harter Tag?", fragte er einfühlsamer.

„Absolut beschissen trifft es eher. Wir haben einen Jungen verloren, obwohl Andrew und ich alles gegeben haben. So was ist einfach deprimierend. In einem Moment hat Jonathan noch mit uns gesprochen und dann … ist er tot."

Stille.

„Bist du noch dran?", fragte Harriet verunsichert.

„Ja, … ja, entschuldige. Ich habe mich nur gerade gewundert, wie du mit so was umgehen kannst. Mir ist klar, dass du in deinem Job immer wieder mit dem Tod konfrontiert wirst, aber … wie verkraftest du das nur?"

„Wir sind ein gutes Team und achten aufeinander. Nach schweren Einsätzen sprechen wir gemeinsam darüber. Das hilft. Deine Poppy ist übrigens ein Wundermittel gegen trübe Gedanken. Ihre ungestüme Umarmung war genau das, was ich heute Abend gebraucht habe."

„Wobei wir auch schon beim Thema wären. Wo bist du gerade? Kann sie dich hören?"

„Nein, sie schläft oben, und ich sitze unten in eurem Wohnzimmer."

„Kannst du vielleicht trotzdem lieber in mein Arbeitszimmer gehen und die Tür schließen? Es ist mir wichtig, dass sie unser Gespräch nicht mithört."

Harriet stand auf und folgte seinem Wunsch. „Okay, die Tür ist zu. Und nun raus mit der Sprache. Was hat es mit dieser Geheimniskrämerei auf sich?"

„Bevor ich dir alles erkläre, möchte ich, dass du weißt, dass es mir einzig um Poppys Sicherheit geht. Sie hatte nicht gerade einen einfachen Start ins Leben." Er atmete kurz durch. „Es stimmt, mein Name war ursprünglich Harrison Doyle. Ich habe Poppys Mutter auf einer Messe in London kennengelernt. Damals hatte ich mit zwei anderen Jungs Computerspiele entworfen. Ich war nur für die Grafiken und Geschichten zuständig, die anderen beiden übernahmen das Programmieren. Wir waren ziemlich gut in dem, was wir taten. An dem Abend in London feierten wir einen erfolgreichen Verkauf eines neuen Spiels. Es ging ziemlich ausgelassen zu, und es floss reichlich Alkohol. Irgendwer brachte auch noch Drogen ins Spiel. Aber davon habe ich die Finger gelassen. Ehrlich", betonte er. „Trotzdem kann ich mich nicht mehr an alle Einzelheiten erinnern. Ich weiß nur noch, dass ich irgendwann mit Poppys Mutter in meinem Hotelzimmer gelandet bin. Am nächsten Morgen schlief sie noch, als ich das Zimmer verlassen habe, um mit den Jungs zurückzufliegen. Danach habe ich von ihr nichts mehr gehört, und ich habe mich auch nicht mehr gemeldet. Ich ging davon aus, dass es ein One-Night-Stand war. Nichts, worauf ich wirklich stolz bin, das musst du mir glauben."

Harriet zögerte: „Ich weiß noch nicht, was ich glauben soll. Dazu kenne ich dich nicht gut genug. Was ist dann geschehen?"

„Von Poppy habe ich erst etwas mehr als ein Jahr später erfahren. Das Jugendamt hat mich angerufen und gemeint, dass ich möglicherweise eine Tochter hätte, die im Krankenhaus liege und mich brauche. Ich bin aus allen Wolken gefallen. Ich habe dann erfahren, dass Carol neun Monate nach dieser Nacht ein Mädchen geboren hatte. Allerdings war sie sich damals nicht sicher, wer der Vater war. Es gab da noch einen anderen Typen, ihren Ex-Freund. Um wieder mit ihm zusammenzukommen, hatte sie ihm vorgemacht, es wäre sein Kind. Vielleicht hatte sie das aber auch einfach glauben wollen, keine Ahnung. Auf alle Fälle scheint es Carol mit den Voruntersuchungen nicht so genau genommen zu haben. Sonst hätten die beiden nicht erst nach der Geburt erfahren, dass Poppy das Downsyndrom hat. Carols Ex hat daraufhin einen Vaterschaftstest verlangt. Der war negativ. Das Jugendamt meinte, dass Carol mit dem Baby völlig überfordert sei. Die Nachbarn hätten erzählt, sie habe das Kind stundenlang sich selbst überlassen. Vor allem nachts. In einer dieser Nächte hat sie es anscheinend erneut mit Alkohol und Drogen übertrieben und ist im Krankenhaus gelandet. Poppy hatte sich fast zwei Tage lang die Kehle aus dem Hals geschrien, ehe die Nachbarn die Polizei verständigten. Sie wurde völlig dehydriert ebenfalls ins Krankenhaus gebracht. Das war der Moment, in dem das Jugendamt eingeschritten ist. Sie haben von mir erfahren und mich um einen Vaterschaftstest gebeten. Zuerst war ich geschockt, doch als ich im Krankenhaus Poppy zum ersten Mal auf dem Arm gehalten habe, war da sofort eine Verbindung. Ich wusste, noch bevor das Ergebnis da war, dass sie meine Tochter ist.“ Einen Moment herrschte Stille in der Leitung. Harriet wartete geduldig, bis er weitersprach. Seine Stimme klang ein bisschen kratzig. „Sie hat mich angeschaut … so voller Vertrauen. Ich wusste in diesem Augenblick, dass ich für sie durchs Feuer gehen würde. Nachdem ich sie zurück in ihr Bettchen gelegt hatte, bin ich zu Carol gegangen. Sie war ein heulendes Elend und hat mich darum gebeten, Poppy zu mir zu nehmen. Sie hätte nicht die Kraft, sich um ein behindertes Kind zu kümmern. Wenn ich sie nicht nehmen würde, würde sie sie zur Adoption freigeben. Natürlich wollte ich wissen, warum sie sich nicht bei mir gemeldet hatte, nachdem sie wusste, dass sie schwanger war. Meine Telefonnummer hatte ich ihr gegeben. Carol meinte, sie sei der festen Überzeugung gewesen, dass es Jamies Kind wäre. Sie hatte gehofft, mit ihm eine Familie gründen zu können. Nun würde sie aber allein dastehen. Das sei einfach nicht fair, und sie könne sich nicht um so etwas kümmern, hat sie gesagt. Sie redete von Poppy, als würde es sich um ein Ding handeln, das nur hier war, um ihr das Leben schwer zu machen. Da ich selbst nicht gerade eine traumhafte Kindheit hatte, wollte ich es bei meiner Tochter besser machen. Auch wenn ich keinen Schimmer hatte, wie das gehen sollte. Aufgrund meines Jobs hatte ich aber die finanziellen Möglichkeiten, mir eine Nanny leisten zu können. Das Jugendamt sprach mir das Sorgerecht zu. Am Anfang habe ich versucht, mit Carol einen Weg zu finden, wie sie an Poppys Leben teilhaben könnte. Ich bin mit Poppy sogar nach London gezogen, damit Carol sie besuchen konnte. Doch oftmals erschien sie nicht zu den Terminen, und wenn sie da war, dann wusste sie nicht, was sie mit ihrer Tochter anfangen sollte. Stattdessen alberte sie mit der Nanny herum oder flirtete mit mir. Als ich mal einen Geschäftstermin mit einem meiner Partner hatte, ließ die Nanny zu, dass Carol mit Poppy einen Ausflug machte. Als ich zurückkehrte, fand ich eine aufgelöste Nanny vor. Carol hatte Poppy nicht wie vereinbart zurückgebracht und ging nicht an ihr Handy. Ich bin dann zu Carols Wohnung gefahren. Ein zugedröhnter Typ hat mir geöffnet. Ich verstand ihn kaum, und das nicht nur, weil die Musik so laut war. Drinnen war eine Party in vollem Gange. Flaschen und Kippen lagen herum. Du kannst dir nicht vorstellen, was für ein Saustall das war. Carol hing in einem Sessel, vor ihr auf dem Tisch war weißes Pulver ausgestreut. Ich weiß nicht, ob sie oder nur ihre Freunde gekokst haben. Aber was ich wusste, war, dass ich meine Tochter da möglichst rasch wegbringen musste. Als ich nach ihr gefragt habe, hat Carol nur gelacht und gemeint, ich würde sie erst kriegen, wenn ich für sie bezahle. Immerhin hätte sie sie zur Welt gebracht, die ganzen Schmerzen ausgehalten und Auslagen gehabt. Ich beachtete sie nicht und habe jeden Raum nach Poppy abgesucht. Am Ende fand ich sie in Carols Schlafzimmer. Erstaunlicherweise hielt mich niemand auf, als ich mit ihr abgehauen bin. Vermutlich waren alle zu zugedröhnt. Carol tauchte eine Woche später wieder bei uns zu Hause auf. Sie wollte fünftausend

Pfund. Wenn ich bezahle, würde sie uns im Gegenzug in Ruhe lassen. Mir war natürlich klar, dass sie das nicht tun würde, trotzdem habe ich bezahlt. Weißt du, auch wenn ich das Sorgerecht für Poppy habe, das Besuchsrecht wurde Carol nicht abgesprochen. Es dauerte fast ein Jahr, bis sie erneut auf der Matte stand. Wir waren in der Zwischenzeit aufs Land gezogen. Eigentlich hatte ich gehofft, dass sie uns da nicht finden würde. Aber obwohl Carol nicht mehr für die Computerspiele-Firma arbeitete, hatte sie anscheinend noch Verbindungen zu ein paar Leuten, die ihr meine neue Adresse gaben. Sie spielte mir zuerst erneut die verzweifelte Mutter vor, die ihre Tochter vermisste. Kaum hatte sie bei uns wieder einen Fuß in der Tür, forderte sie zehntausend Pfund, ansonsten würde sie beim Jugendamt beantragen, dass sie das Sorgerecht zurückbekäme."

„Aber das hätte sie unter diesen Umständen doch niemals erhalten", wandte Harriet ein.

„Ja, das war mir einerseits klar, andererseits war mein Vertrauen in die Behörden nach den Erfahrungen meiner eigenen Kindheit ziemlich zerrüttet. Zudem wäre ich eigentlich verpflichtet gewesen, Carol über den Umzug zu informieren. Was ich bewusst nicht getan habe. Also habe ich einen Vertrag aufgesetzt, bevor ich bezahlt habe. Den, den du gefunden hast. Auch wenn der rechtlich bestimmt keinen Wert hat, hatte ich gehofft, Carol damit loszuwerden. Sie hat das Geld genommen, ohne noch mal einen Blick auf ihre Tochter zu werfen. So viel zum Thema verzweifelte Mutter. Daraufhin habe ich meine Anteile an der Firma für Computerspiele an meine Partner verkauft und bin erneut umgezogen. Doch dieses Mal habe ich niemandem unsere neue Adresse angegeben. Ohne Job konnte ich mich nun selbst um Poppy kümmern. Während sie schlief, begann ich, Geschichten für Kinder zu schreiben und zu illustrieren. So entstand Jack, das Kaninchen. Mit dem Erfolg, den Jack mir eingebracht hat, hätte ich nie und nimmer gerechnet. Als meine Agentin gefragt hat, ob ich die Geschichten unter einem Pseudonym veröffentlichen wollte, kam mir die Idee, lieber unsere eigentlichen Namen zu ändern, damit Carol uns nicht finden konnte. Und so wurde aus Pippa Poppy und aus Harrison Tom."

„Okay, aber ein Trisomie-21-Kind braucht doch aufwendige Förderungen. Wie hast du das allein hinbekommen?"

„Nicht allein", korrigierte Tom. „Natürlich habe ich Spezialisten aufgesucht und mich schlau darüber gemacht, wie ich Poppy unterstützen kann. Und natürlich ist mir bewusst, dass Poppy mich länger brauchen wird als ein Kind, bei dem die Chromosomen nicht verrücktgespielt haben. Aber genau deswegen habe ich die alte Mühle als unser Zuhause ausgewählt. All die Tiere tun Poppy gut … und mir übrigens auch. Das Reiten fördert zum Beispiel den Gleichgewichtssinn, mit dem Trisomie-Kinder Schwierigkeiten haben. Ihre Geschicklichkeit und motorischen Fähigkeiten kann ich so auf eine Art voranbringen, die ihr richtig Spaß macht, zumal sie völlig vernarrt ist in die Tiere. Was auf Gegenseitigkeit beruht. Maisie weicht ihr kaum von der Seite, wie du bestimmt schon gemerkt hast. Natürlich habe ich auch Therapeuten beansprucht, um Poppy gezielt fördern zu können. Sie hatte eine hervorragende Sprachtherapeutin, die mir gezeigt hat, wie ich Poppy zu Hause unterstützen konnte. Ich denke, ohne diese Therapeutin hätte Poppy nicht in einer Regelschule integriert werden können." Tom wurde einen Moment still, bevor er mit ernster Stimme fragte: „Kannst du jetzt ein wenig verstehen, warum ich unsere Namen geändert habe?"

Harriet zögerte: „Schon, aber ich bin mir dennoch nicht sicher, ob es richtig ist, Poppy anzulügen, dass ihre Mutter tot ist."

„Ob es richtig oder falsch ist, liegt in meiner Verantwortung. Wenn Poppy alt genug ist, werde ich ihr vielleicht davon erzählen. Aber im Moment mit Sicherheit nicht. Sie würde nicht verstehen, dass ihre Mutter lieber wilde Partys gefeiert hat, anstatt sich um sie zu kümmern. Carol hatte Poppy zwei Mal in Gefahr gebracht, ohne dass sie Reue gezeigt oder eingesehen hätte, dass sie verantwortungslos gehandelt hat. Für sie war Poppy nichts anderes als eine Geldquelle, da sie gemerkt hat, wie viel mir an meiner Tochter liegt."

„Ich verstehe dich ja … irgendwie, … aber Poppy sehnt sich nach Freunden und Familie. Warum erlaubst du ihr zum Beispiel keine Geburtstagsfeier mit anderen Kindern bei euch zu Hause?"

„Ich kann nicht riskieren, dass jemand herausfindet, dass ich Harrison Doyle bin. Du bist das beste Beispiel, wie schnell das geschehen kann."

„In erster Linie könnten dich die Bilder verraten. Häng sie doch einfach ab", schlug sie vor.

„Und wie erkläre ich das Poppy? Sie mag die Bilder."

Harriet rollte mit den Augen, obwohl er das nicht sehen konnte. „Für einen Kinderbuchautor hätte ich dir ein bisschen mehr Fantasie zugetraut. Aber wenn du einverstanden bist, frage ich meinen Bruder Gregg, ob Poppy auf seiner Farm feiern darf. Er vermietet die Location hin und wieder für Events."

„Wie soll das bitte gehen?“, fragte Tom gereizt. „Ich werde erst diesen Freitag aus dem Krankenhaus entlassen und muss immer noch den blöden Gips tragen.“

„Na ja, auf einem Stuhl sitzen und dich mit deiner Tochter mitfreuen wirst du ja wohl noch können. Den Rest übernehme ich. Poppy wünscht sich so sehr ein Geburtstagsfest. Lass sie ihren Freunden aus der Schule zeigen, dass sie ein ganz normales Mädchen ist, mit dem man eine Menge Spaß haben kann.“

„Du wirst nicht lockerlassen, oder?“, knurrte Tom.

„Nein, werde ich nicht“, bestätigte Harriet munter seine Vermutung. „Du könntest ihr keine größere Freude machen, Tom.“

„Die Freude mache nicht ich ihr, sondern du. Aber okay, ich will nicht der Spielverderber sein. Kann ich von hier aus irgendwas tun, um euch wenigstens ein klein wenig zu helfen?“

„Du könntest Einladungsflyer entwerfen, die Poppy in der Klasse verteilen kann“, schlug Harriet vor. „Aber lass mich zuerst mit meinem Bruder reden. Wenn es klappt, schicke ich dir eine SMS.“

„Danke, Harriet … einmal mehr. Du tust so viel für uns.“

„Das mache ich wirklich gern. Betrachte die Party als mein Geburtstagsgeschenk für Poppy.“

„Vermutlich ist es überflüssig, dich extra darum zu bitten, aber könntest du das, was ich dir erzählt habe, für dich behalten?“

„Natürlich, aber ich werde nicht für dich lügen. Meine Mum und ihr Freund Colin hegen übrigens auch bereits einen Verdacht. Mum arbeitet ehrenamtlich in einer Bibliothek und hat deine Zeichnungen wiedererkannt. Vielleicht wäre es besser, sie einzuweihen. Zumindest teilweise, sodass sie ihren Verdacht bestätigt wissen, aber nichts weitererzählen."

Tom stöhnte. „Wenn immer mehr Bescheid wissen, kann ich es auch gleich in die Zeitung setzen."

„Meine Mum ist kein Klatschmaul!", empörte sich Harriet. „Sie kann durchaus ein Geheimnis für sich behalten. Genau wie ich."

„Entschuldige. So war das nicht gemeint. Nur, je mehr Bescheid wissen, umso größer ist die Gefahr, dass sich jemand verplappert."

„Dann hättest du eben bei deiner wahren Identität bleiben sollen." Harriet war nach wie vor nicht überzeugt, dass Toms gewählter Weg klug war. „Bestimmt hättest du Carol wegen Erpressung anzeigen können."

Tom knurrte, sagte aber nichts dazu.

„Wie auch immer, ich muss jetzt ins Bett", befand Harriet.

Nachdem sie aufgelegt hatte, rief sie dennoch zuerst Gregg an, um ihn wegen Poppys Geburtstagsparty zu fragen. Wie schon erwartet, sagte er zu und schlug ihr vor, noch ein kurzes Alpaka-Trekking in das Programm einzubauen. „Du bist ein Schatz", freute sich Harriet. „Poppy wird völlig aus dem Häuschen sein."

„Dann bin ich jetzt dein Lieblingsbruder?", frotzelte Gregg.

„Ja …", sagte Harriet gedehnt, bevor sie glucksend anfügte: „Zumindest auf dieser Seite der Erdhalbkugel." Denn sie liebte Giles ebenso sehr wie Gregg, auch wenn dieser zurzeit in Irak stationiert war.

Nachdem Gregg nun zugesagt hatte, schickte Harriet Tom eine SMS:

Poppys Party geht klar. Gregg hat sogar ein kurzes Trekking mit seinen Alpakas angeboten. Darf ich Poppy morgen einweihen?

Sie kroch gerade unter die Laken, als ihr Handy den Eingang von Toms Antwort mit einem *Pling* ankündigte.

Würde gerne ihr strahlendes Gesicht sehen, wenn du es ihr sagst. Du machst ihr damit eine riesige Freude. Werde morgen die Flyer kreieren und das Catering organisieren.

Harriet: Und trainieren nicht vergessen, damit du bei der Party dabei sein kannst.

Tom: Keine Sorge, das lasse ich mir nicht entgehen. War heute Nachmittag auf dem Weg in die Cafeteria mit dem Rollator unterwegs und habe nur knapp das Rennen gegen den Opa vom Zimmer nebenan verloren. Morgen kriege ich ihn.

Harriet lachte leise: Yes, schnapp ihn dir. Ich glaube an dich. Gute Nacht.

Tom: Schlaf gut, Harriet.

Sie legte ihr Handy beiseite und klopfte sich ihr Kissen zurecht, bevor sie sich mit einem wohligen Seufzer darauf bettete. Doch kaum hatte sie das Licht ausgeschaltet, bekamen ihre Gedanken ein Eigenleben. Poppys und Toms Geschichte war wirklich krass. Sie fragte sich trotzdem, ob es richtig war, dem Mädchen vorzugaukeln, ihre Mutter wäre tot. Natürlich war es mehr als verantwortungslos gewesen, das Baby allein in der Wohnung zurückzulassen, um mit Freunden feiern zu gehen. Aber vielleicht war Carol einfach total überfordert gewesen. Harriet wunderte sich, warum die Großeltern des Kindes nicht eingegriffen hatten. Falls die überhaupt noch lebten und von der Existenz ihrer Enkelin gewusst hatten. Irgendwie hatte Harriet auch ein wenig Mitleid mit der jungen Mutter, die gerade von den Ärzten die Diagnose Trisomie 21 für ihr Baby erhalten hatte und daraufhin von ihrem Partner verlassen worden war. Dass man in einer solchen Situation weder ein noch aus wusste, war für Harriet verständlich. Warum hatte Carol nicht versucht, Tom zu kontaktieren, ehe alles aus dem Ruder gelaufen war? Gut, ganz so unbescholten und hilflos, wie Harriet die Mutter in ihrem Kopf zu formen begann, war sie wohl nicht. Immerhin hatte Tom Carol mehrfach Hilfe angeboten, und sie hatte dies jedes Mal ausgenutzt.

Ruhelos drehte Harriet sich auf die andere Seite. *Du musst jetzt schlafen,* sagte sie sich. Erneut versuchte sie, die Bilder von Tom aus ihrem Kopf zu vertreiben. Bilder, wie er mit der kleinen Poppy auf dem Arm in einem Kinderzimmer stand. Er hatte für seine Tochter sein ganzes Leben umgekrempelt. Und Harriet hatte keinen Zweifel: Für Poppy würde er jeden Drachen töten. Ohne Rücksicht auf Verluste. Blieb zu hoffen, dass Poppy ihm nicht irgendwann Vorwürfe machte, wenn sie die Wahrheit herausfand. Solche Geschichten flogen einem früher oder später immer um die Ohren.

9. Kapitel

Da auf der Basis gerade nicht viel los war, checkte Harriet ihre Mails. Wow, Tom war echt schnell gewesen. Er hatte ihr bereits den fertigen Flyer geschickt, damit sie ihn ausdrucken konnte. Zwei Alpakas schauten vom jeweils gegenüberliegenden Seitenrand ins Bild. Das eine grinste frech, das andere hatte eine Mohnblume zwischen den schiefen Zähnen. Der Hintergrund war ein blauer Himmel, in dem die Buchstaben des Wortes *Party* wie Luftballone schwebten. Darunter war kurz und knackig die Einladung formuliert.

„Der Flyer ist echt toll geworden", lobte Harriet, kaum dass Tom sich am Handy meldete.

„Schön, ich hoffe, er wird Poppy gefallen. Deine Mum hat gleich angeboten, den Geburtstagskuchen zu backen, als sie davon erfahren hat."

„Du hast mit meiner Mum gesprochen?", wunderte sich Harriet. Sie hatte mit ihr erst am Abend darüber reden wollen, da sie heute früh zu wenig Zeit dazu gehabt hatte.

„Ja, vorhin am Telefon. Nach dem, was du mir gestern gesagt hast, fand ich es besser, sie einzuweihen. Sarah weiß jetzt, dass sie mit ihrer Vermutung richtiglag. Den Teil mit

Poppys Mutter habe ich aber nicht erwähnt. Es ist mir lieber, wenn nicht zu viele Leute wissen, dass sie noch lebt."

Das konnte Harriet nachvollziehen. „Verständlich. Und wie hat sie reagiert, als sie erfahren hat, wer du bist?"

Sein Lachen klang angenehm warm an ihrem Ohr. „Sie wollte mich gleich für eine Lesung in der Bibliothek buchen, in der sie arbeitet."

Harriet kicherte. „Ja, das klingt ganz nach ihr."

„Ich habe ihr erklärt, dass mir die Anonymität wegen Poppy sehr wichtig ist und ich daher keine öffentlichen Auftritte mache. Sie hat mir versprochen, das zu respektieren und dichtzuhalten. Denkst du, sie hält sich daran?"

„Bestimmt, auf meine Mum ist Verlass. Wie geht es dir sonst so? Machst du Fortschritte?"

„Nach und nach. Am Samstag darf ich endlich nach Hause."

„Soll ich dich abholen?", bot Harriet an.

„Das ist nett, danke, aber ich nehme mir ein Taxi."

Harriet hörte, wie im Büro nebenan ein Notruf einging. „Entschuldige, Tom, ich muss los. Ein Notfall."

„Alles klar. Pass auf dich auf", sagte er, bevor er das Gespräch beendete. *Pass auf dich auf.* Das hatte schon lange niemand mehr zu ihr gesagt, mal abgesehen von ihrer Mum. Ein schönes Gefühl, jemandem nicht egal zu sein. Obwohl, vielleicht hatte Tom es bloß so dahergesagt. Ihr blieb keine Zeit, länger darüber nachzudenken, denn Peter gab ihnen bereits die Daten des Verkehrsunfalls durch, zu dem sie gerufen wurden.

„Eine Party?!" Poppys Augen drohten aus ihren Höhlen zu fallen. „Ich bekomme wirklich eine Geburtstagsparty?" Ungläubig blickte sie von Harriet zu Sarah, die gerade einen

Teller mit Kartoffelstampf, Hackbraten und Möhrchen vor ihre Tochter hinstellte. Die beiden Erwachsenen grinsten sich an.

„Genau, und zwar nicht nur irgendeine Geburtstagsparty, sondern *die* Geburtstagsparty überhaupt. Dafür werden wir alle sorgen. Mum hat bereits versprochen, dir einen Kuchen zu backen. Aus eigener Erfahrung kann ich dir sagen, dass sie die weltbesten Torten zaubert."

Poppy strahlte übers ganze Gesicht. „Und werden wir auch Spiele spielen?"

„Das und …", Harriet griff in ihre überdimensionale Tasche und zog die Plastikhülle hervor, in der die Flyer steckten, damit sie nicht zerknitterten. Sie hatte sie bereits in einer freien Minute auf der Basis ausgedruckt. Nun nestelte sie einen hervor und legte ihn vor Poppy hin. „Sind die nicht super geworden?" Ohne Poppys Antwort abzuwarten, fuhr Harriet fort: „Die Party steigt bei Gregg auf der Farm. Er hat gemeint, dass du und deine Freunde mit den Alpakas auch eine kurze Wanderung machen dürft."

Ein Freudenschrei drang durch die Küche, bei dem sich Sarah schmunzelnd die Ohren zuhielt. Poppy sprang von ihrem Stuhl auf und warf sich in Harriets Arme. „Ich krieg eine Geburtstagsparty", schniefte sie unter Tränen. Ihre Gefühle schienen gerade Achterbahn zu fahren. Sie lachte und weinte zur gleichen Zeit. „Das habe ich mir immer schon gewünscht. Wird Dad auch dabei sein können?"

Sarah ging neben ihr in die Hocke und wischte Poppy die Tränen aus dem runden Gesicht.

Währenddessen kramte Harriet erneut in ihrer Tasche, um nach ihrem Handy zu greifen. Sie wählte Toms Nummer und stellte die Kamerafunktion ein, damit er seine Tochter sehen konnte. „Hier, frag ihn das am besten gleich selbst." Damit reichte sie ihr Handy an Poppy weiter.

„Daddy! Krieg ich wirklich eine Geburtstagsparty?", kreischte sie unkontrolliert, kaum dass das Gesicht ihres Vaters auf dem Display erschien. Er grinste von einem Ohr zum anderen. Trotz Dreitagebart und verheilenden Schrammen auf der Stirn sah Tom unverschämt gut aus, fand Harriet, die über Poppys Schulter linste.

„Ja. Obwohl", Tom rieb sich nachdenklich das Kinn. „Bist du sicher, dass das was für dich ist? Vielleicht langweilst du dich da bloß. Wir sollten das noch mal überdenken ..."

„Daddy! Nein! Ich will die Party!", rief Poppy vehement.

„Erwischt!", Tom lachte. „Ich nehme dich doch bloß auf den Arm, Kleines. Natürlich kriegst du dein Fest."

„Wirst du bis dahin wieder gesund genug sein, dass du auch kommen kannst?" Die Vorstellung, ohne ihren Dad zu feiern, schien Poppy etwas nervös zu machen.

„Auf jeden Fall. Ich werde mir doch deine Party nicht entgehen lassen. Erzähl mal, wen willst du alles einladen?"

Nachdem seine Tochter ihm alle Namen aufgezählt und ihn darüber informiert hatte, welche Spiele sie mit ihren Freunden machen wollte, erkundigte Tom sich, ob sie denn auch schon wisse, mit welchem Alpaka sie spazieren gehen wolle. Ihre Wahl fiel auf Tinkerbell, oder falls das nicht gehe, mit Mimi, weil die so süß gucke, oder Giles, den Gregg nach seinem Bruder getauft hatte. Harriet staunte nicht schlecht, dass Poppy sich alle Namen hatte merken können. Immerhin hatte sie die Tiere am letzten Sonntag nur kurz gesehen.

„Ich vermisse dich, Daddy", sagte Poppy plötzlich.

„Ich dich auch, Pops. Aber jetzt müssen wir nur noch zwei Mal schlafen, dann bin ich wieder bei dir. Das kriegen wir hin, oder?"

„Hmm, ich denke schon."

„Mein tapferes Mädchen. Ich habe dich ganz toll lieb. Reichst du das Handy kurz an Harriet weiter?", bat er seine Tochter.

Poppy folgte seiner Bitte, blieb aber dicht neben Harriet stehen, damit sie nichts verpasste.

„Danke, Harriet, dass du und deine Familie das alles organisiert. Ihr macht meine Tochter unglaublich glücklich damit und mich auch."

„Freu dich nicht zu früh", tat Harriet lässig. „Du darfst dich dann mit einem überzuckerten Kind beschäftigen, dem vom vielen Kuchen schlecht sein wird."

„Mir wird von Kuchen nicht schlecht", rief Poppy übermütig dazwischen.

„Da hörst du's. Wir Bishops vertragen jede Menge Kuchen", versicherte ihr Tom. „Im Ernst, auch wenn ich mich wiederhole: Danke."

„Sehr gern."

Nach dem Telefonat begleitete Harriet ihre Mum zur Tür, während Poppy sich oben die Zähne putzte. „Er scheint ein netter Kerl zu sein. Aber es ist so schade, dass ich niemandem erzählen darf, dass er in Wahrheit Harrison Doyle ist. Ich würde ihn so gern für eine Lesung in unserer Bibliothek buchen", meinte Sarah zerknirscht und schlüpfte in ihre Jacke. „Er schaut aber schon unglaublich gut aus, findest du nicht?"

„Mum, vergiss es. Ich date keine Patienten."

„Nun ja, er ist ja nicht wirklich dein Patient, nicht wahr?" Sarah zwinkerte ihr verschwörerisch zu. „Oder stört es dich, dass er ein Kind hat? Ich hätte nichts dagegen, wenn eines meiner Kinder mir endlich Enkel beschert."

Belustigt rollte Harriet mit den Augen. „Mum! Ich bin nicht auf der Suche nach einem Typen. Und wenn doch, würde mich ein Mädchen wie Poppy nicht stören. Ich mag sie."

„Man muss nicht auf der Suche sein, um zu finden." Sarah lächelte verschmitzt und drückte Harriet ein Küsschen auf die Wange. „Schlaf gut, mein Liebes, und träume was Schönes … am liebsten von meinem zukünftigen Schwiegersohn."

Kopfschüttelnd blickte Harriet ihrer Mutter nach, die ihren störrischen Dackel kurzerhand auf den Arm hob und zu ihrem Auto marschierte. Ganz offensichtlich wäre Boris viel lieber bei seiner Angebeteten geblieben.

Harriets Mum war schon immer eine hoffnungslose Romantikerin gewesen, die ihre Kinder lieber gestern als morgen unter der Haube sehen wollte. Na schön, zugegeben, Tom war verflixt attraktiv. Ja, auch nett. Und er brachte sie zum Lachen. Aber diese ganze Geheimniskrämerei, das ging in Harriets Augen gar nicht. Seufzend schloss sie die Haustür und ging nach oben, um Poppy Gute Nacht zu sagen.

„Gehen Sie es langsam an und schonen Sie sich noch", ermahnte James Tom beim Entlassungsgespräch. Wie sollte er es mit dem Gips am Fuß auch anders als langsam angehen können? Der Unfall lag mittlerweile über zwei Wochen zurück. Von der Polizei hatte Tom nichts Neues über den Unfallverursacher erfahren. Vermutlich würden sie die Person auch nicht finden. Sobald er zu Hause war, musste er sich schnellstens um einen Ersatz für seinen Wagen kümmern. So weit draußen, wie er mit Poppy wohnte, ging es einfach nicht ohne Auto. Aber eines nach dem anderen. Zuerst ging es mit dem Taxi endlich heimwärts. Er freute sich richtig auf Poppy und auf sein eigenes Bett. Das Taxi hatte auf dem Kiesplatz vor der alten Mühle kaum angehalten, da wurde die Haustür schwungvoll aufgerissen, und Poppy kam mit Maisie herausgestoben.

„Langsam, ihr zwei", hörte Tom Harriets ermahnende Stimme, als er die Wagentür öffnete. „Lass deinen Dad erst mal aussteigen, Poppy." Harriet trat aus dem Haus, in der Hand hielt sie ein Geschirrtuch. Vermutlich hatte sie gerade in der Küche herumhantiert. Die Sonne ließ ihre rotblonden Haare noch intensiver leuchten.

Ungeduldig tippelte Poppy von einem Fuß auf den anderen, bis er ausgestiegen war und sie ihre Arme um ihn schlingen konnte. Sachte drückte er ihr einen Kuss auf den Scheitel und sog dabei den Duft nach grünen Äpfeln ein, der von ihrem Shampoo stammte. Tat das gut, zu Hause zu sein! „Ich habe dich ganz fürchterlich vermisst, meine Kleine."

„Ich dich auch, Dad", murmelte sie, ohne ihn loszulassen. Maisie tänzelte aufgeregt um sie beide herum und gab immer mal wieder ein freudiges Wuff von sich. Schließlich reichte der Fahrer ihm seine Krücken, während Harriet sich das Gepäck griff. Praktisch veranlagt, wie sie war, hatte Harriet sich zuvor das Geschirrtuch einfach in ihre Gesäßtasche gestopft. Mit einem kurzen Kopfnicken, das wohl eine Verabschiedung andeuten sollte, setzte sich der Taxifahrer wieder hinters Steuer und fuhr davon.

„Willkommen zu Hause." Harriet schenkte ihm ein Lächeln, in dem er hätte versinken mögen. Wie es sich wohl anfühlte, dieses Lächeln zu küssen? Seine Kehle wurde auf einmal ganz trocken. Besser, er richtete seinen Blick wieder auf seine Tochter. „Du bist ein ganzes Stück gewachsen, seit ich dich zuletzt gesehen habe."

„Dad, das war doch erst vor ein paar Tagen. Das kann gar nicht sein", gluckste sie.

„Aber sicher doch. Wenn du so weitermachst, wird Maisie bald zu deinem Schoßhündchen." Tom nahm beide Krücken in eine Hand und kraulte mit der anderen Maisies Hals. „Hallo, meine Große. Danke, dass du auf die beiden Ladys und unser Zuhause aufgepasst hast."

„Aufgepasst? Sie hat mich zur Begrüßung gleich mal zu Boden geworfen", tat Harriet entrüstet.

„Das musste sie tun, du hättest ja ein Einbrecher sein können."

„Aha, und dem hätte sie dann auch gleich das Gesicht abgeschlabbert? Was für eine Bestie", scherzte sie. „Ich bringe dein Gepäck nach oben in dein Schlafzimmer. Falls du nichts mehr brauchst, mache ich mich danach auf den Heimweg."

„Ja, klar." Er bedauerte ein wenig, dass sie es so eilig hatte wegzukommen. Andererseits konnte er sie auch gut verstehen. Immerhin hatte sie wegen ihm schon genug von ihrer Freizeit opfern müssen. Er humpelte ihr mit den Krücken hinterher und bemerkte erst jetzt das selbstgemalte Willkommensplakat an der Tür. „Hast du das gemacht?", fragte er Poppy unnötigerweise, denn er erkannte natürlich den Stil seiner Tochter.

„Ja, gefällt es dir?"

„Und ob. Du hast ja alle unsere Tiere darauf untergebracht. Da ist Maisie, McCafé, Eddie und sogar die Maus aus dem Garten. Wunderschön. Vielen Dank, Pops. Ich werde es rahmen lassen und in meinem Büro aufhängen."

Poppys Wangen röteten sich vor Stolz. In diesem Moment kam Harriet wieder die Treppe hinunter. „So, dann mache ich mich mal auf den Weg." Sie umarmte seine Tochter herzlich. „Tschüs, Poppy."

„Sehe ich dich jetzt nie wieder?" Poppys Stimme klang etwas brüchig, so als ob die Tränen nicht mehr weit wären.

„Natürlich tust du das", tröstend fuhr Harriet ihr durchs Haar. „Spätestens an deiner Geburtstagsfeier, schon vergessen? Zudem hast du meine Telefonnummer, wenn irgendwas ist, rufst du mich einfach an. Ja? Wir sind doch jetzt Freundinnen."

„Es wäre schöner, wenn du hier wohnen bleiben könntest." Seine Tochter schürzte die Lippen und sah Harriet mit großen, bittenden Augen an. Innerlich seufzte Tom, denn er selbst konnte diesem Blick kaum widerstehen. Doch Harriet schien immun dagegen.

„Dein Dad würde sich schön bedanken, wenn ich mich hier ausbreiten würde", meinte sie vergnügt. „Zudem habe ich mein eigenes Zuhause."

Na ja, eigentlich hätte er nicht wirklich was dagegen, wenn Harriet noch etwas bliebe. Stattdessen sagte er: „Mach es Harriet nicht so schwer, Pops. Sie hat schon genug für uns beide getan. Dafür stehe ich für immer in deiner Schuld, Harriet. Sobald ich wieder fit bin, kümmere ich mich wie versprochen um deinen Garten." Er streckte ihr die Hand zum Abschied entgegen und machte dabei den Fehler, in ihre himmelblauen Augen zu schauen. Am liebsten hätte er nie wieder woanders hingeblickt. Ihre Hand fühlte sich an, als gehörte sie genau da hin, wo sie jetzt lag: in seine. „Ich melde mich." Die Worte kämpften sich mühsam an dem Frosch vorbei, der sich in seinem Hals breitgemacht hatte. Mistvieh.

„Sehr gern." Bedauerlicherweise zog sie die Hand zurück und trennte damit ihren Körperkontakt. „Kümmert sich dein Nachbar heute Abend um die Tiere?"

„Ja, das ist alles organisiert", bestätigte er.

„Okay, dann bis bald."

Viel zu schnell saß sie in ihrem Mini und fuhr durch das offene Fenster winkend davon. Tom blickte zu seiner Tochter, die noch immer den Rücklichtern des Wagens hinterherstarrte. „Nun sind wir zwei wieder allein", seufzte er. „Du magst Harriet sehr, oder?"

Poppy nickte. „Du nicht?"

„Doch, sie ist nett."

„Und warum hast du mir dann nicht geholfen, dass sie hierbleibt?"

„Weil hierzulande Kidnapping verboten ist", scherzte Tom und schloss die Haustür hinter ihnen beiden.

„Ha, ha, sehr witzig, Dad. Aber sie gefällt dir, und ich finde, sie würde eine gute Freundin für dich abgeben", stellte Poppy nüchtern fest. „Sie ist lieb und richtig hübsch. Schade, dass ich keine solch schönen roten Haare wie sie habe."

„An deinen ist nichts verkehrt, mein Augenstern. Und überhaupt, in meinem Herzen ist nur Platz für dich."

Poppy schlang ihre Arme erneut um ihn. „Ach Dad, für Harriet würde ich ein bisschen zur Seite rücken, dann hat sie schon auch noch Platz darin. Sie kann übrigens supergut kochen."

„So, kann sie das?"

„Hmm, sie und ihre Mum haben für uns vorgekocht und alles in so kleine Behälter gefüllt. So brauchst du in den nächsten Tagen noch nichts zu machen, haben sie gemeint."

„Das ist ja lieb. Dann lass mich jetzt mal nach oben gehen und mein Zeug auspacken."

Als er sein Schlafzimmer betrat, fiel ihm sofort auf, dass sich etwas verändert hatte. Und das lag nicht nur am frisch bezogenen Bett.

„Harriet hat hier geschlafen, weil sie sich vor Archie so gefürchtet hat", plapperte Poppy hinter ihm. „Aber wir haben heute Morgen das Bett frisch gemacht und alles wieder so hingestellt, wie es war." Aha, das erklärte den weiblichen Duft im Raum.

„Sie hatte Angst vor Archie? Wie kann man sich denn vor einem bereits toten Hirsch fürchten?" Tom begann, seine Sachen auszupacken, und lauschte dabei seiner Tochter, die ihm von Archies unfreiwilliger nächtlicher Flugstunde berichtete.

Harriet schloss die Tür ihres Cottages auf. Puh, das roch ziemlich muffig hier drin. Zügig ging sie durchs Haus und öffnete alle Fenster, um frische Luft hereinzulassen. Dann brachte sie ihre Reisetasche in ihr Schlafzimmer, doch zum Auspacken hatte sie keine Lust. Die letzten Tage waren anstrengend gewesen, aber irgendwie auch schön. Sie ließ sich auf ihr Bett plumpsen und starrte an die Decke. Stille, nichts als Stille. Sosehr sie sich in den letzten Tagen manchmal danach gesehnt hatte, so erdrückend schien sie ihr jetzt. Es fehlten Poppys Lachen, Maisies kauzige Hundegeräusche und das Gegacker von McCafé und Espresso. Sie schloss die Augen und schüttelte den Kopf. *Du bist irre, Harriet. Sei froh, dass du wieder tun und lassen kannst, was du willst.*

Das schlechte Gewissen, Tom so schnell nach seiner Rückkehr allein gelassen zu haben, nagte ein wenig an ihr. Vielleicht hätte er noch Hilfe beim Auspacken gebraucht. Normalerweise war sie auch nicht so. Das Problem war nur ihr dummes, dummes Herz. Denn als sie gesehen hatte, wie liebevoll er mit seiner Tochter bei der Begrüßung umgegangen war, hatte es aus ihrer Brust ausbüxen und sich ihm vor die Füße werfen wollen. Das durfte sie nicht zulassen. Nicht nur, weil sie sich grundsätzlich nicht mit Patienten einließ, vor allem auch, weil Tom zu viel Ballast mit sich herumschleppte. Damit meinte sie selbstredend nicht Poppy. Aber Tom lebte eine Lüge, und das konnte nicht gut gehen. Besser, sie hielt sich von ihm fern. So gut das eben ging, denn sie hatte nicht vor, Poppy deswegen zu enttäuschen. Harriet hatte es durchaus ernst gemeint, dass sie beide nun Freundinnen wären.

Mit einem ergebenen Seufzer raffte Harriet sich wieder vom Bett auf, um doch noch auszupacken. Die Arbeit machte sich leider nicht von allein.

10. Kapitel

Seit vier Tagen war Tom nun wieder zu Hause. Ziemlich schnell musste er feststellen, dass das Leben im Krankenhaus um einiges einfacher gewesen war. All die Hilfsmittel, die er dort hatte nutzen können, fehlten ihm, und natürlich war außer Poppy niemand da, der ihm hätte helfen können. Er fühlte sich unnütz, gereizt und zunehmend ungeduldig. Gestern hatte er sogar Poppy angeranzt, weil sie ihre Sachen auf dem Küchenboden hatte herumliegen lassen, sodass er mit dem gesunden Fuß auf einen metallenen Bleistiftspitzer getreten war. Noch als die Worte ihm entwischt waren, hätte er sich selbst deswegen ohrfeigen können. Tränen hatten in ihren Augen geschimmert, als sie ihre Sachen wortlos zusammengeklaubt hatte. Er hatte sich auf einen der Küchenstühle gesetzt und sie gebeten, zu ihm zu kommen. „Es tut mir leid, Pops. Ich habe es nicht so gemeint", entschuldigte er sich niedergeschmettert. „Im Moment kann ich mich selbst nicht leiden. Aber das sollte ich nicht an dir auslassen. Du kannst nichts dafür, dass mein Bein nicht schneller heilt."

Poppy hatte genickt und ihm eine Umarmung geschenkt, die er wirklich nicht verdient hatte.

Jetzt war sie gerade draußen bei Eddie und den beiden Eseln. Es ärgerte Tom, die Arbeiten rund um die Tiere noch nicht selbst erledigen zu können. Sein Nachbar Kai-Uwe half ihm zwar wie ausgemacht, doch schickte der lediglich seinen Hilfsarbeiter Mick. Der Typ hatte absolut kein Händchen für Tiere, und Sauberkeit schien ihm ein Fremdwort zu sein. Das Knirschen von Rädern auf Kies verriet Tom, dass Mick eben wieder eintraf. Blieb zu hoffen, dass er heute Abend die Arbeit nicht mit der bloßen Fütterung als getan betrachtete. Missmutig blickte Tom zum Fenster hinaus und sah, wie Poppy Mick fröhlich begrüßte. Doch der beachtete seine Kleine überhaupt nicht, was Poppy nicht zu stören schien. Gerade kam sie ins Haus gehüpft und verkündete, dass sie Mick einen Tee in den Stall bringen werde. Tom ließ sie gewähren, auch wenn der mürrische Arbeiter ihre nette Geste nicht verdient hatte.

Kurz nachdem seine Tochter mit dem Tee die Küche verlassen hatte, machte Tom sich ebenfalls auf den Weg nach draußen. Er wollte Mick bitten, gegen Extrabezahlung zumindest bei Eddie und seinen beiden Kumpels mal wieder sauber zu machen, sofern er nicht von selbst zur Mistgabel gegriffen hatte. Genervt stakste Tom mit den Krücken über den Kiesweg. Sein Becken schmerzte immer noch, aber längst nicht mehr so arg wie noch vor einer Woche. *Es wird von Tag zu Tag besser,* redete er sich gut zu.

„Die Brühe kannst du gleich wieder mitnehmen. Bestimmt hast du da reingesabbert!“, hörte Tom Micks höhnische Stimme schon von Weitem.

„Habe ich nicht!“, hielt Poppy tapfer dagegen. „Der Tee ist gut.“

„Lass es bleiben“, knurrte Mick. „Hey, was soll das?! Stell die Mistgabel gefälligst wieder hin.“

„Es ist sehr schmutzig hier. Ich kann helfen“, meinte Poppy.

Das ist meine Kleine, dachte Tom voller Stolz. Doch was er dann hörte, ließ sein Herz sich schmerzlich zusammenziehen: „Du?! Dass ich nicht lache. Warum, glaubst du, hat dein Dad meinen Chef um Hilfe gebeten? Weil sein Teletubby-Töchterchen so toll mit anpacken kann? Schwing deinen behinderten Hintern aus dem Stall und verzieh dich! Ach und noch was: Sollte dein verdammter Köter mich noch einmal anknurren, dann steche ich ihn mit der Mistgabel ab.“

Mick zuckte noch nicht mal zusammen, als Tom durch die Tür trat. Und das, obwohl es offensichtlich war, dass Tom zumindest den letzten Satz mitgehört haben musste. Beschützend platzierte sich Maisie vor ihrer Familie und fixierte Mick dabei mit ihrem Blick.

„Poppy, geh ins Haus!“, wies Tom seine Tochter mit ruhiger Stimme an.

Poppy zögerte. „Daddy …“

„Ins Haus, Poppy! Und nimm Maisie mit.“ Er gab seinen Worten die nötige Schärfe, damit klar war, dass er keinen Widerspruch duldete. Poppys leise Stimme sowie ein leichter Zug am Halsband reichten aus, damit Maisie sich von Mick abwandte und Poppy aus dem Stall folgte.

„Und jetzt zu dir“, begann Tom, der seinen Zorn kaum beherrschen konnte. „Ich habe keinen Schimmer, was mit dir nicht stimmt, aber so sprichst du nicht mit meiner Tochter.“

„Ach ja? Was willst du dagegen tun, he?“, höhnte Mick und trat bedrohlich einen Schritt auf ihn zu. „Du bist doch genauso wehrlos wie deine Göre. Das Einzige, was du tun könntest, ist um Hilfe schreien … aber außer deiner behinderten Tochter kann dich hier niemand hören. Nicht wahr?"

„Harriet, du musst kommen!", rief Poppy aufgelöst ins Telefon. Das Mädchen war so atemlos und durcheinander, dass Harriet Schwierigkeiten hatte, sie zu verstehen.

„Ganz ruhig atmen, Poppy, und dann erzähl mir langsam, was los ist."

„Dad und Mick. Ich glaube, sie prügeln sich gleich. Mick wollte Maisie mit der Mistgabel erstechen. Bitte, Harriet, ich habe Angst …"

„Wo sind die beiden jetzt?", fragte Harriet alarmiert, obwohl das alles ziemlich wirr klang.

„Im Stall", wimmerte Poppy.

„Okay, dann schließt du jetzt die Haustür ab und auch alle anderen Türen, die nach draußen führen. Machst du das?"

„Jaaaa …", schniefte Poppy.

„Ich bin, so schnell ich kann, bei euch, versprochen. Es wird alles gut." Harriet legte so viel Ruhe wie möglich in ihre Stimme, um dem Mädchen Sicherheit zu geben. Da sie nicht wusste, ob Poppy übertrieb, entschied sie sich, die Polizei noch nicht einzuschalten. Besser, sie machte sich selbst ein Bild, bevor sie die ganze Kavallerie aufbot. Am Ende handelte es sich lediglich um eine kleine Meinungsverschiedenheit, die Poppy missverstanden hatte.

Es dauerte keine fünfzehn Minuten, bis Harriet bei der Mühle eintraf. Zugegeben, sie hatte ein paar Tempolimits ignoriert. Mittlerweile hatte das Tageslicht einem kugelrunden Mond Platz gemacht, der den Hof in ein gespenstisches Licht tauchte. Es war ungewöhnlich still. Nach Poppys Anruf hätte Harriet eher mit wildem Geschrei und Kampfgeräuschen gerechnet. Aber alles, was sie hörte, waren ihre eigenen Schritte auf dem Kiesweg. In der alten Mühle brannte einzig in Poppys Zimmer Licht. Der Rest des Hauses lag im Dunkeln. Das hieß, dass Tom sich wohl noch im Stall aufhielt. Sie könnte nach ihm rufen. Doch sollte dieser Mick wirklich so gefährlich sein, wie Poppy meinte, blieb sie besser erst mal unbemerkt. So leise wie möglich ging Harriet den Weg um die Hecke herum. Im Stall brannte tatsächlich noch Licht. Aber noch immer waren keine Stimmen oder Schmerzenslaute zu hören. Was, wenn dieser Mick Tom wirklich etwas angetan hatte? Harriets Herz pochte schneller und ließ sie ihren Schritt beschleunigen. Am Ende rannte sie buchstäblich in das Gebäude hinein. Nichts! Nur Eddie und die beiden Esel hielten ihre Köpfe neugierig über die Stallwand. An der Wand gegenüber sah Harriet Toms Krücken angelehnt stehen. Sie griff gerade danach, als ein Geräusch hinter ihr sie zusammenzucken ließ. Mit der Krücke in der Hand schnellte Harriet herum. Bereit, sich zur Wehr zu setzen.

„Wow, nicht!" Tom bekam die Krücke gerade noch zu fassen, ehe sie auf seinen Kopf niedersauste.

„Himmel, hast du mich erschreckt!" Harriet griff sich an ihr heftig klopfendes Herz.

„Was machst du denn hier?", fragte Tom und nahm ihr sicherheitshalber die Krücke ganz aus der Hand. Er stellte sie zurück zur anderen an der Wand.

„Poppy hat mich angerufen. Es klang so, als ginge es bei euch um Leben und Tod."

„Oh", sichtlich verlegen kratzte er sich am Kopf. „Entschuldige, dass sie dich beunruhigt hat. Ich wollte gleich nach ihr sehen. Aber der Typ hat mich so rasend gemacht, da musste ich zuerst selbst runterkommen. Sonst hätte ich Poppy bloß noch mehr verängstigt. Durch ihre einfühlsame Art nimmt sie Emotionen von anderen extrem schnell wahr, weiß dann aber nicht, wie sie damit umgehen soll. Deshalb wollte ich zuerst hier klar Schiff machen."

„Was ist denn passiert?", fragte Harriet verständnislos.

Als hätte er sie nicht gehört, humpelte Tom mühsam aus dem Stall Richtung Haus.

„Tom!", rief sie ihm genervt hinterher. „Die Krücken sind eigentlich nicht zum Anschauen gedacht, das ist dir schon klar, oder?" Harriet holte ihn ein und streckte ihm die Gehhilfen entgegen. Mit einem knappen Kopfknicken nahm Tom sie an sich. „Und jetzt erzähl endlich, was los war", forderte Harriet energischer.

„Ach, der Hilfsarbeiter von diesem Kai-Uwe, das ist so ein Vollpfosten! Du hättest hören sollen, wie er mit Poppy geredet hat. So respektlos, … verachtend … ich kriege jetzt noch einen dicken Hals." Mittlerweile hatte er die Tür erreicht. Doch als er die Klinke herunterdrückte, stellte er fest, dass sie verschlossen war. Tom betätigte den altmodischen Türklopfer in Form eines Hasen. „Poppy, wir sind's. Es ist alles okay", rief er laut. Es dauerte nicht lange, da drehte sich der Schlüssel im Schloss. Doch kaum war die Tür weit genug geöffnet, drängte Maisie an Poppy vorbei, um auf Harriet zuzustürmen. Blitzschnell ließ Tom seine Krücken fallen und griff nach ihrem Halsband, damit sie Harriet nicht über den Haufen rennen konnte.

„Herrgott noch mal, Maisie, was soll das?!", schimpfte Tom mit schmerzverzerrtem Gesicht. Er schien vergessen zu haben, dass sein Körper zurzeit nicht gerüstet war, um ein knapp sechzig Kilo schweres Powerpaket zu bändigen.

„Du solltest nicht …", wollte die Sanitäterin in Harriet schon eingreifen, bevor sie sich dessen bewusst wurde und nur noch meinte: „Ich komme mit Maisie schon zurecht, nicht wahr, meine Süße? Du freust dich bloß, mich zu sehen, ich weiß." Sie kraulte die Hündin sachte hinter den Ohren, wo sie es gern mochte. Zufrieden grummelnd setzte sich Maisie auf ihren Hintern.

„Dad, ich hatte solche Angst. Bist du sauer, weil ich Harriet angerufen habe?"

„Natürlich nicht." Er drückte Poppy einen Kuss auf ihren Scheitel. „Du brauchst dich vor Mick nicht mehr zu fürchten. Er wird nicht wieder herkommen."

Tom schob Poppy ein Stück von sich, damit er ihr in die Augen schauen konnte. „Wie Mick dich behandelt hat und was er gesagt hat, war einfach nur dumm und respektlos. Nimm dir das bitte nicht zu Herzen. Es wird immer Menschen wie Mick geben, die das, was sie nicht kennen, verurteilen und verspotten. Das zeigt aber nur, wie begrenzt ihr Verstand und ihr Herz sind. Du bist ein großartiges Mädchen, und wer das nicht sieht, verpasst eine Menge."

Poppy nickte. „Hast du ihm eine reingehauen?"

Was? Wie kam Poppy bloß auf eine solch absurde Idee? Erwartungsvoll blickte Harriet zu Tom. Bestimmt würde er jetzt seiner Tochter erklären, dass es andere Wege gab, Probleme zu lösen.

„Ähm …", druckste der aber herum, wobei ihm deutlich anzusehen war, wie unangenehm ihm das Thema war. Das durfte jetzt doch wohl nicht wahr sein?!

Harriet sog scharf die Luft ein. „Das ist nicht dein Ernst?“, zischte sie leise.

Tom zuckte mit den Schultern und entschied sich, nicht zu antworten. Stattdessen sagte er: „Ich muss noch zu Ende ausmisten. Wenn ich fertig bin, kümmere ich mich ums Abendessen. Isst du mit uns mit, Harriet?“

„Gern. Aber du setzt dich jetzt aufs Sofa, und ich übernehme die Stallarbeit. Falls die Lasagne noch da ist, die ich für euch eingefroren habe, könntest du die einfach in den Ofen schieben, Poppy. Dann wäre das mit dem Abendessen auch geritzt. Kriegst du das hin?“

„Klar, ich bin doch nicht doof.“

Harriet grinste. „Ich weiß.“ Zurück im Stall, hatte sie gerade eine Schubkarre mit Mist gefüllt, als Tom in der Tür auftauchte.

„Aus dem Weg“, schnaufte sie, hob die Karre an und rollte sie Richtung Misthaufen. Als sie zurückkehrte, war Tom bereits dabei, frische Einstreu über den Boden zu verteilen. „Du bist sturer als deine Esel und Eddie zusammen“, knurrte Harriet. „Im Krankenhaus haben sie dir bestimmt gesagt, dass du dich noch schonen sollst, oder?“

Zumindest schaute er ein bisschen schuldbewusst aus, als er sich ihr zuwandte. „Ich muss was tun. Das ewige Herumsitzen macht mich ganz kirre.“

Harriet stellte die Schubkarre an ihren Platz. Danach packte sie den Tieren eine frische Portion Heu in das Futternetz. Polternde Schritte kündigten einen Besucher an. Ein stämmiger Typ mit Bauchansatz und schütterem Haar versperrte kurz darauf breitbeinig die Stalltür. Irgendetwas musste ihn verärgert haben, ansonsten sollte er seine rote Gesichtsfarbe dringend gesundheitlich abklären lassen.

„Hast du meinen Arbeiter mit deiner Krücke geschlagen?“, donnerte der Typ gleich los.

„Guten Abend, Kai-Uwe.“ Tom klang völlig unaufgeregt.

Aha, das war also der deutsche Nachbar. Seelenruhig warf Tom die Einstreu, die er noch in den Armen gehalten hatte, an den vorgesehenen Platz. „Nein. Mick ist über meine Krücke gestolpert, als er auf mich losgehen wollte. Aber …“

„Da helfen wir dir mit deinen blöden Viechern, und das ist der Dank? Wenn Mick deswegen bei mir ausfällt, wirst du die Kosten für einen Ersatzarbeiter berappen, das sage ich dir“, unterbrach ihn Kai-Uwe schroff. Offensichtlich hatte er Tom noch nicht mal zugehört. Oder Kai-Uwe glaubte ihm nicht, was ihr selbst auch ein bisschen schwerfiel nach der Reaktion vorhin bei Poppy.

„Sag mir bitte, dass du diesen Typen nicht geschlagen hast, Tom“, bat Harriet eindringlich.

„Es ist, wie ich gesagt habe, Mick wollte auf mich losgehen, da ist er über meine Krücke gestolpert.“

„Wer's glaubt“, schnaubte Kai-Uwe. „Sie sollten besser darauf achten, mit wem Sie sich abgeben, Miss.“

„Jetzt halt mal den Rand!“, zischte Tom gefährlich leise. „Mick hat meine Tochter aufs Übelste beleidigt, unseren Hund und am Ende auch mich bedroht. Ich habe mich lediglich verteidigt.“ Tom richtete seinen Blick wieder auf Harriet. „Als er auf mich losging, habe ich ihm nur die Krücke zwischen die Beine gehalten. Er ist gestolpert und zu Boden gegangen. Okay, das habe ich ausgenutzt und ihn in den Schwitzkasten genommen, um meinen Standpunkt klarzumachen. Ich glaube, er hat jetzt begriffen, sich besser nicht mit mir anzulegen.“

„Das klang aus Micks Mund ganz anders." Kai-Uwe schüttelte verächtlich den Kopf. „So etwas Undankbares wie dich habe ich noch nicht erlebt. Erwarte nicht, dass ich dir jemals wieder Hilfe anbiete."

„Aber Ihr Arbeiter war wirklich gemein zu uns. Und zu den Tieren war er auch nicht nett. Das habe ich gesehen." Ganz unbemerkt war Poppy hinter Kai-Uwe aufgetaucht. Jetzt quetschte sie sich an ihm vorbei, um sich neben ihren Vater zu stellen.

„Willkommen im richtigen Leben, Kleine", höhnte Kai-Uwe. „Nicht alle Menschen legen den roten Teppich für euch Behinderte aus. Und wenn man schon nicht selbst nach seinen eigenen Viechern schauen kann, sollte man zumindest den Rand halten, wenn andere für einen einspringen."

„Ich bin nicht behindert, ich habe nur ein Chromosom mehr als ihr anderen", berichtigte ihn Poppy geduldig.

Bevor die Situation erneut eskalieren konnte, trat Harriet vor Kai-Uwe. Nur mit Mühe konnte sie dabei ihren eigenen Zorn unterdrücken. „Sie gehen jetzt besser, Sir."

„Als ob hier jemand länger bleiben wollte, als er müsste", blaffte Kai-Uwe und stampfte genauso laut davon, wie er gekommen war. Einen Moment herrschte betroffenes Schweigen im Stall, bis Eddie in der Box nebenan herzhaft wieherte.

„Genau, das ist wirklich zum Wiehern", fand Harriet, bückte sich, klaubte ein Büschel Stroh vom Boden auf und warf es blitzschnell Richtung Tom. Sein verblüffter Gesichtsausdruck war filmreif.

„Das hast du jetzt eben nicht getan, oder?" Unter Poppys Lachen zog er sich einen Strohhalm aus dem Haar. Breit grinsend zuckte Harriet mit den Schultern.

„Na warte!“ Nun griff Tom selbst nach einer Handvoll Stroh, doch als er sich vom Boden aufrichtete, erwischte ihn eine weitere Ladung mitten ins Gesicht. Das Geschoss ging dieses Mal auf Poppys Rechnung. „Was?! Mein eigenes Fleisch und Blut richtet sich gegen mich? Hilf mir lieber, diese rothaarige Hexe zu besiegen“, entrüstete er sich. Die wilde Strohschlacht war in vollem Gange und endete erst, als Poppy und Harriet prustend und gackernd am Boden lagen.

„Ich denke, wir sollten mal nach der Lasagne sehen“, meinte Tom schließlich, der sich außer Atem an die Stallwand lehnte. Er stieß sich ab und streckte Harriet seine Hand entgegen, um ihr aufzuhelfen. Als sie sich gegenüberstanden und sie in seine olivgrünen Augen blickte, herrschte plötzlich ein Vakuum in Harriets Hirn. Das Herz klopfte ihr bis zum Hals, und ihr Mund war auf einmal staubtrocken. Es dauerte ein paar Sekunden, bis sie realisierte, dass sie seine Hand nun eigentlich wieder loslassen sollte. Wie eine heiße Kartoffel ließ Harriet sie fallen. Ihre Sinne auf jede seiner Bewegungen geschärft, bemerkte sie, wie Tom die Hand erneut hob. Würde er nach ihrem Nacken greifen, sie an sich ziehen und … Nein, was tat er denn da? Er nestelte in ihren Haaren und zog sachte einen verirrten Strohhalm daraus hervor, den er ihr vor die Nase hielt. „Du hattest da noch was“, raunte er. Die Luft zwischen ihnen knisterte förmlich und hinterließ ein prickelndes Gefühl auf Harriets Haut.

„Kommt ihr? Ich habe Hunger.“ Ungeduldig zog Poppy an Harriets Ärmel.

Ein schiefes Lächeln umspielte Toms Lippen. Bildete sie sich das bloß ein, oder lag tatsächlich ein Hauch Bedauern in seinem Blick? „Das Kind hat Hunger, wir sollten es nicht warten lassen. Geht schon mal vor, ich bringe nur noch die Tiere zurück in ihre saubere Box." Damit griff Tom nach einer seiner Krücken, die noch immer an der Stallwand angelehnt stand.

„Ich kümmere mich schon darum. Du solltest dich jetzt wirklich ausruhen, Tom."

„Na schön, danke." Er griff sich seine zweite Krücke und verließ mit Poppy den Stall.

Aufatmend blickte Harriet ihnen hinterher. In ihrem Bauch war dieses verflixte Kribbeln, das sie auch immer hatte, wenn Nick mit dem Helikopter eines seiner besonderen Flugmanöver vollzog. Ein Gefühl, das sie einerseits liebte, das ihr aber auch immer etwas Angst einjagte.

11. Kapitel

Sein Becken schmerzte, und Tom war froh, sich in der Küche hinsetzen zu können. Harriet hatte recht: Sein Körper brauchte mehr Ruhe, als er ihm gönnte. Verwundert sah Tom zu, wie Poppy nach den Ofenhandschuhen griff. Die Lasagne in den kalten Ofen zu schieben, war das eine, Poppy aber das vor Hitze brodelnde Gericht wieder herausnehmen zu lassen, das andere. Erschrocken schnellte er von seinem Stuhl hoch, um ihr die Ofenhandschuhe abzunehmen. „Warte! Ich mache das schon", sagte er bestimmt.

„Dad, ich bin kein Baby mehr!", protestierte sie und drehte sich geschickt von ihm weg, sodass er die Handschuhe nicht zu fassen bekam. „Ich habe das schon ein paar Mal gemacht, als du im Krankenhaus warst. Harriet und Sarah haben mir gezeigt, wie das geht." Vorsichtig öffnete sie die Backofenklappe und zog die Lasagne heraus, um sie gleich darauf auf die dafür vorgesehene Korkunterlage auf dem Esstisch zu platzieren. „Siehst du, keine Hexerei", triumphierte sie und zog sich die Ofenhandschuhe wieder aus.

Innerlich mit sich kämpfend, nickte er anerkennend. Es schien ihm erst gestern gewesen zu sein, als seine kleine

Mohnblüte noch in Windeln herumgetapst war. Und nun hantierte sie schon selbstständig in der Küche herum? Das ging ihm alles einfach zu schnell. Warum hatte sie es so eilig mit dem Erwachsenwerden? Für ein Mädchen mit Trisomie 21 brachte das Erwachsenenleben doch nur noch mehr Hürden mit sich. Wie immer, wenn er sich erlaubte, darüber nachzudenken, fragte er sich, was die Zukunft für seine Tochter bereithielt. Würde sie jemals selbstständig leben können? Einem Beruf nachgehen? Würde sie einen Mann finden und gar eine Familie gründen? Panik kroch seinen Nacken hoch und ließ ihn kurz erzittern. Wie um die Gedanken loszuwerden, schüttelte er den Kopf und schalt sich selbst einen Narren. Poppy wurde am kommenden Wochenende gerade mal zwölf Jahre alt! Ihm blieb noch etwas Zeit, sie auf ihr Leben vorzubereiten. Und ehe er einen Kerl in ihre Nähe lassen würde, müsste der sowieso einen Eignungstest bestehen, der sich gewaschen hatte.

„Ist dir kalt, Dad?", fragte Poppy, der sein Schaudern nicht entgangen war.

„Ein bisschen. Beim Essen wird mir gleich warm werden."

Just in diesem Moment kam Harriet zur Tür rein. „So, die Tiere sind zufrieden, und der Stall ist abgesperrt. Ich finde, ich habe mir jetzt ein Stück von dieser Lasagne verdient."

„Zuerst Hände waschen!", ordnete Poppy streng an und griff mit ernster Miene zum Löffel. Etwas umständlich stach sie ein großes Stück Lasagne ab, das sie auf einen Teller bugsierte. „Bitte schön." Sie reichte die Portion ihrem Vater. „Das schmeckt bestimmt eine Million Mal besser als die Lasagne, die du im Supermarkt immer kaufst."

„Okay, ich habe verstanden", sagte Tom und schmunzelte. „Madam wünscht kein Fastfood mehr."

Nachdem Poppy Gute Nacht gesagt hatte, bot Tom Harriet noch einen Kaffee an.

„Eigentlich sollte ich nach Hause, ich muss morgen wieder früh raus", zögerte sie. „Ach, was soll's, für einen Espresso reicht es noch. Bleib sitzen, ich lasse ihn selbst aus der Maschine."

Sie stellte die beiden kleinen Tassen auf den Tisch und setzte sich wieder ihm gegenüber. Prüfend wanderte ihr Blick über sein Gesicht. „Du hast wieder Schmerzen, nicht wahr?"

„Geht schon", tat er gleichgültig, obwohl es in seinem Schienbein ziemlich pochte.

„Lass mich morgen Colin anrufen und fragen, ob er Zeit hat, dir mit den Tieren zu helfen."

„Das brauchst du nicht, Harriet. Wenn, dann kann ich das selbst tun. Aber ich denke, Poppy und ich kriegen das hin. Es ist deutlich weniger gefährlich, als sie am heißen Ofen herumhantieren zu lassen."

Harriet rollte mit den Augen. „Echt jetzt? Ich habe Poppy genau gezeigt, worauf sie achten muss. Sie ist clever und will mithelfen."

„Schon, aber sie ist noch ein Kind, und durch ihre Beeinträchtigung ist sie mit ihrer Entwicklung noch nicht so weit wie andere in ihrem Alter."

„Aber wenn du sie nichts ausprobieren lässt, kann sie auch nicht selbstständig werden. Sie muss Fehler machen, um daraus zu lernen."

„Das sagst du, weil du so viel Erfahrung hast in Sachen Kindererziehung?“, rutschte es ihm heraus, ehe er sich bremsen konnte. Doch statt beleidigt darauf zu reagieren, umspielte ein leichtes Lächeln ihre Lippen.

„Nein. Natürlich habe ich nicht so viel Erfahrung wie du … also eigentlich gar keine. Aber dafür habe ich mehr Distanz, und ich habe in den vergangenen beiden Wochen gesehen, zu was Poppy imstande ist. Sie will nicht in Watte gepackt werden, sondern zeigen, was sie kann. So wie andere Kinder auch. Sie will gelobt werden, wenn sie etwas gut gemacht hat. Aber wenn du ihr alles abnimmst, …“

„Das tue ich doch gar nicht“, wehrte sich Tom halbherzig. Es gefiel ihm nicht sonderlich, die Wahrheit aufgezeigt zu bekommen.

„Wer macht bei euch das Frühstück?“, fuhr sie unbeirrt fort. „Wer macht ihr Bett, räumt ihre Kleider weg, löst ihre Rechenaufgaben, wenn es für sie zu schwer ist, und wer hat ihr schon mal einen Spickzettel geschrieben? Soll ich weiter aufzählen?“

„Sie hat dir das mit dem Spickzettel verraten?“ Ungläubig starrte er sie an. Harriet zog lediglich die Augenbrauen zusammen. „Okay, okay“, beschwichtigend hob Tom die Hände. „Das war nur ein einziges Mal. Ich hatte es einfach nicht geschafft, ihr die Maßeinheiten so zu erklären, dass sie es sich merken konnte. Es waren auch nur ein paar wenige Beispiele auf dem Zettel“, versuchte er sich ertappt herauszureden.

Harriet gluckste. „Sie wurde erwischt, oder?“

Tom nickte schuldbewusst. „Ich musste bei der Lehrerin antraben und eine Standpauke über mich ergehen lassen. Eigentlich hat sie so was Ähnliches gesagt wie du. Ich müsse

Poppy ihre eigenen Fehler machen lassen. Es fällt mir nur so verdammt schwer. Mir ist schon klar, dass ich sie nicht vor allem und jedem beschützen kann, aber …"

„Vergiss das Aber. Lass sie stolpern. Du bist doch da und fängst sie auf, wenn es mal nicht klappen sollte. Apropos beschützen: Hast du diesem Mick wirklich nicht die Krücken über den Schädel geschlagen?"

Jetzt war es an Tom, die Augen zu rollen. „Echt jetzt?! Das denkst du von mir?"

Sie zuckte mit den Schultern.

„Es war so, wie ich vorhin gesagt habe", versicherte er. „Mick hat mich zuerst angegriffen, ich habe mich nur verteidigt."

Harriet schnaubte. „Ich verstehe das nicht. Ich meine, wie feige ist das denn, einen bereits Verletzten anzugreifen?"

„Vermutlich war sein Alkoholpegel daran schuld. Seine Fahne war echt heftig. Deswegen hatte ich Poppy auch ins Haus geschickt. Bestimmt dachte er, er hätte in mir einen einfachen Gegner, an dem er seinen Frust über die Welt abreagieren kann. Wie auch immer, es ist ja alles noch mal gut gegangen."

Harriet trank den letzten Schluck aus ihrer Tasse. „Denkst du, dieser Mick könnte zurückkehren und Rache wollen?"

„Machst du dir etwa Sorgen um mich?" Dieser Gedanke freute ihn irgendwie, obwohl es total kindisch war.

„Nur weil ich mein eigenes Leben irgendwann mal wieder zurückhaben möchte. Wenn du erneut im Krankenhaus landest, muss ich mich wieder um alles kümmern", versuchte sie, sich herauszureden. Tom entging aber nicht, wie sich ihre Wangen sanft röteten. Niedlich, schoss es ihm durch den Kopf.

„Du solltest wirklich deine Verletzungen ernst nehmen und auf dich achten", ermahnte sie ihn.

„Jawohl, Frau Doktor."

„Ha, ha, das Herumblödeln wird dir schon noch vergehen, wenn deine Brüche nicht verheilen." Energisch stellte Harriet ihre Tasse zurück auf den Unterteller und erhob sich zum Gehen.

„Nun sei doch nicht gleich eingeschnappt!" Tom grinste amüsiert. „Ich finde es süß, wenn du dir meinen Kopf zerbrichst. Demnach scheine ich dir nicht ganz egal zu sein." Lässig lehnte er sich auf seinem Stuhl zurück und beobachtete, wie sie genervt den Kopf schüttelte.

„Du bist so eingebildet! Meine Sorge gilt einzig Poppy, wenn du es genau wissen willst."

„Klar."

„Was soll das nun wieder heißen?", fragte sie.

„Na ja, *klar* heißt klar, ich verstehe schon."

„Was verstehst du? Ach, eigentlich interessiert es mich gar nicht. Denk doch, was du willst." Kopfschüttelnd stand sie auf und ging Richtung Haustür.

Leise fluchend rappelte Tom sich ebenfalls auf und humpelte ihr hinterher. „Jetzt warte doch", sagte er reumütig. Aber Harriet dachte nicht daran und griff bereits nach der Türklinke. Als er ihren Arm berührte, um sie aufzuhalten, bekam er einen kleinen elektrischen Schlag. Die Logik sagte ihm, dass eine statische Aufladung der Grund dafür war. Allerdings knisterte es zwischen ihnen auch sonst ganz ordentlich. Sie musste es auch gespürt haben, denn Harriet schaute ihn verwundert aus ihren vergissmeinnichtblauen Augen an. Er fühlte einen Drang, sie an sich zu ziehen und zu küssen. Nur mit Mühe widerstand er der Versuchung.

„Harriet, … ich weiß nicht, wie es dir geht. Aber seit ich dich zum ersten Mal gesehen habe …“

Harriet ließ ihn gar nicht erst ausreden. „Das ist völlig normal“, erklärte sie ihm mit lehrerhafter Stimme. Himmel, er tickte irgendwie wirklich nicht mehr richtig, denn sogar diesen Tonfall fand er sexy an ihr. Ihr Blick wirkte leicht herablassend, als sie fortfuhr: „Es passiert oft, dass Opfer sich in ihre Helfer verlieben.“

Wusch, und weg war die Sexyness. Als hätte sie ihm einen Eimer kaltes Wasser über den Kopf geschüttet. „Himmelherrgott noch mal, Harriet, ich bin kein Opfer!“

„Nun ja, jetzt nicht mehr. Aber damals am Unfalltag schon. Ich war die Erste, die zu dir ins Autowrack gekrochen kam“, erklärte sie nüchtern. „Du wirst sehen, in ein paar Wochen, wenn du den Unfall verarbeitet hast, wirst du alles mit ein bisschen Distanz betrachten können und feststellen, dass ich nur das gemacht habe, wozu ich ausgebildet worden bin. Ich bin nicht Superwoman.“

Er wusste, wenn er jetzt lachte, würde sie bestimmt sauer. Mühsam versuchte er, ernst zu bleiben, und räusperte sich stattdessen. „Keine Superwoman?“, sagte er mit gespielt enttäuschter Stimme und aufgesetztem Dackelblick.

Harriet kniff die Augen zusammen und versuchte vermutlich, herauszufinden, ob er sich über sie lustig machte. „Leider nein, nur eine normale Frau“, sagte sie schließlich.

Er trat noch etwas näher an sie heran. Um sie zu küssen, müsste er lediglich den Kopf senken. Mann, duftete sie gut! „Wenn du nicht Superwoman bist“, raunte er,

„dann könnte ich dich jetzt küssen, ohne mein Leben zu riskieren?"

„Vielleicht …" Sie biss sich auf die Unterlippe und schien auf sein Spiel einzugehen. „Aber ich lasse mich nicht von ehemaligen Patienten küssen."

„Niemals?" Er spürte ihren Atem auf seiner Haut, und es kostete ihn all seine Selbstbeherrschung, ihren Einwand nicht einfach beiseitezuschieben und von ihrem verlockenden Mund zu kosten. Aber so ein egoistisches Schwein war er nicht.

„Niemals", flüsterte sie mit gesenktem Blick. „Das wäre unprofessionell."

Widerstrebend brachte er wieder etwas Distanz zwischen sie beide. „Wäre ich James Bond, würde ich wohl sagen: Sag niemals nie, Babe. Aber wie du, bin auch ich kein Superheld … aber auch kein Opfer", verdeutlichte er seinen Standpunkt. „Ich bin einfach ein Mann. Ein Mann mit Geduld. Bei deinem Grundsatz hast du nämlich etwas Elementares vergessen: Das Herz pfeift auf Professionalität." Wie selbstverständlich legte er seine Hand über ihre, die immer noch die Klinke festhielt, und drückte sie leicht nach unten, damit die Tür sich öffnete. Danach gab er ihre Hand sofort wieder frei. „Wenn dein Herz es geschafft hat, das auch deinem Kopf klarzumachen, werde ich hier sein", beteuerte er.

Harriet hastete ohne ein weiteres Wort an ihm vorbei zu ihrem Wagen. Erst als das Motorengeräusch verebbt war, schloss er die Tür und lehnte sich mit dem Rücken dagegen. War er zu weit gegangen? Immerhin hatte er ihr seine Gefühle gerade auf dem Präsentierteller serviert. Seit er Harriet zum ersten Mal gesehen hatte, spukte sie in seinem Kopf herum. Okay, er war damals in einer speziellen und hilflosen Situation gewesen. Und ja, er war ihr dankbar für alles, was sie für ihn und Poppy getan hatte. Na und? Er war sich trotzdem zu hundert Prozent sicher, dass seine Gefühle echt waren und nichts mit übertriebener Dankbarkeit zu tun hatten. Zudem hätte er schwören können, dass es ihr ähnlich ging. Die Luft vibrierte förmlich zwischen ihnen. Aber was, wenn er sich irrte und sie fühlte wirklich nichts für ihn? Erschöpft schloss er einen Augenblick die Augen. Das war heute Abend wirklich alles etwas viel gewesen. Ein leises Winseln zog seine Aufmerksamkeit auf sich. Er öffnete die Lider und sah Maisie vor sich sitzen. Ihren Kopf hielt sie etwas schräg, als versuchte sie zu verstehen, was in ihm vorging, dabei blickten ihre braunen Augen ihn seelenvoll an. Tom seufzte tief. „Entschuldige, Maisie. Ich weiß auch nicht, was da gerade mit mir abgeht." Er ging vor ihr in die Hocke. „Wir Menschen sind manchmal ganz schön kompliziert, nicht wahr?" Die Dogge grummelte leise. Vermutlich nicht im Einverständnis zu seinen Worten, sondern weil sie sein Kraulen hinter den Ohren genoss.

Du meine Güte, was hatte sie da bloß von sich gegeben: *Ich bin nicht Superwoman*. Natürlich war sie das nicht! Als ob Tom so was überhaupt denken würde! Weshalb sollte er das auch? Sie hatte ihm doch nur beigestanden, als er auf ihre Fähigkeiten als Rettungssanitäterin angewiesen gewesen war. Aber Toms plötzliche Nähe hatte sie nervös gemacht, und wenn sie nervös war, faselte sie nur noch Unsinn. Er hatte recht: Zwischen ihnen war etwas, denn eigentlich hätte sie nichts lieber getan, als sich von ihm küssen zu lassen.

Warum hatte sie es dann nicht einfach zugelassen und sich stattdessen so überheblich gegeben? Sie lenkte ihren Mini in eine Straßenbucht und hielt an. In ihr herrschte so ein Durcheinander, dass sie sich nicht aufs Fahren konzentrieren konnte. Verwirrt senkte sie ihre Stirn auf das Lenkrad. *Du bist so ein feiges Huhn,* schalt sie sich selbst. Da triffst du endlich mal auf jemanden, der dein Herz zum Stolpern bringt, hast dann aber nicht den Mut, dich auf ihn einzulassen. Was hätte ein Kuss schon Schlimmes anrichten können? Die Vorstellung seiner Lippen auf ihrem Mund jagte Tausende kleine Schauer über ihren Rücken. Sie konnte es schon fast fühlen, sanft und fordernd zugleich … Stopp, stopp, stopp, das war nicht sonderlich hilfreich. Tom war nicht der Mann, den sie in ihm sehen wollte. Er war ein Lügner, daran führte kein Weg vorbei. Und was war das heute Abend gewesen? Er hatte sich mit jemandem geprügelt! Okay, er behauptete, er habe sich bloß verteidigt, aber Fakt war, niemand konnte das bezeugen. „Ich mag weder Lügner noch Schlägertypen", sagte Harriet laut, damit ihr dummes Herz das auch kapierte. Entschieden drehte sie den Zündschlüssel und fuhr weiter. Pah, wäre ja gelacht, wenn sie sich von so einem Geschichtenerzähler den Kopf verdrehen ließe!

Als sie bereits in ihrem Bett lag, spielte ihr Herz aber einen fiesen Trumpf aus: Es hielt ihr das Bild vor Augen, wie Tom schwer verletzt in seinem Autowrack nichts anderes im Kopf gehabt hatte, als seine Tochter versorgt zu wissen. Wie sich Poppy später im Krankenhaus in Toms Arme geworfen und er sie beschützend festgehalten hatte. Ungeachtet seines gebrochenen Beckens und all der Prellungen, die bei Poppys

Trostsuche wohl aufgejault haben mussten. Tom war ein fürsorglicher Vater, der verzweifelt versuchte, sein Kind vor der Welt zu beschützen. Vielleicht mit etwas fragwürdigen Methoden. Für Poppy würde er durchs Feuer gehen, so viel stand fest. Die Geschichten, die Tom für seine Tochter geschrieben und gezeichnet hatte, waren witzig und herzerwärmend. Sie handelten von Familien, Freunden, Mut, Aufrichtigkeit und Ängsten, die es zu überwinden galt, sowie Teamgeist. Eigentlich erstaunlich, da er mit Poppy so zurückgezogen lebte. Sehnte er sich womöglich doch nach mehr? Nach Familie und Freunden? Verärgert darüber, dass sie ihre Gedanken nicht kontrollieren und endlich Schlaf finden konnte, stopfte Harriet sich ihr Kissen unter den Kopf. Hätte sie sich wirklich von Tom küssen lassen, wenn diese Lügengeschichte nicht wäre? Nein, natürlich nicht! Denn dann hätte sie Tom ja gar nicht erst kennengelernt. Poppy wäre bei Freunden oder gar bei ihrer Mutter untergekommen … *Oh Mann, Harriet, versuch es gar nicht erst mit Logik!*

Milch und Honig hingegen waren einen Versuch wert. Sie machte das Licht an und schwang die Beine aus dem Bett, um die Geheimwaffe ihrer Mutter auszuprobieren. Während sie in der Küche mit geschlossenen Augen genüsslich den Löffel mit Honig ableckte, fragte sie sich, wie Toms Kuss wohl geschmeckt hätte. Ein leiser Seufzer entwich ihr, dem gleich ein heftiges Kopfschütteln folgte. *Dir ist echt nicht mehr zu helfen, Harriet!* Sie warf den Löffel in die Spüle, griff nach dem Honigglas und verschloss es energisch. Dann setzte sie sich in den alten Ohrensessel neben dem Fenster in ihrem kleinen Wohnzimmer und deckte sich mit dem rosa Wollplaid zu. In kleinen Schlucken ihre Milch genießend, legte sie sich einen Plan zurecht. Es dauerte nur noch ein paar Tage bis zu Poppys Geburtstagsfest. Sollten ihre Gefühle bei Toms Anblick immer noch Purzelbäume schlagen, würde sie ihn küssen. Natürlich rein aus Testzwecken und um das Kribbeln in den Griff zu bekommen. Selbstredend auch nur dann, wenn Poppy nicht in der Nähe wäre. Nicht, dass das Mädchen auf falsche Gedanken kam. Denn sollte entgegen Harriets Erwartungen sich der Himmel öffnen und Geigen erklingen, würde sie ihm künftig aus dem Weg gehen und sich so wieder entlieben. Und wenn der Kuss die Erde nicht erzittern ließe, wäre ja alles in bester Ordnung. Sie könnte weiterhin mit den beiden befreundet sein. Zufrieden mit ihrem Plan, räumte sie ihre Tasse weg, um dem Schlaf noch mal eine Chance zu geben.

12. Kapitel

„Es tut mir so leid, Harriet. Poppy ist überraschend krank geworden. Sie kann an der Party nicht teilnehmen. Aber den anderen so kurzfristig abzusagen, fände ich irgendwie auch nicht richtig", hörte sie Tom durch ihr Handy seufzen.

„Was fehlt ihr denn?", fragte Harriet besorgt.

„Na ja, warte kurz." Harriet hörte, wie er eine Treppe hinunterging und sich eine Tür öffnete und schloss. „So, jetzt können wir reden. Ich fürchte, es ist alles einfach zu viel für sie. Gestern ging es ihr noch gut, und heute hat sie Bauchschmerzen, ist blass, zittrig, und ihr ist total übel."

„Musste sie sich übergeben?"

„Nein, das nicht. Aber es geht ihr wirklich nicht gut. Sie hat sich unter der Bettdecke verkrochen. Vielleicht sollte ich doch besser einen Arzt rufen?", überlegte Tom laut.

„Ich denke nicht, dass das nötig ist", versuchte Harriet, ihn zu beruhigen. „Gib mir zwanzig Minuten, dann bin ich bei euch. Vermutlich sind es nur ihre Nerven. Sie hat sich doch so sehr auf die Party gefreut."

„Das habe ich ihr auch gesagt, aber sie meinte nein. Ihr sei wirklich ganz schrecklich übel. Vielleicht ist es ihr Blinddarm."

„Tom! Jetzt mal den Teufel nicht an die Wand. Lass mich erst nach ihr schauen, dann sehen wir weiter."

Als Harriet das Mädchenzimmer betrat, waren die Vorhänge zugezogen, und nur eine Wölbung der Bettdecke verriet, dass sich dort drunter jemand verkrochen hatte.

„Poppy, Harriet ist gekommen, um nach dir zu sehen, Süße", kündigte Tom sie an. Er setzte sich aufs Bett und versuchte vergebens, die Decke etwas nach unten zu ziehen, damit zumindest Poppys Kopf sichtbar wurde.

„Geht weg", maulte eine weinerliche Stimme.

Harriet ging zum Fenster, zog die Vorhänge zurück und ließ frische Luft in den stickigen Raum. Dann drehte sie sich zum Bett herum. „Darf ich dir aber wenigstens zu deinem Geburtstag gratulieren, Poppy? Ich bin extra deswegen hergefahren." Sie setzte sich auf die von Tom gegenüberliegende Bettseite und legte ihre Hand auf den Deckenhügel. „So schlimm?"

Der Hügel bewegte sich etwas, und Poppys verquollenes Gesicht tauchte unter der Decke auf. Sie nickte kläglich. „Mein Bauch tut weh. Das habe ich Dad schon gesagt."

„Ja, ich weiß. Darf ich ihn mir mal genauer ansehen?" Nachdem Harriet Poppys Bauch abgetastet hatte, war sie sich sicher, dass es nicht der Blinddarm war, der hier verrücktspielte, sondern die Nerven. Verständlich, denn es war ihre allererste Geburtstagsparty. Normalerweise tat Harriet so etwas nicht, aber hier galt es, um Poppys willen etwas in die Trickkiste zu greifen. Sie hob ihre Handtasche vom Boden auf und suchte darin nach ihrem Kosmetiktäschchen, in dem sie ein paar wenige Medikamente für Kopfschmerzen und

Ähnliches aufbewahrte. Sie zog eine kleine Dose daraus hervor und reichte Poppy eine Pille. „Die ist gut gegen Übelkeit und Bauchschmerzen. Es schmeckt etwas nach Pfefferminze, aber danach sollte es dir gleich besser gehen."

„Meinst du?"

„Ich arbeite doch bei der Great North Air Ambulance, schon vergessen? Du kannst es einfach in den Mund nehmen und lutschen." Harriet wartete einen Augenblick. „So, und nun erzähl mir mal, auf was du dich heute am meisten freust. Die Alpakas oder doch eher die Geburtstagstorte?"

„Die Alpakas. Aber ich kann ja nicht zur Party."

„Ach, warte erst mal ab, Liebes. Ich bin sicher, es wird dir gleich besser gehen."

„Meinst du? Aber mein Bauch tut schon noch weh", jammerte Poppy mitleiderregend.

„Das wird schon. Die Pille braucht einen Moment, um zu wirken", schummelte Harriet. „Und weißt du, solltest du dich an der Party dennoch krank fühlen, packt dein Dad dich unter den Arm und bringt dich ratzfatz zurück nach Hause."

„Und wenn mir übel wird und ich mich vor den anderen übergeben muss?"

„Du wirst es nicht glauben, aber Gregg hat eine Toilette. Wenn du denkst, dich übergeben zu müssen, dann suchen wir die zusammen auf. Aber so weit wird es nicht kommen. Denn du wirst zu viel Spaß haben, um krank zu werden."

„Und was, wenn keines der anderen Kinder kommt oder sie die Party blöd finden?"

„Poppy, du willst mir doch nicht sagen, dass irgendwer eine Party doof findet, die ich mitgeholfen habe zu organisieren?"

Harriet hob gespielt empört ihre Hand an die Brust. „Also ehrlich, ich bin entsetzt."

Ein leises Kichern drang aus Poppys Mund.

„Und wenn doch kein Kind kommt, dann feiern wir mit Gregg und all den Tieren auf dem Hof. Süße, du wirst heute den Spaß deines Lebens haben. Lass uns was Schönes für dich zum Anziehen heraussuchen, ja?"

Poppy warf ihre Decke zurück und kletterte aus dem Bett. „Ich weiß schon, was ich anziehen will."

„Was für ein Wundermittel hast du ihr gegeben?", raunte Tom Harriet zu, während Poppy buchstäblich in ihren Kleiderschrank eintauchte.

„Ein Pfefferminzbonbon", flüsterte sie zurück. „Sie hatte bloß Panik."

Eine Dreiviertelstunde später war von dieser Panik nichts mehr zu spüren. Poppy stand umringt von ihren Schulfreunden auf dem Picknickplatz von Greggs Farm und strahlte mit der Sonne um die Wette. In ihren Capri-Jeans und dem Blümchen-Top sah sie einfach hinreißend aus. Auf ihren Wunsch hatte Tom ihre langen Haare zu einem Zopf geflochten. Es war offensichtlich, dass er Übung darin hatte, Poppy die Haare zu machen. Seine Finger hatten den Zopf flink geflochten und ohne, dass Poppy ein Schmerzenslaut entwichen war. Kritisch hatte Poppy sich im Spiegel gemustert, bevor sie zufrieden genickt hatte. „Ja, so könnte es gehen." Tom hatte Harriet verschwörerisch zugezwinkert, was sie beinahe über ihre eigenen Füße hatte stolpern lassen.

Wie Harriet vermutet hatte, erschienen alle eingeladenen Kinder auf der Farm. Keiner wollte sich die Party entgehen lassen. Harriets Mutter und Colin hatten sich zum Helfen angeboten. Im Gepäck hatten die beiden eine riesige Geburtstagstorte. Aus Marzipan geformte kleine Alpakas wuselten auf hellgrünem Zuckerguss zwischen zwölf rosaroten Kerzen herum. Doch was die Torte betraf, musste sich Poppy noch etwas gedulden. Zuerst gab es Hot Dogs und Limonade für die Kinder und ihre Eltern. Danach wurde ein Farmspiel eingeschoben, bei dem die Kinder das ganze Gelände und die Ställe erkunden durften, um gleich darauf möglichst viele Fragen von Harriets Quiz zu beantworten. Zum Schutz der Kinder und der Tiere wurden bei den Ställen Erwachsene postiert. Es folgten Sackhüpfen und ein Schubkarrenrennen, erst dann durfte Poppy die Kerzen auf der Torte auspusten. Sie kniff kurz die Augen zusammen, um sich auf ihren Wunsch zu konzentrieren, holte tief Luft und pustete voller Inbrunst alle Kerzen aus. Als letztes Highlight des Nachmittags wurden die Alpakas an ihre Halfter angeleint und für den Spaziergang vorbereitet. Mit leuchtenden Augen hielt Poppy die Leine von Tinkerbell, die artig neben ihr auf dem Hofplatz stand.

„Wenn irgendwas sein sollte, sagst du Gregg, er soll mich anrufen. Ja? Dann bin ich sofort bei dir." Tom beugte sich zu Poppy hinunter und zog den Reißverschluss ihrer apfelgrünen Jacke zu.

„Dad, das kann ich selbst", murrte sie leise.

„Ich weiß, 'tschuldigung. Ist die Macht der Gewohnheit." Er hob die Hände abwehrend in die Luft. „Kommt nicht wieder vor."

„Wer's glaubt", seufzte Poppy und rollte mit den Augen.

Da genügend Erwachsene die Kinder begleiteten, blieb Harriet bei Tom zurück. Sie wollte das Tohuwabohu auf dem Partytisch und in Greggs Küche beseitigen, bis die muntere Truppe zurückkehrte.

„Nun schau nicht so besorgt", sagte Harriet und lächelte. „Gregg und meine Mum passen schon auf Poppy auf. Zudem ist Maisie ja auch noch bei ihr." Schwungvoll bugsierte sie eine weitere Ladung verschmutzter Pappteller und Papierservietten in den Müllsack, mit dem sie den Tisch entlangging.

„Es waren schon etwas viele Kinder und Tiere für die wenigen Erwachsenen", brummelte Tom, der die leeren Getränkeflaschen einsammelte.

Belustigt begann Harriet, die Geräusche eines gackernden Huhns nachzuahmen.

„Was?!", entrüstete sich Tom. „Ich darf mir doch wohl noch Sorgen machen. Deswegen bin ich noch lange keine Glucke."

Harriet gab ihrem Huhn mehr Inbrunst und bewegte ihre Arme entsprechend dazu. Im nächsten Moment konnte sie nur knapp einem Wurfgeschoss aus zusammengeknülltem Geschenkpapier ausweichen. „Na warte!" Sie schnappte sich den Wasserkrug, um dessen Inhalt schwungvoll in Toms Richtung auszuschütten. Da er aber ihre Absicht erkannt hatte, verfehlte sie ihn und erwischte lediglich die Bank. Zielstrebig humpelte Tom zur Hauswand hin, als sie den Krug zurück auf den Tisch stellte. Mist, er war verflixt schnell und hatte die an der Wand befestigte Gartenschlauchrolle gleich erreicht. „Oh nein!", rief Harriet aus. „Das wirst du nicht wagen."

„Wetten?" Er schnappte sich das Schlauchende, drehte den Wasserhahn ganz auf, richtete die Spritzdüse auf sie und drehte diese ebenfalls voll auf. Sie versuchte, sich noch vor dem kalten Wasserstrahl in Sicherheit zu bringen, doch Tom erwischte sie, bevor sie die rettende Haustür erreichte. Quietschend flüchtete Harriet in den Flur und knallte die Tür hinter sich zu. Aufgeben war allerdings ganz und gar nicht ihr Ding. Ihr Vorteil lag nämlich darin, dass sie Greggs Haus sehr gut kannte. Flink rannte sie in die Küche, schnappte sich einen Eimer, lief damit in den ersten Stock, wo sie ihn im Gästebadezimmer mit Wasser füllte. So bewaffnet schlich sie zum Fenster und öffnete dieses ganz leise. Vorsichtig lugte sie über den Sims. Tom wartete noch immer vor der Haustür mit dem Schlauch in der Hand auf ihre Rückkehr. Bestimmt grinste er voller Vorfreude von einem Ohr zum anderen. Na warte. Sie wuchtete den Eimer hoch und goss seinen gesamten Inhalt über Tom. Volltreffer. Prustend wischte er sich das Wasser aus dem Gesicht und blickte verblüfft zu ihr hoch. Den Schlauch ließ er dabei fallen und hob in ergebener Haltung die Hände in die Luft. „Okay, okay, du hast gewonnen."

„Hmm, sicher?", fragte sie keck. „Kann ich denn jetzt rauskommen, ohne dass du mich noch mal nass spritzt?"

„Wer weiß? Das wirst du wohl herausfinden müssen. Oder aber du bist ein Feigling und verkriechst dich weiter im Haus, bis die anderen zurückkehren."

„Und wenn ich dir einen Kaffee und ein Handtuch rausbringe, wäre das ein Friedensangebot?"

„Es wäre ein Angebot, in der Tat." Er schien nachzudenken und meinte dann: „Aber es reicht nicht. Leg noch einen Kuss obendrauf, und ich lasse dich in Ruhe."

War er verrückt?

„Schiss?", fragte er frech.

„Wegen einem Kuss?“ Ihre Stimme klang selbst in ihren Ohren etwas zu schrill. Sie räusperte sich und tat gleichgültig. „Bestimmt nicht. Aber ich finde meinen Einsatz etwas zu hoch im Vergleich zu deinem. Meine Küsse sind nämlich legendär.“

„Soso, legendär.“ Tom sah sie unbeeindruckt an. „Das kann jeder behaupten. Ich denke eher, du traust dich nicht.“

Harriet wusste genau, dass er mit ihrem Ehrgefühl spielte, dennoch hörte sie sich sagen: „Na schön, aber ich komme erst raus, wenn der Schlauch eingerollt ist. Und den Kaffee und den Kuss kriegst du erst, wenn wir fertig aufgeräumt haben.“

„Na dann bring schon mal das Handtuch raus.“

Harriet hoffte inständig, dass die Alpaka-Wanderer ihren Strafeinsatz vereiteln würden. Während sie den Tisch nun weiter abräumte, pfiff Tom fröhlich vor sich hin. Schien es ihr nur so, oder war er plötzlich eifriger bei der Sache? Sie hingegen hatte es überhaupt nicht eilig. Sie prüfte jeden einzelnen Becher, ob wirklich keine Flüssigkeit mehr drin war, schüttete Flascheninhalte zusammen, zerdrückte die leeren Plastikflaschen, bis sie platt wie eine Flunder waren, um sie dann einzeln und in aller Ruhe in den Sammelgutsack zu werfen.

„Es hilft nichts, wenn du trödelst. Ich bestehe auch auf meinen Kuss, wenn unschuldige Kinderaugen zuschauen“, sagte Tom. Aus seiner Stimme konnte sie deutlich heraushören, wie ihn das Ganze amüsierte.

Scheinbar unbekümmert stellte Harriet den Sammelgutsack beiseite und trat lässig vor ihn hin. Dass ihre Knie sich dabei wie Wackelpudding anfühlten, musste niemand wissen. Sie würde ihn küssen. Jetzt. Kurz und schmerzlos. Ein schneller Schmatzer. Ja, meinetwegen auf den Mund.

Was war schon dabei? Sie war erwachsen und hatte schon zig Menschen geküsst. Okay, jetzt nicht auf den Mund … das waren nur wenige gewesen. Oh Gott, er hatte wirklich einen verdammt verführerischen Mund. Um seine Lippen zuckte es leicht, und das Funkeln in seinen Augen verriet ihr, wie sehr er die Situation auskostete. Mehr Ermutigung brauchte sie nicht. Sie beugte sich vor, um es hinter sich zu bringen. Plötzlich rannte etwas Braunes und Flauschiges in ihr Sichtfeld. Es schien sie im selben Moment gesehen zu haben, blieb regungslos stehen und starrte sie an. „Da ist ein Alpaka", sagte Harriet verwundert.

„Lenk nicht ab. Du wolltest mich gerade küssen", raunte Tom und legte seine Hände an ihre Taille.

„Nein, schau doch! Es ist bestimmt einem der Kinder entwischt. Wir sollten es in den Stall bringen, bevor es abhaut." Der Führstrick baumelte noch am Halfter des Tieres. Zielstrebig ging Harriet auf das Alpaka zu, doch das war nicht bereit, seine gewonnene Freiheit so rasch wieder aufzugeben. Es sprang von ihr weg und blieb einen Meter weiter stehen, um sie aus empörten Augen zu fixieren. Auch der zweite Versuch, bei dem Harriet dem Alpaka etwas frisches Gras entgegenstreckte, misslang kläglich. Kaum wollte sie nach dem Führstrick greifen, bockte das Tier und brachte sich außerhalb ihrer Reichweite. Hinter ihr ertönte Toms tiefes Lachen.

„Hilf mir lieber, statt dich über mich lustig zu machen", wetterte Harriet, woraufhin Tom angehumpelt kam. Neugierig betrachtete das Alpaka Toms Fuß. Dann kam es ganz langsam auf ihn zugestakst, senkte den Kopf und beschnupperte den Gehgips, während Tom in aller Ruhe nach dem Führstrick langte.

„So, meine Hübsche, lass uns Tante Harriet mal zeigen, wie man ein Alpaka entspannt in den Stall bringt.“

„Nee, jetzt nicht wirklich, oder?“, entfuhr es Harriet verdutzt. Während sie den beiden folgte, schrieb sie Gregg eine kurze SMS, damit er sich nicht um das ausgerissene Alpaka sorgte. Sie hatte sie kaum abgeschickt, hörte sie schon Stimmengewirr und Hundegebell.

„Oh, die Gruppe ist zurück“, sagte Harriet und versuchte, ihre Erleichterung hinter einer nichtssagenden Miene zu verbergen. Tom trat aus dem Stall, schloss das Tor hinter sich und drehte sich dann zu ihr herum. Er war ihr so nah, dass sie sein Rasierwasser riechen konnte. Buschtrommeln dröhnten in ihren Ohren, bis sie merkte, dass das gar nicht möglich war. Das Geräusch stammte eher von ihrem heftig klopfenden Herzen.

„Für den Moment bist du aus dem Schneider, Harriet Watts. Aber wir werden darauf zurückkommen … schon bald.“ Mit diesem Versprechen – oder war es doch eher eine Drohung? – humpelte er an ihr vorbei auf den Hofplatz. „Hey, Poppy, na, wie war's?“, hörte sie ihn rufen.

„Super. Gregg hat gesagt, ihr habt Louis eingefangen? Weißt du, er hat Neil angespuckt, und dann hat er den Strick einfach fallen gelassen. Das war so dumm von ihm.“

„Sei gnädig, Poppy. Vermutlich hat Neil sich bloß erschrocken. Und dein Alpaka? Hat es sich brav benommen?“, fragte Tom.

„Klar, aber ich war auch nett zu ihm. Nicht so wie Neil, der ständig an Louis' Halfter gezogen hat und ihn nie fressen ließ. So was macht man nicht, Neil.“

„Was weißt du schon, Blödie“, hörte Harriet eine genervte Jungenstimme.

„Schluss, ihr Streithähne“, ging Sarah dazwischen. „Wascht euch drinnen die Hände, dann könnt ihr noch was trinken, bevor es nach Hause geht.“

„Alles okay mit dir?“ Gregg trat mit zwei Alpakas an der Leine an Harriet vorbei in den Stall.

„Ja … ja, klar“, versicherte sie ihm, mit dem Rücken an die Stallwand gelehnt. Sie brauchte gerade ein bisschen Halt, um ihr inneres Gleichgewicht wiederherzustellen.

„Schön, aber du wirkst etwas durch den Wind. Ist irgendwas zwischen dir und Tom vorgefallen?“, fragte Gregg misstrauisch. Mit geübtem Griff öffnete er die Stalltür und führte seine beiden Schützlinge zu Louis hinein.

„Nein, wie kommst du darauf?“

„Na ja, seine Haare und sein T-Shirt sind nass, und deine Hose scheint auch eine Dusche abbekommen zu haben.“ Er befreite die beiden Alpakas von ihren Halftern.

„Ach, wir haben uns bloß eine kleine Wasserschlacht geliefert“, tat Harriet gleichgültig.

„Ich hoffe, du hast unsere Familienehre verteidigt und gewonnen“, sagte Gregg verschmitzt. „Du magst die beiden, nicht wahr?“

„Schon, aber es ist etwas kompliziert. Lass uns mal darüber reden, wenn nicht gerade eine Horde Kinder auf deinem Hof herumtobt.“

Gregg trat aus dem Stall heraus und zog Harriet verspielt an einer ihrer roten Locken. „Klar. Sollte er nicht nett zu dir sein, gibst du mir einfach Bescheid, ja? Dann holen wir Giles her, und der fliegt ihn irgendwo in die Wüste, wo er versauern kann.“

Harriet verdrehte die Augen. „Und Poppy?“

„Ach, ich glaube, Mum würde sie adoptieren, da sehe ich keine Probleme."

Harriet schaute in die Richtung, in die Gregg mit dem Kopf deutete. Poppy stand zwischen Tom und Sarah und hielt dabei ihren Arm um Sarahs Taille geschlungen. Sarahs Hand wiederum ruhte auf der Schulter des Mädchens. Harriet knuffte Gregg leicht in die Seite. „Danke, großer Bruder. Es war großzügig von dir, dass wir die Party hier feiern durften."

„Ach, lass stecken. Du hast ja das meiste organisiert. Zudem hat es Spaß gemacht. Poppy hat übrigens ein gutes Händchen mit den Alpakas. Für den Spaziergang hatte sie sich eine Stute ausgesucht, die normalerweise ziemlich bockig ist, aber bei ihr war sie sanft wie ein Lämmchen." Nachdenklich blickte Gregg in Poppys Richtung. „Vielleicht war es ja Zufall, aber ich würde das gern noch mal beobachten. Denkst du, Tom hätte etwas dagegen, wenn ich sie wieder mal auf ein Trekking mitnehme?"

Harriet zuckte mit den Schultern. „Keine Ahnung, frag ihn einfach."

Doch dazu kam es nicht mehr, denn auf einmal herrschte große Aufbruchsstimmung. Die Eltern packten ihre Kinder ein und machten sich auf den Heimweg. Colin und Sarah boten an, Tom und Poppy nach Hause zu fahren, da es auf ihrem Heimweg lag. Bei der Verabschiedung warf sich Poppy in Harriets Arme und drückte sie ganz fest. „Das war der schönste Tag in meinem ganzen Leben. Danke, Harriet!"

Gerührt strich Harriet dem Mädchen über die Haare. „Von Herzen gern. Ich habe noch etwas für dich. Zwar nur etwas Kleines, aber dafür etwas zum Auspacken." Harriet zog ein dünnes schmales Päckchen aus ihrer Handtasche. Es war in hellblaues Geschenkpapier eingewickelt.

Poppys Augen wurden groß. „Noch ein Geschenk? Darf ich es gleich auspacken?"

„Aber sicher doch." Voll gespannter Freude schaute Harriet zu, wie das Mädchen die Kleber ganz vorsichtig vom Papier entfernte.

„Oh Mann, Poppy", rief Gregg ungeduldig. „Nun reiß das Ding schon auf und zeig uns, was drin ist! Das hält ja kein Mensch aus!"

„Nein. Ich möchte das Papier behalten", sagte Poppy bestimmt und machte in ihrem Tempo weiter. Sie wusste genau, was sie wollte, und ließ sich durch niemanden beirren. Am Ende kam eine schmale schwarze Schachtel zum Vorschein. Nach dem Öffnen des Deckels entwich Poppy ein Laut der Verzückung. Auf schwarzem Samt lag ein hellblaues Bettelarmband mit süßen kleinen Charms daran.

„Die Charms kannst du austauschen und auch neue dranhängen, die gerade zu deinem Leben passen", erklärte Harriet.

In Poppys Augen schimmerte es verräterisch. „Es ist mega." Sie wollte sich das Armband umlegen, doch ihre Finger waren etwas zu ungelenk, um den feinen Verschluss schließen zu können. Deshalb hielt sie ihr Handgelenk Harriet hin, die das für sie übernahm.

„Ich werde es nie wieder ablegen", betonte Poppy und drückte sich noch mal ganz fest an sie. „Danke, danke, danke."

„Sehr gern. Es soll dich immer an den heutigen Tag erinnern."

Nachdem Tom Maisie zu Dackel Boris ins Heck von Colins Wagen verfrachtet hatte, trat er vor Harriet hin. Er würde es doch nicht wagen … Aber nein, unter den Augen ihrer Familie traute er sich nicht mehr, als ihr kurz über den Arm zu streichen. „Danke", sagte er mit belegter Stimme. „Ihr alle hättet meiner Tochter keine größere Freude machen können. Sie wird ihren zwölften Geburtstag bestimmt nie vergessen … und ich auch nicht."

Wenn du mich weiter so anschaust, ich auch nicht, schoss es Harriet durch den Kopf. *Dann werfe ich mich vor deinen Füßen in den Staub und schreie „Nimm mich".* Verzweifelt versuchte sie, die Kernschmelze in ihrem Hirn zu stoppen.

„Harriet?", hörte sie Tom leise fragen.

„Wie?", stammelte sie.

„Du hältst noch meine Hand."

Mist, sie hatte gar nicht bemerkt, wie sie danach gegriffen hatte. „Oh, ja", sie schüttelte sie kurz und gab ihn dann frei. „Kommt gut nach Hause."

„So, und nun ab ins Bett mit dir, meine Schöne", jagte Tom seine Tochter die Treppe hoch, nachdem sie noch eine Pizza verdrückt und sich einen der *Jumanji*-Filme angeschaut hatten. Poppy liebte diese Abenteuerfilme. So oft, wie sie die bereits geguckt hatte, müsste sie die Texte eigentlich schon mitsprechen können.

„Ach, Mensch, ich habe doch heute Geburtstag. Darf ich nicht noch etwas aufbleiben?", maulte sie.

„Du bist lange aufgeblieben. Es ist kurz vor halb zwölf, um diese Zeit schläfst du sonst längst. Geh Zähne putzen. Ich komme dir gleich noch Gute Nacht sagen."

Als er das wie versprochen tat und sich neben sie auf ihr Bett setzte, blickte Poppy ihn aus immer noch freudig funkelnden Augen an. „Das war der schönste Tag in meinem Leben", wiederholte sie wispernd und traf ihn damit mitten ins Herz. Was war er nur für ein egoistisches Arschloch! Sie hätte längst eine solche Party verdient gehabt.

„Ich weiß, Süße", brachte er mit rauer Stimme hervor. „Auf dein nächstes Geburtstagsfest wirst du nicht wieder so lange warten müssen. Das verspreche ich dir."

„Es war nicht nur die Party, Dad", sagte Poppy ernst. „Es war alles zusammen. Ich mag Harriets Familie. Sie sind lustig, und Harriets Mum ist so lieb. Bist du in Harriet verliebt?" Poppy fragte das so unschuldig, aber er wusste, dass sie sich von seiner Antwort viel erhoffte.

„Ich mag sie", gab er ehrlich zu. „Und auch ihre Familie. Aber …"

„Oh Mann, Dad!", rief Poppy empört aus und verdrehte dabei die Augen. „Kein *Aber*."

„Doch, da gibt es schon ein *Aber*, so leid es mir tut, Pops. Ich weiß, dass du dir wünschst, wir wären eine größere Familie. Vielleicht wünschst du dir in Harriet sogar eine Mum. Aber ich muss dich dennoch bitten, dir nicht zu große Hoffnungen zu machen. Harriet und ihre Familie wollen nett zu uns sein. Wir sind Freunde für sie, nicht Familie. Familie, das sind du und ich. Wir halten immer zusammen, wir achten immer aufeinander und sind immer füreinander da. Harriet mag dich, das sehe ich ihr an, aber sie ist nicht deine Mum."

Poppy legte ihre Stirn in Falten und zog einen Schmollmund. „Wenn du sie heiraten würdest, wäre sie wohl meine Mum."

Tom entwich ein Lachen, was er sofort bereute, denn Poppy meinte das durchaus ernst.

„Sie ist doch hübsch, sie ist lustig und lieb. Und du hast eben gesagt, dass du sie magst", erinnerte sie ihn grimmig.

„Zum Heiraten braucht es schon ein bisschen mehr, Pops. Zudem weiß ich nicht, was sie von mir hält. Vielleicht findet sie, ich bin ein kompletter Blödmann."

„Das wäre möglich", seine Tochter grinste spitzbübisch.

„Hey", empörte sich Tom und begann, Poppy zu kitzeln. Sie zappelte, kicherte und flehte um Gnade, bis er schließlich nachgab.

„Dad, du musst dir mit Harriet echt mehr Mühe geben. Wenn sie dich besser kennenlernt, wird sie merken, dass du nicht so übel bist."

„Nicht so übel?", tat er beleidigt.

„Ja, du bist für dein Alter eigentlich ganz okay. Geh doch mal mit ihr aus oder so. Ich brauche in der Zeit auch keinen Babysitter. Weißt du, ich bin jetzt zwölf und kann auch mal allein sein."

Tom zog Poppys Decke, die durch die Kitzel-Attacke verrutscht war, wieder hoch bis unter ihr Kinn. Dann drückte er ihr ein Küsschen auf die Nasenspitze. „Mir ist klar, dass du schon groß bist und ich dich nicht mehr so betüddeln sollte. Aber gib mir noch etwas Zeit, damit zurechtzukommen, ja? Und jetzt schlafen wir beide erst mal eine Runde. Gute Nacht, Liebes."

Er stand auf, machte das Licht aus und schloss die Tür ihres Zimmers hinter sich. Nachdenklich blieb er einen Augenblick im Flur stehen. Natürlich wusste er, dass Poppy sich eine Mum wünschte. Als er in ihrem Alter gewesen war, hatte er sich selbst ebenfalls eine Familie erhofft … und war so oft enttäuscht worden. Zumindest hatte Poppy ihn, und auf ihn konnte sie sich zu hundert Prozent verlassen. Er würde immer für sie da sein. Das war ein Versprechen, das er ihr gegeben hatte, als er sie zum ersten Mal als winziges Wesen auf seinen Armen gehalten hatte. Und Harriet? Augenblicklich stahl sich ein Grinsen auf sein Gesicht, weil er an ihre Behauptung denken musste, wie legendär ihre Küsse seien. Ja, das konnte er sich durchaus vorstellen. Zu gern hätte er das selbst überprüft. Harriet faszinierte ihn, und er mochte es, sich mit ihr zu unterhalten. Sie war schlagfertig, witzig und selbstbewusst. Das gefiel ihm an einer Frau. Aber anders als Poppy wollte er nichts überstürzen. Er wollte Harriet erst mal näher kennenlernen und schauen, wohin das Ganze führte.

13. Kapitel

Mittlerweile war die Party über eine Woche her. Eigentlich hatte Harriet sich längst bei Poppy melden wollen, um zu hören, wie die Feier bei ihren Freunden aus der Schule angekommen war. Aber sie hatte so viel um die Ohren gehabt, dass sie noch nicht dazu gekommen war. An ihrem nächsten dienstfreien Tag würde sie das nachholen. Rasch schlüpfte Harriet in ihre Jacke, schnappte sich ihre Handtasche und die Autoschlüssel. Ein letzter Blick in den Spiegel. Noch waren ihre Haare einigermaßen gebändigt, doch der Nieselregen, den sie vorhin aus dem Fenster ausgemacht hatte, würde ihre Frisur schnell in ein einziges Durcheinander von Locken verwandeln.

Schade, bei dem Wetter würde der Helikopter bestimmt am Boden bleiben müssen. Das schränkte den Radius ihrer Rettungseinsätze deutlich ein. Zwar standen ihnen noch die Einsatzwagen zur Verfügung, doch damit kamen sie wesentlich langsamer voran und erreichten auch nicht jeden abgelegenen Winkel im Lake District und den Pennines. Aber gegen das Wetter, das in Cumbria extrem launisch war, ließ sich nun mal nichts ausrichten. So erstaunte es Harriet nicht wirklich, als der Regen doch plötzlich nachließ, kaum dass sie die Basis in Langwathby erreichte. Na, wer weiß, vielleicht wurde es ja doch noch was mit dem Fliegen.

Sie zog ihren Arbeitsoverall an, bevor sie zusammen mit Andrew die Überprüfung ihres Material- und Medikamentenbestandes vornahm. Es schien ein ruhiger Dienst zu werden. Erst kurz vor Mittag mussten sie mit dem Einsatzwagen zu einer Schule ausrücken. Ein Mädchen hatte sich beim Turnen am Reck die Schulter ausgekugelt. Die Kleine hatte so starke Schmerzen, dass die Sanitäter die Rettungsflugwacht aufgeboten hatten. Mit einem Arzt im Team durften sie stärkere Schmerzmittel verabreichen. Kaum war das Mädchen sicher im Krankenwagen Richtung Notaufnahme unterwegs, fuhren Harriet und Andrew zurück zur Basis. Nach dem Mittagessen wurden sie in ein Restaurant gerufen, weil ein Gast einen allergischen Schock erlitten und kaum noch Luft bekommen hatte. Mehr war an diesem Tag bisher nicht los. Aber Harriet wusste, das konnte sich jederzeit ändern. Kurz nach drei Uhr klingelte das rote Telefon auch prompt. Eine sportliche ältere Dame hatte sich auf einer Wanderung im Lake District bei einem Sturz verletzt. Die Bergrettung war bereits auf dem Weg zu ihr, würde aber Unterstützung brauchen. Peter rief Nick, den Piloten, zu sich und klickte gleichzeitig die Webseite der Wetterprognose auf seinem Bildschirm an. Der Unfall war am Scafell Pike geschehen.

„Was denkst du, Nick? Ist es zu riskant mit dem Heli?"

Nick griff über Peters Schulter nach der Maus und klickte auf das Wetterradar. Konzentriert studierte er die Anzeige. „Es könnte gehen", sagte er schlussendlich und richtete sich wieder zu seiner vollen Größe auf. „Zumindest sollten wir es versuchen. Wenn die Wolken zu dicht um die Gipfel herum liegen, können wir immer noch abbrechen."

„Gut, los geht's!" Andrew schnappte sich seinen Einsatzrucksack und verließ mit zügigen Schritten die Basis. Wie immer saß er im Passagierraum des Helikopters, während Harriets Platz vorne neben dem Piloten war. Sie setzten ihre Helme auf, und Nick startete die Turbinen. Schon wenige Sekunden später waren sie in der Luft. „Wenn wir vor Ort sind, müsst ihr zügig arbeiten, damit wir möglichst schnell wieder wegkommen", ermahnte Nick. „Auf dem Radar habe ich gesehen, dass in etwa anderthalb Stunden die nächste Front über die Region zieht. Besser, wir sind bis dahin weg."

„Du willst doch bloß schnell zurück zu deiner Playstation", zog ihn Andrew gutmütig auf.

Nick verbrachte die Wartezeit oft mit Actionspielen vor dem Bildschirm. Das sei gut für seine Reaktionsfähigkeit und die Feinmotorik, behauptete er beharrlich.

„Klar, ich bin gerade beim vorletzten Level. Nein, jetzt im Ernst: Wenn wir es nicht schaffen, rechtzeitig wieder wegzufliegen, könnte es knapp werden, heute überhaupt noch vom Berg zu kommen." Der Helikopter der Great North Air Ambulance verfügte nicht über die entsprechenden Instrumente, um auch ohne Sicht geschweige denn nachts fliegen zu können.

„Alles klar, wir strengen uns an", versprach Harriet. Wie tückisch die Wetterbedingungen waren, offenbarte sich ihnen wenige Minuten darauf. Die Wolken hingen so tief, dass sie den Unfallort nicht direkt anfliegen konnten. Nick musste sich über einen Umweg dem Scafell Pike nähern und eine geeignete Wolkenlücke suchen, um seine Lilibet hindurchzumanövrieren. Erfahrung, Geschick und eine Portion Glück ließen ihn diese Lücke finden.

Die Bergretter hatten die Verletzte bereits erreicht. Ihre roten Overalls waren von der Luft aus gut zu sehen. Nun begann die Suche nach einem passenden Landeplatz. Wieder verloren sie wertvolle Minuten, bis sie eine Stelle zirka zweihundert Meter unterhalb der Verletzten ausmachten. Das Gelände musste einigermaßen eben sein, und hier schien es ideal. Ganz langsam setzte Nick auf, während Harriet mit geöffneter Tür den Boden im Blick behielt. „Perfekt", kommentierte sie und sprang mit gesenktem Kopf ins Freie, kaum dass die Räder auf dem Boden aufgesetzt hatten.

„Braucht ihr mich?", fragte Nick mit lauter Stimme, um die Turbinen zu übertönen, die er gerade ausgeschaltet hatte. Bei einigen Einsätzen mussten die Piloten mit anpacken, aber mit all den Bergrettern schien es genügend Helfer vor Ort zu geben.

„Nein", meinte Andrew und schulterte seinen Rucksack. „Bleib du hier. Sollten wir Hilfe benötigen, rufen wir dich." Dann drehte sich Andrew zu Harriet um, die sich ihre Ausrüstung ebenfalls gerade auf den Rücken lud. „Bereit?"

„Yep." Zusammen machten sie sich an den Aufstieg. Man musste in diesem Job nicht nur über medizinische Fähigkeiten verfügen, sondern auch körperlich fit sein. Letzteres war für Harriet manchmal eine Herausforderung. Sie war jetzt nicht die Sportlichste im Team. Die ein oder zwei Kilo zu viel auf ihren Hüften machten sich gerade bei Einsätzen wie heute bemerkbar. Innerlich fluchend, warum sie gestern doch noch von der Packung Vanille Fudges genascht hatte, die sie von einer dankbaren Patientin geschenkt erhalten hatte, schnaufte sie den kargen Hügel hinauf. Sie sollte wirklich bald mal mit dem Lauftraining beginnen, das sie sich schon vor einer Ewigkeit vorgenommen hatte. Es bereitete ihr keine Probleme, über Stacheldrahtzäune zu klettern oder die schwere Ausrüstung über Felder zu tragen, aber damit Berge zu erklimmen, war definitiv nicht ihr Ding. Schwitzend und keuchend erreichte sie das Rettungsteam, das Andrew bereits ins Bild setzte. Unter dem roten Rettungszelt befand sich Helen, eine fünfundsechzigjährige Amerikanerin. Sie sei vor etwas mehr als einer Stunde unglücklich gestürzt und klage nun über Schmerzen in der linken Schulter und im linken Knöchel. Nachdem sie sich alles angehört hatten, krochen Harriet und Andrew zur Patientin ins Zelt. Obwohl Helen in Rettungsdecken eingehüllt war, zitterte sie unkontrolliert. Das war den Schmerzen und dem Schock zuzuschreiben.

„Hallo, Helen. Ich bin Rettungsarzt Andrew, und das ist Harriet. Wir werden Ihnen gleich etwas gegen die Schmerzen geben. Doch vorher muss ich Sie untersuchen. Geht das für Sie in Ordnung?“

„Ja, bitte. Ich bin so froh, dass Sie da sind!“

„Verständlich. Können Sie mir kurz schildern, wie es zum Sturz gekommen ist?“ Andrew versuchte herauszufinden, ob es tatsächlich ein Unfall gewesen war oder ob sich eine Krankheit hinter dem Sturz verbergen könnte.

„Ich bin über einen Stein gestolpert, den ich nicht gesehen habe. Mein Mann und ich waren so vertieft in ein Gespräch, dass ich einfach nicht auf den Boden geachtet habe. Das ist so ärgerlich. Ich weiß doch, dass man in den Bergen aufpassen muss“, schimpfte sie mit sich selbst.

„Dann sind Sie eine geübte Wanderin?", fragte Harriet, während Andrew die Decken von Helen entfernte, damit er sie abtasten konnte.

„Ja, mein Mann und ich lieben es, in der Natur zu sein. Wir waren schon die ganze Woche wandern. Das Wetter war auch toll, bis heute. Aber da wir morgen nach Hause fliegen, wollten wir den Scafell Pike trotz des Nieselregens noch machen. Normalerweise macht uns ein bisschen Regen auch nichts aus. Heute war ich wohl einfach zu wenig aufmerksam."

„So, Helen, nun sagen Sie mir doch kurz, wo es Ihnen am meisten wehtut", wies Andrew die Patientin an.

„Die linke Schulter schmerzt höllisch, und ich glaube, ich habe meinen linken Knöchel gebrochen." Helens Augen schimmerten verräterisch feucht.

Tröstend strich ihr Harriet über die Wange. „Das wird schon wieder, Helen."

Routiniert tastete Andrew ihren Körper ab. Zwischendurch zuckte Helen aufstöhnend zusammen. Harriet maß unterdessen Helens Blutdruck und fragte sie nach Medikamenten, die sie einnahm.

„Okay, meine Liebe", beendete Andrew seine Untersuchung. „Sie haben sich die Schulter ausgekugelt und wie vermutet den Knöchel gebrochen. Wir werden Ihnen nun ein starkes Schmerzmittel verabreichen, damit wir die Schulter wieder einrenken können. Danach bringen wir Sie auf einer Trage zum Helikopter, mit dem wir Sie dann nach Carlisle ins Krankenhaus fliegen. Das Schmerzmittel, das ich Ihnen spritzen werde, kann bewirken, dass Sie sich etwas seltsam fühlen. Machen Sie sich darüber keine Sorgen, das ist völlig normal. Harriet und ich haben alles unter Kontrolle und passen auf Sie auf."

Wie gewohnt arbeiteten sie ruhig und zügig zusammen. Harriet übernahm die Verabreichung der Medikamente, während Andrew den Knöchel so verband, dass er gut geschützt war. Um die Schulter kümmerten sie sich dann wieder gemeinsam. Trotz Schmerzmitteln war die Prozedur für Helen kein Spaziergang. Es dauerte gut eine Dreiviertelstunde, bis sie sich mit der Patientin auf der Rettungsbahre auf den Weg zum Helikopter machen konnten. Der Nieselregen hatte sich inzwischen zu einem ungemütlichen Schauer entwickelt. Harriets Haare klebten an ihrem Kopf, und sie freute sich schon auf eine heiße Dusche und eine Tasse Tee in der Einsatzzentrale. Sie schaute sich um und bemerkte, dass die Wolken dichter und die Sicht deutlich schlechter geworden waren. Hoffentlich konnte Nick sie hier noch wegfliegen. Bestimmt hätte er sie gewarnt, wenn sie sich noch mehr hätten sputen müssen.

Da Harriet das Tragen der Patientin den Bergrettern überlassen konnte, war sie als Erste beim Helikopter. Seltsam. Normalerweise hatte Nick immer alles schon vorbereitet, damit sie die Patientin auf der Trage nur noch in den Helikopter schieben mussten. Doch die seitliche Tür war zu. Harriet ging nach vorne zum Pilotensitz. „Hey, Nick, die Teepause ist vorbei …“ Mitten im Satz stockte sie. Nicks Körper lag eingesackt über dem Cockpit. Sein Gesicht konnte sie nicht sehen, da der Kopf auf die andere Seite gedreht war. Da stimmte etwas ganz und gar nicht. Nick machte nicht einfach nur ein Nickerchen. Hastig riss sie die Cockpittür auf und tastete gleich nach seinem Puls. Nichts.

„Hey, was ist denn los? Warum ist der Heli noch nicht bereit?“, rief Andrew gereizt. Den Geräuschen nach zu urteilen, machte er sich gerade an der Seitentür zu schaffen, damit die Patientin ins Trockene eingeladen werden konnte.

„Andrew, komm her!“, rief Harriet und hatte Mühe, das Zittern in ihrer Stimme zu unterdrücken. Das konnte nicht wahr sein! Eben war Nick doch noch munter gewesen und hatte sich aufs Weiterspielen an seiner Konsole gefreut.

„Lass es uns zuerst der Patientin warm und gemütlich machen.“

„Nein, Andrew, jetzt!“

Noch nie hatte sie während eines Einsatzes die Stimme erhoben, sie war immer die Ruhe selbst. Ihr Tonfall bewirkte, dass Andrew augenblicklich neben ihr auftauchte. „Heilige Scheiße!“, entwich es ihm, als er Nicks leblosen Körper sah. Natürlich tastete auch er gleich nach Nicks Puls.

„Was ist los?“, fragte einer der Bergretter und trat zu ihnen hin.

„Unser Pilot … er scheint einen Herzstillstand erlitten zu haben“, erklärte Andrew knapp und packte bereits Nicks Schultern. „Los, wir müssen ihn nach hinten legen, wo wir ihn schocken können.“ Kurzerhand schob der Bergretter Harriet beiseite und griff nach Nicks Beinen. Es war ein Kraftakt, den beleibten Mann in den Passagierraum zu befördern.

Innerlich wusste Harriet, dass sie zu spät kamen. Der Herzstillstand musste schon vor eine Weile eingetreten sein. Wenn sie es überhaupt noch schaffen konnten, Nick zurückzuholen, dann würde er vermutlich massive Hirnschäden davontragen. Und dennoch, er war ihr Kollege, sie durften nichts unversucht lassen. Während der Bergretter die Herzdruckmassage übernahm und Andrew den Defibrillator für die Schocks vorbereitete, versuchte Harriet, über die Basis einen weiteren Helikopter hinzuzurufen.

Peter war schockiert über die Nachricht. Doch es kam noch schlimmer: Das Wetter hatte sich inzwischen so verschlechtert, dass die Crew von Eaglescliffe ihnen nicht zu Hilfe kommen konnte. „Die Bergrettung soll die Verletzte und ihren Mann schon mal nach unten ins Tal bringen", wies Peter sie an. „Ich schaue, dass dort ein Krankenwagen auf sie wartet. Gebt mir bitte sofort Bescheid, wenn sich bei Nick was tut. Ich warte noch mit der Benachrichtigung seiner Familie, bis ihr mir mehr Informationen geben könnt."

„Okay." Harriet kletterte ebenfalls zurück in den Passagierraum. Sie hatte mitbekommen, dass Andrew Nick mittlerweile schon mehrmals geschockt hatte. Er und der Bergretter wechselten sich in der manuellen Herzmassage ab. Beiden lief bereits der Schweiß von der Stirn.

„Und, wann kommt die Kavallerie?", keuchte Andrew, der gerade an der Reihe war, mit der Massage fortzufahren.

„Gar nicht", wisperte Harriet. „Das Wetter ist zu schlecht. Sie können nicht fliegen. Peter meinte, die Bergrettung soll Helen und ihren Mann ins Tal bringen."

Andrew stoppte in seiner Bewegung, blickte auf die Uhr und notierte sich die Zeit auf dem Notizblock, der in der dafür vorgesehenen Tasche des Overalls auf Höhe des Oberschenkels steckte.

„Was? Warum hörst du auf?", fragte der Bergretter entgeistert.

„Wenn kein Helikopter kommt, hat es keinen Sinn weiterzumachen." Andrew klang nüchtern, aber die aussichtslose Situation machte auch ihm zu schaffen. Harriet arbeitete lange genug mit Andrew zusammen, um das an seiner Körperhaltung zu erkennen. „Nick hat bis jetzt keine Vitalfunktionen gezeigt, und selbst wenn wir ihn doch noch zurückholen könnten, wie sollten wir ihn am Leben erhalten, bis wir im Tal unten sind? Er ist tot. Konzentrieren wir uns auf Helen.

Harriet, begleite du sie nach unten ins Tal. Ich bleibe hier bei Nick und warte, bis uns ein Pilot geschickt wird."

Harriet schüttelte den Kopf. „Das ist doch Unsinn, Andrew. Geh du mit Helen. Sollte was mit ihr sein, kannst du als Arzt besser eingreifen als ich."

„Sicher?", fragte Andrew.

Harriet nickte.

„Okay, aber ich kehre zurück, sobald wir Helen der Ambulanz übergeben haben."

„Das ist nicht nötig. Ich komme schon zurecht", versicherte sie ihm. „Jetzt geh schon."

Während der Rettungstrupp sich auf den Weg ins Tal machte, holte Harriet eine Decke aus dem Stauraum, die sie über Nicks leblosen Körper breitete. Dann kletterte sie ins Cockpit und gab Peter Bescheid, dass er Nicks Familie verständigen sollte.

„Bist du okay?", meldete sich Peter eine Viertelstunde später erneut über Funk.

„Geht so", sagte sie zögernd. Unwillkürlich schüttelte sie den Kopf. „Es ist schrecklich. Wir haben nicht mal mitbekommen, dass mit ihm etwas nicht stimmte. Andrew und ich ... wir haben uns nur auf die Patientin konzentriert, während Nick ...", ihr versagte die Stimme. „Es muss ein plötzliches Herzversagen gewesen sein", brachte sie mühsam hervor. „Wenn wir etwas bemerkt hätten, hätten wir doch sofort reagiert."

„Es bringt nichts, sich Vorwürfe zu machen, Harriet. Das weißt du. Es war euer Job, euch um die Verunglückte zu kümmern. Ich nehme an, der Helikopter stand nicht direkt bei der Einsatzstelle, oder?"

„Nein, wir mussten eine ziemliche Strecke den Berg hinaufgehen."

„Siehst du. Wie hättet ihr da etwas mitbekommen können?"

Grundsätzlich verstand sie Peters Worte, und er hatte ja auch recht, aber es fühlte sich dennoch beschissen an.

„Wie hat Adele es aufgenommen?", fragte sie leise. Sie konnte nur erahnen, wie entsetzlich es für Nicks Frau sein musste zu erfahren, dass ihr Mann nicht mehr nach Hause kommen würde.

„Matt und Nigel sind auf dem Weg zu ihr." Matt war ihr ärztlicher Leiter und Nigel – als Chefpilot – Nicks direkter Vorgesetzter. „Die beiden wollen sie persönlich und nicht übers Telefon informieren. Ich habe zudem Eaglescliffe gebeten, einen Piloten zu dir zu fliegen. Das geht allerdings erst, wenn das Wetter sich verbessert. Laut Prognose sollte das im Verlauf von morgen Vormittag der Fall sein. Kommst du so lange zurecht?"

„Ja, klar." Harriet versuchte, zuversichtlicher zu klingen, als sie sich in Wahrheit fühlte.

„Wenn was ist, melde dich über Funk. Meine Schicht ist bald zu Ende, aber Penny übernimmt nach mir."

Harriet legte das Funkgerät beiseite und lehnte sich in ihrem Co-Pilotensitz zurück. Sie schielte auf den Platz neben sich – Nicks Platz. Nie wieder würde er sich darauf niederlassen und lauthals *God save the king* singen. Tränen brannten in ihren Augen, während der Wind heulte und der Regen heftig auf den Helikopter prasselte. Was für eine Scheißsituation! Am liebsten hätte sie alles hier zurückgelassen und wäre einfach abgehauen. Aber das ging nicht. Sie konnte weder Nicks Leiche noch den Helikopter ohne Aufsicht auf dem Berg lassen.

Ihre Versuche, die Zeit mit Schlafen totzuschlagen, blieben erfolglos. Dazu war sie zu aufgewühlt. Zudem fröstelte sie in ihren nassen Klamotten. Sie holte sich eine Rettungsdecke aus dem Passagierraum und wickelte sich darin ein. Schon etwas besser, aber gemütlich war anders. Draußen wurde es immer dunkler, bis schließlich die Nacht ganz hereinbrach. Besser, sie benutzte die Taschenlampe, die zu ihrer Ausrüstung gehörte, so wenig wie möglich, damit die Batterien ausreichend lange hielten. Mittlerweile könnte sie sich in den Hintern treten, dass sie Andrew gesagt hatte, er brauche nicht zurückzukehren. Ihr Problem lag nicht darin, allein mit Nicks Leiche zu sein. Sie hatte schon zu viele Tote gesehen, um an Gespenster zu glauben. Tot war tot, aus die Maus, basta. Alles andere war Angstmacherei oder auch Wunschdenken, weil man den geliebten Menschen nicht loslassen wollte. Letzteres konnte sie gerade jetzt verstehen. Die Vorstellung, keinen von Nicks frechen Sprüchen mehr zu hören, wenn sie mal wieder als Letzte zum Helikopter angerannt kam, war einfach nur schrecklich. Wäre er in diesem Moment bei ihr, würde er ihr aufmunternd zulächeln und ihr sagen, dass sie sich keine Sorgen machen müsse. Es würde alles gut werden. Mit seiner souveränen Art hätte sie ihm das abgekauft. Er hatte ja auch immer alles im Griff gehabt. Bloß … er war nicht mehr da, und Harriet musste sich allein den gruseligen Geräuschen um sich herum stellen.

Ihr lebhaftes Kopfkino war dazu nicht gerade hilfreich. Es präsentierte ihr diverse Horrorszenarien in den schillerndsten Farben und mit perfekten 3-D-Effekten. Vor ihrem inneren Auge sah sie, wie eine heftige Windböe den Helikopter erwischte und umkippte. Wie er sich mehrfach überschlug und am Ende völlig zertrümmert unten am Berg liegen blieb. Oder wie eine Gerölllawine niederdonnerte und sie unter sich begrub. Harriet schauderte. *Nein, nein, nein … lass die Panik gar nicht erst aufkommen. Es ist bloß ein bisschen Regen. Okay, ziemlich heftiger Regen, aber keine Sintflut und auch kein Tornado. Konzentriere dich auf deinen Atem,* wies sie sich an, als wäre sie eine ihrer Patientinnen. *Tief ein- und ganz langsam ausatmen. Du bist hier völlig sicher.* Sie entspannte sich gerade ein klitzekleines bisschen, als eine erneute Windböe an dem Helikopter rüttelte. Reflexartig krallten sich ihre Finger in den Sitz. Mist, unter solchen Umständen half keine Atemtechnik. Was sie brauchte, war Ablenkung. Harriet zog ihr Handy aus der Tasche ihres Overalls. Zwei Balken leuchteten auf dem Display auf, das sollte ausreichen.

„Bishop?", meldete sich Tom schon nach dem zweiten Klingeln.

Was um Himmels willen hatte sie dazu bewogen, ausgerechnet seine Nummer zu wählen? Es wäre klüger gewesen, Gregg oder ihre Mum anzurufen.

„Harriet?" Seine Stimme klang so warm, so zuversichtlich. Am liebsten hätte sie sich in sie hineingekuschelt. Im Hintergrund hörte sie Poppy irgendwas rufen. „Ist alles okay?", fragte er, nachdem sie immer noch nichts gesagt hatte.

„Tom …", stammelte sie. „Ich … es tut mir leid, ich hätte dich nicht anrufen sollen. Entschuldige. Aber … Nick ist tot." Zu ihrem Entsetzen begann sie zu heulen. So kannte sie sich nicht. Sie war doch sonst kein hilfloses Wesen und hatte ihre Emotionen einigermaßen im Griff.

„Wo bist du?", fragte Tom. Er klang erschüttert. „Ich komme zu dir."

Ihr entwich unter Tränen ein ersticktes Lachen. „Das geht nicht. Ich sitze auf dem Scafell Pike fest." Stockend erzählte sie ihm, was passiert war, und fühlte sich dabei nicht mehr ganz so allein. „Entschuldige, dass ich dich damit belaste. Anscheinend bin ich gerade ein wenig in Panik geraten. Ich musste mit jemandem reden."

„Dafür brauchst du dich doch nicht zu entschuldigen. Sie hätten dich nicht allein da oben lassen dürfen."

„Es gab keine andere Möglichkeit. Andrew musste mit der Patientin mit. Normalerweise würde mir so was auch nichts ausmachen. Nur … Nick war ein Freund." Sie presste ihre Finger gegen die Augen, um weitere Tränen zurückzuhalten. „Wenn ich an seine Frau denke …" Die Stimme versagte ihr.

„Hat er Kinder?", erkundigte Tom sich mitfühlend.

„Einen erwachsenen Sohn. Es wird ihn erschüttern. Nick hat uns erzählt, wie er mit ihm im August eine Reise nach Island geplant hat. Sie wollten einen Camper mieten und nur zu zweit eine Vater-Sohn-Reise unternehmen. Er hatte sich schon so darauf gefreut und Pläne geschmiedet." Harriet schloss die Augen und atmete zittrig ein und wieder aus. Tom ließ ihr Zeit und wartete, bis sie fortfuhr: „Es ist so schwer, Tom. So schwer zu verstehen, dass wir nichts mehr tun konnten. Wenn dieses Scheißwetter nicht gewesen wäre, hätten wir ein zweites Team anfordern und ihn in die Notaufnahme bringen können. Vielleicht hätte er dann eine Chance gehabt."

„Harriet, denkst du nicht, dass es Situationen gibt, in denen es einfach nicht in unserer Hand liegt, etwas zu tun?", fragte Tom einfühlsam.

„Ich weiß es nicht … Im Moment weiß ich gar nichts mehr. Es tut mir leid, dass ich dich so volljammere."

„Das tust du doch gar nicht. Wenn ich daran denke, was du dir in den letzten Wochen alles von mir hast anhören müssen", erwiderte er. „Ich bin froh, dass du angerufen hast, Harriet. Ich wünschte nur, ich könnte bei dir sein. Du, ich habe da so eine zwölfjährige Nervensäge neben mir sitzen, die mich ständig in die Seite boxt, weil sie dir unbedingt etwas sagen möchte. Darf ich sie dir weiterreichen?"

„Klar."

„Harriet? Gregg hat mich angerufen und gefragt, ob ich Lust hätte, bei der Alpakaschur mitzuhelfen." Poppy klang ganz aufgeregt. „Das ist der Wahnsinn. Ich freue mich so. Er meinte, ich hätte ein gutes Gespür für die Tiere. Denkst du, er meint das ernst?"

„Und ob", erwiderte sie. „Dass du gut mit den Alpakas kannst, ist Gregg schon an deinem Geburtstag aufgefallen. Bei der Schur geht es manchmal hektisch zu, da ist er bestimmt froh, wenn jemand die Alpakas beruhigen kann. Du wirst das bestimmt toll machen und eine Menge Spaß haben. Wie war die Schule heute?", wechselte sie das Thema.

„Ganz okay." Sie erzählte, wie Mrs Fairchild Kevin vor die Tür gestellt hatte, weil er ständig genervt hatte. Auf einmal stutzte Poppy: „Bei dir hört es sich irgendwie seltsam an. Wo bist du, Harriet?"

„Im Helikopter der Flugrettung, und es regnet. Das ist vermutlich das Geräusch, das du hörst. Gibst du mir deinen Dad wieder?", fragte sie, weil sie fürchtete, Poppy könnte weiterfragen, und sie wollte sie nicht mit der Tragödie belasten.

„Klar. So cool, dass du vom Helikopter aus angerufen hast. Tschüs, Harriet."

„Tschüs, Liebes, schlaf gut", verabschiedete sich Harriet.

„Harriet, ich werde Poppy kurz ins Bett bringen und rufe dich gleich wieder zurück. Ist das in Ordnung?“

„Das brauchst du nicht. Es geht mir schon besser, und mein Akku ist auch bald leer.“

„Es gefällt mir nicht, dich die Nacht über allein dort oben zu wissen“, wisperte er, damit Poppy ihn nicht hören konnte.

„Ich komme schon klar, Tom. Es hat mir gutgetan, mit euch beiden zu reden. Und wenn was ist, kann ich mich über Funk bei der Zentrale melden.“

Sie hörte Tom missbilligend schnauben. „Hast du wenigstens was zu essen und zu trinken dabei?“

„Na ja, der Bordservice lässt etwas zu wünschen übrig“, scherzte sie trocken. „Aber Wasser führen wir immer mit. Mach dir keine Sorgen, Tom. Morgen wird ein Pilot hergeflogen, der mich nach Hause bringt.“

Als sie ihr Handy wegsteckte, fühlte sie sich tatsächlich etwas besser. So gut es ging, kuschelte sie sich unter die knisternde Rettungsdecke und beschloss, dem Schlaf noch mal eine Chance zu geben. Doch kaum hatte Harriet die Augen geschlossen, sah sie wieder Nicks leblosen Körper über den Armaturen liegen. Es half auch nicht, dass sie versuchte, sich an all die lustigen oder spannenden Situationen ihrer gemeinsamen Arbeit zu erinnern. Das machte sie nur noch trauriger.

Sie drehte den Kopf zur Seite und meinte plötzlich, kleine Lichter zu erkennen, die sich den Berg hinaufbewegten. Kehrte Andrew doch zurück? Allerdings zählte sie neun Lichter, das waren etwas viele. Was, wenn es sich herumgesprochen hatte, dass sich hier ein gestrandeter Helikopter voller Medikamente befand, der nur von einer Frau bewacht wurde? Suchend blickte sie sich um, ob sie irgendwas benutzen konnte, um sich zu verteidigen. Der Feuerlöscher. Damit könnte sie sich eine Weile zur Wehr setzen. Sie wollte gerade danach greifen, als ihr Handy eine eingehende SMS ankündigte. Sie nahm es zur Hand und las:

> Bin in zirka einer Viertelstunde zurück mit ein paar Bergrettern. Andrew

Erleichtert atmete Harriet aus. Wie gut, dass er nicht auf sie gehört hatte. Ohne Gesellschaft hätte die Nacht sich furchtbar lang hingezogen.

Als der Trupp bei ihr eintraf, öffnete Harriet die Helikoptertür. „Hey, ich habe mich noch nie so gefreut, dich wiederzusehen", gestand sie Andrew ohne Scham. Sie musste blinzeln, da die Stirnlampen sie blendeten.

„Du wirst dich gleich noch mehr freuen, denn wir haben heißen Tee und Sandwiches dabei. Aber wir stellen erst mal die Zelte auf."

„Bleibt ihr alle hier?", fragte Harriet an die Bergretter gerichtet. Dabei schirmte sie ihre Augen mit der Hand ab.

„Ja, Ma'm. Wir wollen eurem Piloten die letzte Ehre erweisen und bei ihm wachen." Sie konnte das Gesicht des Mannes nicht wirklich erkennen, aber er klang wie jemand, der es gewohnt war, Befehle zu erteilen.

Andrew stieg in den Passagierraum des Helikopters und stellte sein schweres medizinisches Equipment vor einem der Sitze ab. Dann griff er nach dem Rucksack, der vor dem Helikoptereinstieg deponiert lag. Daraus zog er eine dicke Fleecejacke hervor, die er Harriet reichte. „Hier, dir ist bestimmt kalt." Dankbar zog sich Harriet die Jacke über und informierte Andrew gleichzeitig über alles, was sie von Peter erfahren hatte.

„Gut, dass Matt und Nigel Adele persönlich informieren. Es wird schwer für sie sein. Wir sollten auch bei ihr vorbeigehen, wenn wir zurück sind."

Harriet nickte schweigend. Das war das Mindeste, was sie für Nicks Witwe tun konnten.

„So", meinte Andrew. „Ich schaue mal, ob ich unseren Kollegen da draußen helfen kann."

„Ich komme mit", bot Harriet an.

„Das ist nicht nötig. Bleib besser im Trockenen. Im Gegensatz zu dir habe ich im Tal Regenklamotten anziehen können."

Das Team hatte eindeutig Übung im Aufstellen der Zelte. Der Wind und Regen störten sie dabei kaum. Ratzfatz waren vier Zelte aufgestellt, in denen Campingleuchten ein warmes Licht verbreiteten. Eines war ein bisschen größer, sodass fünf Leute gut darin Platz fanden. Dieses wurde Andrew und Harriet zugewiesen. Es wurde Tee ausgeschenkt und Sandwiches herumgereicht. Dabei lernte Harriet Hugh, Carl und Anni kennen. Im Gespräch stellte sich heraus, dass sie sich schon mal bei einem früheren Einsatz begegnet waren. Aber meistens verliefen Rettungen so zügig, dass der Kontakt nur flüchtig war.

„Es tut mir leid, dass ihr euern Freund verloren habt", sagte Carl ernst. „Mit einem plötzlichen Herzversagen bei einem der Kollegen rechnet man während eines Einsatzes am wenigsten."

„Wenn die Umstände andere gewesen wären, hätten wir ihn vielleicht retten können." Niedergeschlagen blickte Andrew in seinen Teebecher.

Mitfühlend legte Anni ihre Hand auf seinen Arm. „Er hatte keine Chance. Ohne Helikopter hätten wir ihn unmöglich vom Berg schaffen und gleichzeitig ständig reanimieren können. Abzubrechen war die einzige menschenwürdige Option. Ihr seid zwar medizinisch top ausgebildet, aber für Wunder ist ein anderer zuständig."

„Wie wahr." Carl holte eine Flasche Whisky aus dem Rucksack und schenkte ihnen allen einen Schluck in kleine Pillenbecher ein. Dann öffnete er das Zelt und reichte die Flasche den Kollegen im Nachbarszelt weiter. „Auf Nick!", sagte Carl, nachdem er sich wieder hingesetzt hatte, und hob seinen Becher an. Die anderen schlossen sich dem Trinkspruch an und kippten den Whisky auf ex hinunter. Die rauchig schmeckende Flüssigkeit kratzte erst heftig in Harriets Kehle. Doch Sekunden später fühlte sie die Wärme, die sich samtig von ihrem Hals bis hinunter in den Bauchraum ausbreitete.

Sie blieben bis in die frühen Morgenstunden wach und erzählten von Nick und ihren Einsätzen. Das garstige Wetter, das an ihrem Zelt rüttelte, störte Harriet dank der Gesellschaft nicht mehr. Zwischendurch erhielt sie eine SMS von Tom, der wissen wollte, ob sie okay war. Der Akku ihres Handys reichte gerade noch, um ihm eine kurze Mitteilung zu schicken. Irgendwann forderte die Müdigkeit ihren Tribut, und Harriet nickte in einen der Schlafsäcke gehüllt ein.

Die Rotorengeräusche eines sich nähernden Helikopters weckten sie am nächsten Morgen. Andrew hatte das Zelt bereits verlassen, und auch Anni und Hugh rappelten sich gerade aus ihren Schlafsäcken auf. Nur Carl schnarchte unbekümmert weiter.

Harriet streckte den Kopf aus dem Zelt und stellte fest, dass der Regen nachgelassen hatte und die Wolkendecke deutlich höher lag als gestern. Sie konnte sogar den See im Tal erkennen. Wie eine dicke Hummel im Tarnkostüm kam der weiß-gelb-grüne Helikopter der Great North Air Ambulance angeflogen und setzte unweit von ihnen auf dem Boden auf. Die Tür öffnete sich, und ein Mann kletterte in geduckter Haltung aus der Passagierkabine, bevor der Helikopter auch schon wieder abhob. Als der Typ näher kam und dabei seinen Helm auszog, erkannte Harriet Luke. Er war Pilot bei der Basis in Eaglescliffe. „Hey, ich habe gehört, ihr wollt nach Hause", begrüßte er sie. Dann wurde sein Blick ernst. „Tut mir leid, was geschehen ist. Nick war ein hervorragender Pilot und ein feiner Kerl."

„Ja, das war er", bestätigte Andrew, während Harriet noch mit dem Kloß in ihrem Hals kämpfte. Automatisch wanderte ihr Blick zum Helikopter, wo Nick auf seine Heimreise wartete.

„Wenn ihr so weit seid, können wir von mir aus gleich los", meinte Luke.

„Gib uns ein paar Minuten", bat Harriet. Sie wollte zuvor den Bergrettern beim Zusammenpacken helfen. Ohne deren Hilfe wäre es eine ziemlich kalte Nacht geworden.

„Klar, lasst euch Zeit. Ich mache den Heli inzwischen schon mal startklar."

14. Kapitel

Zurück in der Basis, wartete nicht nur ein Leichenwagen, sondern auch Nicks Frau Adele auf sie. In der Hand hielt Adele ein zerknülltes Papiertaschentuch, als sie, begleitet von Matt und Nigel, aus der Einsatzzentrale trat. Ihr Gesicht war aschfahl, die Augen verquollen vom Weinen. Harriet ging auf sie zu und umarmte sie spontan. „Es tut mir so leid, Adele", sagte sie leise. Nicks Frau war nur wenige Jahre älter als sie selbst. Es musste die Hölle sein, einen geliebten Menschen so zu verlieren. Keine letzten Worte, kein Abschied. Nick war von jetzt auf gleich einfach nicht mehr da.

Durch den dünnen Stoff von Adeles schwarzem Kleid konnte Harriet das leichte Zittern ihres Körpers spüren. Sie strich Adele ein letztes Mal tröstend über den Arm und gab sie wieder frei. Auch Andrew sprach ihr sein Beileid aus. Adele nickte kaum merklich und ging an ihnen vorbei zum Helikopter, wo Luke gerade alles vorbereitete, um Nicks Leiche auszuladen. Sanft zog Harriet Adele etwas beiseite, damit Andrew Luke beim Ausladen helfen konnte. Es herrschte eine beklemmende Stille, keiner sprach ein Wort. Lediglich das mechanische Geräusch der Trage, die über die Schiene herausgezogen wurde, war zu hören. Kaum hatten sie Nick im Freien, gab Andrew den Bestattern ein kurzes Zeichen zu warten. Er wollte Adele die Möglichkeit geben, ihren Mann zu sehen, bevor er zum Aufbahrungsort gebracht wurde. Sachte zog er das Tuch von Nicks Oberkörper. Die Tränen liefen Adele übers Gesicht, als sie ihre Hand an Nicks Wange legte. „Du kannst mich doch hier nicht allein zurücklassen", wisperte sie in purer Verzweiflung. „Warum tust du mir das an?"

Selbst erschüttert, legte Harriet ihren Arm tröstend um Adeles Schultern. Sie wusste, es machte keinen Sinn, Adele darauf hinzuweisen, dass es nicht Nicks Entscheidung gewesen war. Die Frau stand verständlicherweise völlig neben sich. Nach ein paar Minuten schien Adele so weit zu sein. „Es ist okay. Sie können ihn jetzt mitnehmen", sagte sie mit bebender Stimme.

Die beiden Bestatter begannen mit ihrer Arbeit, während Adele sich mit tränenverschleierten Augen an Andrew wandte. „Ich weiß, dass mein Mann auf dem Berg einen Herzstillstand hatte. Aber ich will nun ganz genau wissen, was vorgefallen ist."

„Natürlich. Lass uns dazu reingehen."

Matt und Nigel begleiteten sie ebenfalls in den Besprechungsraum. Während Peter und Matt alle mit Tee versorgten, erkundigte sich Harriet bei Adele nach ihrem Sohn. Sie wunderte sich still, dass er an diesem schweren Tag nicht an der Seite seiner Mutter war. „Chris ist aus beruflichen Gründen in der Schweiz und konnte keinen früheren Flug buchen. Heute Abend wird er zurück sein", beantwortete Adele ihre Frage. Dabei fiel Harriet auf, dass Adele ihr kaum in die Augen schauen konnte.

Andrew räusperte sich. Mit neutraler Stimme begann er zu erzählen, was sich am Vortag ereignet hatte. Schweigend hörte Adele zu, ihr Gesicht zeigte dabei keine Regung. „Es tut mir sehr leid, Adele", endete Andrew schließlich.

Außer dem Geräusch einer wütend surrenden Fliege, die einen aussichtslosen Kampf mit der Fensterscheibe ausfocht, herrschte Stille im Raum. Adele hatte die ganze Zeit über mit gesenktem Kopf dagesessen. Nun hob sie langsam den Blick und richtete ihn zuerst auf Andrew, dann auf Harriet. „Ihr habt ihn einfach so sterben lassen", stieß sie fassungslos hervor.

Harriet wollte nach Adeles Hand greifen, doch sie zog sie so schnell weg, dass Harriet ins Leere griff. „Nein, Adele!", wehrte sich Harriet entschieden. „Nick ist gestorben, als wir uns um die Patientin weiter oben am Berg gekümmert haben. Wir haben nicht mitbekommen, dass sein Herz stehen geblieben ist …"

„Ihr hättet ihn reanimieren können", fiel Adele ihr aufgebracht ins Wort. Energisch wischte sie sich weitere Tränen von den Wangen.

„Wie ich zuvor gesagt habe: Das haben wir versucht", erinnerte Andrew sie nachsichtig. „Fakt ist, er zeigte keinerlei Lebenszeichen. Und selbst wenn wir es geschafft hätten, ihn zurückzuholen, wären seine Überlebenschancen gleich null gewesen. Ohne Piloten gab es keine Möglichkeit, ihn in ein Krankenhaus zu bringen. Ich verstehe, dass es für dich sehr schwer zu akzeptieren ist, aber …"

„Ihr könnt erzählen, was ihr wollt", unterbrach ihn Adele. Dann richtete sie sich direkt an Matt: „Ich verlange eine genaue Untersuchung des Vorfalls. Das seid ihr meinem Mann schuldig."

„Selbstverständlich", willigte Matt ein.

Damit erhob sich Adele und verließ ohne ein weiteres Wort die Basis. Harriet war wie vor den Kopf gestoßen, und auch Andrew kämpfte mit seinen Emotionen.

„Sie ist in Trauer und weiß nicht, wohin mit ihren Gefühlen", versuchte Matt, die Situation zu erklären. „Auch ihr zwei braucht jetzt erst mal Ruhe. Geht nach Hause, schlaft euch aus, und morgen sehen wir weiter."

Nie war Harriet lieber aus ihrem Overall geschlüpft als heute. Frustriert über diesen Einsatz, hätte sie am liebsten den Spind zugeknallt, aber das brachte Nick auch nicht zurück. Sie fühlte sich völlig zerschlagen, als sie kurz darauf in ihrer Alltagskleidung die Basis zusammen mit Andrew verließ. Gemeinsam gingen sie Richtung Parkplatz. Die Erschöpfung war Andrew deutlich ins Gesicht geschrieben. „Denkst du, ich habe eine falsche Entscheidung getroffen?", fragte Andrew, als sie bei ihren Wagen angekommen waren.

Harriet legte die Arme auf das Dach ihres Minis und sah Andrew direkt an. „Ich habe die Entscheidung mitgetragen, Andrew, und das tue ich noch. Ohne Helikopter und ohne Einsatzfahrzeug … wir hatten einfach keine Chance. Es fällt mir auch schwer, es zu akzeptieren, aber ich sehe nach wie vor nicht, was wir unter den gegebenen Umständen anderes hätten tun können."

Er nickte bedrückt. „Danke, Harriet. Komm gut nach Hause."

„Ja, du auch."

Endlich zurück in ihrem Cottage, zog Harriet die Jacke aus, legte ihr Handy auf die Kommode neben dem Eingang und ging nach oben in ihr Schlafzimmer. Obwohl es mitten am Tag war, zog sie die Vorhänge zu und legte sich ins Bett. Sie fühlte sich emotional so ausgelaugt, dass selbst ihr Kopf und ihre Muskeln schmerzten. Schlaf war alles, was sie wollte. Doch sie war zu aufgewühlt, um zur Ruhe zu kommen. Stattdessen stand sie wieder auf, holte ihren Laptop und schlüpfte damit zurück unter die Decke, wo sie den Bericht zu schreiben begann. Wenn sie das erledigt hätte, müsste sie es in Gedanken nicht ständig wieder durchgehen und könnte vielleicht loslassen. Sie brauchte ewig, denn immer wieder grübelte sie über das Geschehene nach, formulierte um und gab sich Mühe, nichts zu beschönigen, sondern einfach aufzuführen, was passiert war. Obwohl sie im Bett saß, war ihr kalt, und mit der Zeit flimmerten die Buchstaben vor ihren Augen. Sie klappte den Deckel des Laptops zu und rappelte sich auf, um sich in der Küche einen Tee zu kochen. Während sie darauf wartete, dass der Kessel zu pfeifen begann, prüfte sie den Heizkörper. Das hätte ihr gerade noch gefehlt, dass die neue Heizung auch schon streikte. Aber daran lag es nicht, er war warm. Vermutlich war sie einfach übermüdet und fror deshalb. Das würde auch ihre schmerzenden Glieder erklären. Mit der heißen Tasse Tee kehrte sie zurück in ihr Schlafzimmer und schrieb noch eine E-Mail an die Bergrettung, um sich für die Anteilnahme und Hilfe zu bedanken. Schließlich legte sie den Laptop weg und versuchte, doch noch etwas Schlaf zu finden.

„Du brauchst keine Angst zu haben, das ist bloß ein Gewitter." Nicks Stimme drang knisternd über die Kopfhörer an ihr Ohr. Er schien überhaupt nicht besorgt, sondern eher aufgekratzt zu sein. Harriet saß wie immer auf dem Co-Pilotensitz im

Rettungshelikopter. Doch anders als sonst gruben sich ihre Finger verkrampft in das Sitzpolster. Blitze flammten vor ihr auf, und schwarze Wolken schienen den Helikopter förmlich zu verschlingen.

„Nick, bitte!", rief sie panisch. „Können wir nicht landen?"

Ein weiterer Blitz ließ Nicks Gesicht unheimlich aufleuchten. Er grinste wie ein Irrer. Plötzlich zuckte sein Körper unkontrolliert wie bei einem Epilepsieanfall und sackte am Ende über dem Steuerknüppel zusammen. Der Helikopter begann, sich wild zu drehen, und Harriet sah den Boden immer näher kommen. Sie schrie und schrie …

Schweißgebadet schreckte Harriet aus dem Albtraum auf. Draußen war es mittlerweile dunkel geworden. Regen prasselte an die Fensterscheibe. Kein Wunder, dass sie da von einem Gewitter träumte. Der Wecker neben ihrem Bett zeigte zwei Uhr dreißig. Na, zumindest hatte sie ein paar Stunden geschlafen. Besser fühlte sie sich deswegen allerdings nicht. Ihr Hals kratzte grässlich, und die Gliederschmerzen waren schlimmer geworden. Das war wohl doch eher eine dicke Erkältung als emotionale Erschöpfung. Die Reaktion ihres Körpers erstaunte sie nicht wirklich, da sie in den nassen Klamotten auf dem Berg ziemlich gefroren hatte. Mühsam schleppte sie sich ins Badezimmer. Das Fieberthermometer bestätigte, was sie befürchtet hatte. Sie nahm ein Paracetamol aus ihrem Medikamentenschrank, machte sich eine Wärmflasche und legte sich zurück ins Bett. Immer, wenn der Schlaf sie wieder einholte, träumte sie wirres Zeug. Sie stand gerade vor Nicks Sarg, da hörte sie laute Klopfgeräusche. Adele schaute sie von der anderen Seite des Sarges anklagend an. „Hörst du ihn nicht?! Er lebt noch! Nun tu doch was!"

Das Klopfen wurde immer lauter, und jemand rief ihren Namen. Erschrocken riss Harriet die Augen auf. Durch ihr Schlafzimmerfenster drang Tageslicht, demnach war es bereits Morgen. Irgendwer hämmerte gegen ihre Haustür. Wer immer das war, musste der so einen Krach machen? Mühsam schleppte sie sich aus dem Bett, zog sich einen Bademantel über und ging zur Tür. Mit sorgenvoller Miene stand Tom davor. „Hey, warum gehst du nicht an dein Handy?" Er stutzte und musterte sie von Kopf bis Fuß. „Himmel, was ist denn mit dir passiert? Du siehst schrecklich aus."

„Und dabei habe ich mir solche Mühe gegeben, mich hübsch zu machen." Es kitzelte in ihrer Nase. Rasch griff sie in die Seitentasche ihres Morgenmantels, um noch rechtzeitig ein Taschentuch vor die Nase halten zu können, ehe sie kräftig niesen musste.

„Gesundheit", kommentierte Tom. „Du gehörst ins Bett, Harriet."

„Da war ich auch, bevor jemand meine Tür einzuschlagen drohte." Wieder musste sie niesen. Danach hielt sie sich den schmerzenden Kopf.

„Kümmert sich jemand um dich?", fragte Tom und linste über ihre Schulter. „Ist deine Mum da?"

„Nein, ich komme schon …" Ein Hustenanfall verschluckte den Rest ihres Satzes.

„Ja, sicher." Tom drängte sich an ihr vorbei ins Cottage. „Leg dich ins Bett. Ich packe dir ein paar Sachen zusammen, dann kommst du zu uns."

„Das ist nicht nötig", protestierte Harriet lahm. Sie folgte Tom die Treppe hinauf und legte sich mitsamt dem Morgenmantel wieder hin. Ihr war so kalt, dass sie zitterte. Erschöpft, wie sie war, bekam sie nicht mal mit, wie Tom ihre Sachen zusammensuchte. Irgendwann fühlte sie seine Hand an ihrer Stirn und öffnete die Augen.

„Komm, deine Sachen sind bereits im Wagen. Ich nehme auch gleich deine Decke mit, damit du es warm hast während der Fahrt. Schaffst du es allein nach unten, oder soll ich dich tragen?"

Stirnrunzelnd sah sie ihn an. „Du bist eine Nervensäge. Kannst du mich nicht einfach liegen und sterben lassen?"

Tom lachte leise. „Du hast bloß einen Infekt, daran stirbst du schon nicht. Soll ich dich tragen?", bot er erneut an.

„Verlockend, aber ich schaffe das schon", brummelte sie und kämpfte sich aus dem Bett. Suchend schaute sie sich nach ihrem Laptop um. Sie wollte später Matt den Bericht noch schicken. Als sie ihn nicht neben dem Bett liegen sah, fragte sie Tom.

„Den habe ich bereits eingepackt. Ich dachte, du brauchst ihn vielleicht."

„Danke", murmelte sie und ging einen Schritt Richtung Tür. Das Zimmer begann, sich zu drehen. Schnell schloss sie die Augen und wartete einen Moment, bis der Schwindel nachließ. Tom bemerkte es gottlob nicht, da er mit ihrer Decke bereits auf dem Weg nach unten war. Ansonsten hätte er bestimmt auf seine *Tarzan rettet Jane*-Nummer bestanden. So weit kommt es noch, knurrte sie innerlich.

Bevor Harriet das Cottage verließ, erinnerte sie sich an die für heute geplante Besprechung. In diesem Zustand würde sie nicht daran teilnehmen können. Zerknirscht schnappte sie sich ihr Handy von der Kommode, damit sie Matt später Bescheid geben konnte. Nachdem Tom sich versichert hatte, dass sie es warm und bequem hatte, startete er den Motor seines Wagens. Unterwegs zückte Harriet ihr Handy, nur um feststellen zu müssen, dass ihr Akku leer war. „Mist“, schimpfte sie leise. „Ich habe gestern vergessen, mein Handy anzuschließen.“

„Du kannst es bei uns aufladen.“ Tom warf ihr einen kurzen Seitenblick zu. „Deswegen konnte ich dich die ganze Zeit über nicht erreichen. Ich habe dich bestimmt zwanzig Mal angerufen.“

„So oft?“, krächzte sie heiser.

„Ich habe mir Sorgen gemacht.“ Dann erinnerte er sich, dass sie telefonieren wollte. „Musst du jemandem Bescheid geben, wo du steckst?“

„Meinem Chef.“

Tom griff nach seinem Handy in der Jackentasche und entsperrte es, ehe er es ihr weiterreichte. „Hier.“

Nach dem kurzen Telefonat mit Matt gab sie Tom das Handy zurück. Ihr Kopf schmerzte so sehr, dass sie während der restlichen Fahrt die Augen geschlossen hielt. Sie brauchte dringend noch ein Paracetamol.

„Wir sind da“, hörte sie Tom sagen. Sie musste weggedöst sein, denn sie hatte nicht bemerkt, wie er den Motor ausgeschaltet hatte.

„Seit wann darfst du eigentlich wieder Auto fahren?“, ächzte sie und versuchte, sich aus der Decke zu schälen.

„Wer sagt denn, dass ich das darf?“ Schelmisch zwinkerte Tom ihr zu.

„Was?!“

Amüsiert lachte er auf. „Du hättest eben dein Gesicht sehen sollen. Natürlich darf ich fahren. Immerhin ist der Gips seit Anfang der Woche ab.“ Tom stieg aus dem Wagen und erschien Sekunden später auf Harriets Seite, um ihr die Decke abzunehmen.

„Scherzkeks“, grummelte sie und folgte ihm ins Haus.

Zumindest sah Maisie heute von ihrem üblichen Begrüßungsritual ab. Sie schnüffelte lediglich an ihrer Hand und winselte leise.

Langsam schleppte Harriet sich die Treppe hinauf. Hatte das blöde Teil eigentlich immer schon so viele Stufen? Sie keuchte wie eine alte Dampflokomotive, als sie es nach oben geschafft hatte. Automatisch wollte Harriet an den ersten beiden Zimmern vorbei Richtung Gästezimmer am Ende des Flurs gehen. Doch Tom hielt sie an der Schulter zurück. „Nimm mein Bett. Ich weiß, dass dir Archie nicht geheuer ist, und mir wird er nichts tun.“ Er wartete ihren Protest gar nicht erst ab, sondern warf gleich ihre Decke auf das Bett und schnappte sich im Gegenzug seine. „Ich bringe die mal nach nebenan“, sagte er. „Bin gleich zurück.“

Ohne sich aus ihrem Morgenmantel zu schälen, kroch Harriet unter die Decke und zog Toms Kopfkissen eng zu sich heran.

„Ähm, das wollte ich dir eigentlich noch frisch beziehen“, meinte Tom, der schon wieder neben ihr stand. Hatte der Mann Flügel?

„Nicht nötig“, murmelte sie zufrieden. „Du hast nicht zufälligerweise noch ein Paracetamol für mich?“

„Klar.“ Er verschwand wieder aus ihrem Sichtfeld und kehrte gleich darauf mit der Tablette und einem Glas Wasser zurück. „Hier.“

„Danke.“ Harriet schluckte das Medikament und legte sich gleich zurück auf die Matratze.

„Jetzt schlaf eine Weile. Ich schaue später noch mal nach dir“, hörte sie ihn noch sagen, bevor sie nichts mehr um sich herum wahrnahm.

Das nächste Mal, als sie aufwachte, fühlte sich ihr Kopf immer noch bleischwer an. Zumindest hatte sie keine Albträume mehr gehabt. Sie drehte sich herum und blickte direkt in Poppys strahlendes Gesicht. „Endlich bist du wach! Dad hat für dich Hühnersuppe gekocht, das hilft bei mir immer, wenn ich krank bin. Ich hole dir einen Teller davon, ja?“

Eigentlich hatte Harriet gar keinen Hunger, aber die Kleine war schon aus dem Zimmer gesaust. Harriet kuschelte sich noch etwas tiefer in ihre Decke. Es war schön, umsorgt zu werden, und erinnerte sie irgendwie an die Zeit, als sie selbst noch ein Kind gewesen war. Ihre Mum hatte ihr damals auch immer Hühnersuppe gekocht. Es dauerte nicht lange, da hörte sie Poppy flüstern: „Aber sie war wach, Dad, ehrlich.“

Schmunzelnd drehte sich Harriet herum. „Ich bin wach.“

„Ja, weil wir dich geweckt haben. Entschuldige“, seufzte Tom. „Wie fühlst du dich?“

„Irgendwie krank“, schniefte Harriet und griff nach einem Taschentuch. „Es ist wirklich lieb von euch beiden, dass ihr euch um mich kümmert.“

„Das ist wohl das Mindeste. Komm, setz dich auf, dann kannst du etwas Suppe löffeln.“

Kaum hatte Harriet sich aufgerappelt, legte Poppy auch schon ein hölzernes Frühstücksbrett über ihre Beine. „Das ist das Beste am Kranksein“, erklärte sie dabei. „Man darf im Bett essen.“

„Und man kriegt es auch gleich noch serviert", stimmte Harriet ihr zu. „Da drin steckt aber nicht etwa Espresso, oder?", fragte sie und deutete mit dem Löffel auf die kleine Schüssel.

Verwirrt runzelte Tom die Stirn. „Ich tu doch keinen Kaffee in eine Suppe."

„Sie meint *unsere* Espresso", erklärte ihm Poppy und warf ihm einen Blick zu, als wäre er schwer von Begriff. „Aber da musst du keine Angst haben, Harriet. Wir essen unsere Hühner nicht. Nicht mal den Hahn, der ständig kräht, wenn wir noch schlafen wollen."

„Da bin ich ja beruhigt." Mehr, um den beiden einen Gefallen zu tun, schob sie sich etwas Suppe in den Mund. Hunger hatte sie wirklich keinen. Die Brühe schmeckte erstaunlich gut. Und so verschwand am Ende doch etwas mehr als die Hälfte der Portion.

„Brauchst du noch etwas?", fragte Tom. „Ansonsten lassen wir dich weiterschlafen."

„Danke, ich habe alles." Harriet legte sich wieder zurück und schaute zu, wie Tom Poppy mit sich aus dem Schlafzimmer zog.

„Aber …", begann Poppy.

„Nichts aber. Du kannst zu Harriet, wenn sie sich besser fühlt. Das habe ich dir doch schon vorhin erklärt", hörte Harriet Tom flüstern. „Zudem hast du noch Hausaufgaben, die auf dich warten."

„Oh Mann", maulte das Mädchen. Leise schloss Tom die Tür hinter sich.

Die Geräusche im Haus lullten Harriet wieder in den Schlaf. Als sie das nächste Mal die Augen öffnete, fühlte sie sich wesentlich besser. Tageslicht fiel durch das Fenster. Sie wollte auf ihr Handy blicken, um zu schauen, wie spät es war. Aber es lag nicht auf dem Nachtschränkchen. Vermutlich hatte sie es unten liegen lassen. Sie ging kurz ins Bad, wo jemand bereits ein frisches Handtuch für sie hingelegt hatte. Als sie in den Spiegel blickte, erschrak sie über die verschwitzte und blasse Frau, die ihr da entgegenblickte. Dafür leuchtete ihre Nase so rot wie jene von Rudolf dem Rentier. Das Durcheinander an Locken auf ihrem Kopf glich einem Wischmopp. Ein Wunder, dass der Spiegel bei dem Anblick, den sie bot, nicht gleich beschlug. Höchste Zeit für eine Dusche.

Hinterher fühlte sie sich zwar erschöpft, aber zumindest wieder wie ein menschliches Wesen. In den Sachen, die Tom für sie eingepackt hatte, fand sie einen zweiten Pyjama sowie ein T-Shirt, ein Paar Jeans, ein Sweatshirt und saubere Unterwäsche. Letzteres war zwar notwendig, aber auch ein bisschen irritierend. Was er wohl gedacht hatte, als er in ihrer Unterwäsche gestöbert hatte? Harriet rollte mit den Augen. Nur weil sie damals seine Unterwäsche genauer betrachtet hatte – und das natürlich nur aus beruflichem Interesse –, hieß das noch lange nicht, dass ihn ihre ebenfalls interessierte. Sie griff nach dem sauberen mintgrünen Pyjama aus leichtem Flanellstoff und einem Paar Socken. Wieder halbwegs vorzeigbar, legte sie sich den Morgenmantel um, bevor sie sich auf den Weg in die Küche machte. Sie brauchte dringend eine Tasse Tee und wollte auch nach ihrem Handy sehen. Es war still, als sie in den Flur hinaustrat. Bestimmt war Poppy bereits in der Schule. Die Tür zu Toms Büro stand offen. Er arbeitete an seinem Computer und registrierte sie erst, als sie schon eine Weile im Türrahmen stand. „Oh, hey, Harriet. Wie geht es dir?", fragte er und stand von seinem ledernen Sessel auf.

„Danke, schon besser. Aber ich will dich nicht stören, du bist am Arbeiten. Darf ich mir in der Küche einen Tee machen?"

„Nein, aber du darfst frühstücken", sagte er gut gelaunt und trat hinter seinem Bürotisch hervor. „Ich brühe dir gleich einen frischen Tee auf. Besser, du schonst dich noch etwas."

„Na ja, den Teekessel aufzusetzen, würde mich jetzt nicht gerade überfordern", neckte sie ihn. „Ist Poppy schon in der Schule?" Schlurfend folgte Harriet ihm in die Küche.

„Ja. Sie behauptete zwar, auch ein Kratzen im Hals zu spüren, aber das war eher, weil sie bei dir bleiben wollte. Sie mag dich." Tom bedeutete ihr, sich auf die Bank zu setzen. „Ich hole dir gleich noch eine Wolldecke."

„Ich mag Poppy auch." Verwundert und irgendwie gerührt schaute sie zu, wie er kurz darauf die Decke über ihren Beinen ausbreitete. „Danke. Es fühlt sich gut an, so umsorgt zu werden", gestand sie leise. Ihre Blicke hielten sich kurz aneinander fest, bevor der Teekessel pfiff und Tom das Wasser in eine Kanne goss. Einen Moment lang schwiegen sie beide. Um von sich abzulenken, erkundigte Harriet sich nach seiner Arbeit und ob er den Abgabetermin vom Verlag einhalten könne.

„Ich bin im Endspurt, das sollte eigentlich klappen", antwortete er und steckte zwei Scheiben Brot in den Toaster. „Danach habe ich etwas Luft, bis das Lektorat durch ist mit dem Text. Die Zeit will ich nutzen, um mit Poppy ihr Zimmer zu renovieren. Es soll etwas erwachsener werden." Nachdem

Tom ihnen beiden eine Tasse Tee eingeschenkt und diese auf dem Tisch platziert hatte, gab er die heißen Toastscheiben auf einen Teller. Diesen stellte er ebenfalls vor Harriet hin. „Möchtest du ein Ei dazu?"

„Nein, danke. Ich bin nicht so hungrig." Dennoch bestrich sie einen Toast mit etwas Butter und Honig. Dann blickte sie ihn ernst an. „Danke auch dafür, dass du neulich Nacht für mich da warst. Es war beängstigend, bei dem Wetter so allein auf dem Berg zu sein … nach allem, was passiert war. Das hatte ich definitiv unterschätzt." Sie biss eine Ecke des Toasts ab.

„Gern. Seinen Arbeitskollegen auf diese Weise zu verlieren, muss fürchterlich sein."

Harriets Augen begannen zu brennen, und sie versuchte mit Blinzeln, die aufkommenden Tränen zurückzudrängen. Aufgewühlt legte sie den Toast wieder auf den Teller. Sie brachte kein Wort heraus. Tom stand auf und setzte sich neben sie auf die Bank. Wortlos legte er seinen Arm um ihre Schultern und zog sie an sich heran. „Es tut mir so leid", wisperte er in ihr Haar.

Sie lehnte sich an ihn und wehrte sich nicht länger gegen die Tränen. Nach einer Weile beruhigte sie sich etwas und griff in die Tasche ihres Morgenmantels, um ein Taschentuch herauszuklauben. Schniefend putzte sie sich die Nase. „Entschuldige. Jetzt heule ich dir schon am Morgen die Ohren voll."

„Dafür sind Freunde da. Ich bin schier durchgedreht, weil ich in jener Nacht zum Nichtstun verdammt war."

Harriets Handy summte auf der Küchentheke, wo es an eine Steckdose angeschlossen war. Tom stand auf und reichte es ihr. Auf dem Display erschien die Nummer der Einsatzzentrale der Great North Air Ambulance. „Da muss ich ran", sagte sie und nahm den Anruf entgegen. Es war Matt. Anscheinend hatte er schon mehrfach versucht, sie zu erreichen. „Entschuldige, mein Akku war leer. Ja, mir geht es besser", antwortete sie auf seine Frage nach ihrem Gesundheitszustand.

„Da bin ich froh. Hör mal, wäre es möglich, dass du mir deinen Bericht zu Nick so schnell wie möglich zukommen lässt? Die Dinge entwickeln sich etwas unschön." Es war nicht typisch für Matt, herumzudrucksen und nicht gleich zu sagen, was Sache war.

„Was ist passiert?", fragte Harriet daher direkt.

„Adele will allem Anschein nach unsere eigene Untersuchung gar nicht erst abwarten. Sie hat bei der Polizei Anzeige wegen unterlassener Hilfeleistung durch Andrew und dich eingereicht."

„Wie bitte?!", keuchte Harriet.

„Andrew ist deswegen auch schon ziemlich durch den Wind. Aber glaub mir, uns ist klar, dass ihr alles getan habt, was in eurer Macht stand. Wir stehen voll und ganz hinter euch. Der Polizei habe ich bereits mitgeteilt, dass du krank bist. Kann sein, dass sie trotzdem bei dir zu Hause vorbeischauen … wegen der Befragung."

„Da bin ich im Moment nicht. Ich bin bei Tom, einem Freund." Harriets Herz klopfte bis zum Hals. „Brauche ich einen Anwalt?"

„Ich bin bereits dabei, das mit unserem Rechtsschutz zu klären. Daher brauche ich auch so rasch als möglich deinen Bericht. Es tut mir so leid, Harriet. Ich hoffe, Adele beruhigt sich und merkt selbst, dass sie übers Ziel hinausschießt." Er verabschiedete sich vorerst und versprach, sich zu melden, sobald er wusste, wie sie weiter vorgehen wollten.

„Das ist jetzt nicht ihr Ernst", entgeisterte sich Tom, nachdem Harriet ihr Handy auf den Tisch neben ihren Teller gelegt hatte. Er hatte genug von dem Gespräch mitbekommen, um sich ein Bild machen zu können, was los war. Nach dem ersten Schrecken hatte Harriet sich wieder etwas gefasst.

„Ich habe den Bericht bereits vorgestern geschrieben. Er ist auf meinem Laptop. Ich sollte ihn aber noch mal durchlesen, bevor ich ihn meinem Chef sende. Darf ich ihn dir mailen, damit du ihn ausdrucken kannst? In gedruckter Form sehe ich die Fehler besser als auf dem Bildschirm."

„Klar. Wenn es dir hilft, kann ich ihn gern gegenlesen", bot Tom an. „Ich meine natürlich nur, wenn es nicht top secret ist, und vom medizinischen Kram verstehe ich sowieso nichts ..."

„Das wäre super", unterbrach sie sein Gestammel. „Rechtschreibung ist nicht so mein Ding, da bist du bestimmt besser." Harriet stand von der Bank auf, um ihren Laptop zu holen. Ihre Beine fühlten sich etwas zittrig an, was eher dem Schock der Anzeige als dem Infekt zuzuschreiben war. Sie hatte schon gehört, dass Angehörige oder Patienten Anwälte beauftragt hatten, aber noch nie war sie selbst davon betroffen gewesen. Zudem war Nick nicht einfach irgendein fremder Patient gewesen. Wie konnte Adele auch nur im Entferntesten annehmen, sie hätten für ihn nicht alles getan, was möglich war?

Nachdenklich blickte Tom Harriet hinterher. Beim Telefonat mit Matt war sie kreidebleich geworden. Dabei hatte sie gerade erst wieder etwas Farbe bekommen. Es ging ihm gründlich gegen den Strich, dass sie sich jetzt schon mit so etwas herumschlagen musste. Der Verlust ihres Arbeitskollegen war doch schlimm genug. Bei allem Mitgefühl für Nicks Frau, die Polizei einzuschalten, war seiner Meinung nach einfach nur absurd. Mit einem tiefen Seufzer erhob er sich von seinem Stuhl und ging ins Büro, wo er auf Harriets E-Mail wartete. Als das letzte Blatt ausgedruckt war, kehrte er zurück in die Küche. Harriet saß bereits wieder am Tisch, vor sich den aufgeklappten Laptop. „Hier", sagte Tom und reichte ihr den Bericht.

„Danke. Stört es dich, wenn ich ihn in der Küche überarbeite?"

„Ja, denn du gehörst ins Bett", knurrte er missbilligend.

„Mir geht es gut", behauptete sie.

„Das glaube ich erst, wenn du richtig gefrühstückt hast."

„Okay, ich esse was, während du meinen Bericht korrigierst. Deal?"

„Deal." Daraufhin schob sie ihm den Bericht über den Tisch zu. Er setzte sich ihr gegenüber und begann, mit dem Kugelschreiber seine Korrekturen hineinzukritzeln. Mühsam versuchte er, sich lediglich auf die Rechtschreibung zu konzentrieren und den Inhalt nicht zu sehr zu berücksichtigen. Er scheiterte kläglich. Tom hatte schon immer eine gute Vorstellungskraft. So sah er Harriet und ihren Kollegen direkt vor sich, wie sie um das Leben ihres Freundes rangen, nur um kurz darauf aufgeben zu müssen. Vielleicht hätten sie eine Chance gehabt, wenn Nick zuvor irgendwie auf sich hätte aufmerksam machen können. Aber so? Tom las Harriets Schilderungen noch ein weiteres Mal durch, um sich besser auf den Text konzentrieren zu können. Dann legte er den Stift beiseite. Zumindest hatte Harriet inzwischen den einen Toast aufgegessen. Sie spülte ihn gerade mit einem Schluck Tee hinunter, der auch nicht mehr wirklich heiß sein konnte. Tom stand auf und setzte den Kessel mit frischem Wasser auf. „Ich bewundere dich und alle, die diesen Job ausüben", sagte er ernst und setzte sich wieder ihr gegenüber. „Die Entscheidungen, die ihr ständig treffen müsst … ich könnte das nicht."

„Wir werden darin ausgebildet und trainieren das auch", erwiderte Harriet. „Weißt du, es ist ein total spannender Job. Kein Tag gleicht dem anderen."

„Du machst das wirklich gern, oder?", fragte Tom und griff nach ihren Tassen, um frischen Tee einzugießen.

„Schon. Natürlich gibt es auch Schattenseiten, aber die hast du in jedem Beruf. Auch im Krankenhaus kannst du Patienten verlieren … oder verklagt werden", fügte sie trocken hinzu. „Ich wünschte nur, Adele würde verstehen, was passiert ist." Sie schwieg einen Moment. „Er wird mir so fehlen, weißt du?", sagte sie traurig. „Die Witze, die er gemacht hat, wie er immer mit angepackt hat, wenn wir noch eine helfende Hand brauchten. Wie er mit den Patienten umgegangen ist. Er hat ihnen immer ein gutes Gefühl gegeben. Bei ihm hatte ich auch nie Angst im Heli. Er war ein verdammt guter Pilot … aber ein lausiger Koch. Wir haben immer darauf geachtet, dass jemand anderer als Nick gekocht hat. Egal was er zubereitet hat, es war nicht genießbar." Ein trauriger Schatten huschte über ihr Gesicht. „Ich habe keine Ahnung, wie die Air Ambulance ohne ihn funktionieren soll." Seufzend griff sie nach ihrem Laptop und gab ihm damit zu verstehen, dass sie sich nun an die Überarbeitung des Berichts setzen wollte.

Tom stellte den Tee neben sie und nahm im Gegenzug ihren Teller an sich, um den Frühstückstisch abzuräumen. Als Harriet Anstalten machte aufzustehen, um ihm dabei zu helfen, schüttelte er den Kopf. „Schreib du deinen Bericht zu Ende."

„Ja, aber du hast doch selbst genügend Arbeit."

„Die läuft mir nicht weg, und je schneller du wieder ins Bett kommst, desto eher wirst du gesund, und ich werde meinen Zimmergenossen wieder los. Mit der Augenklappe schaut Archie irgendwie gruselig aus." Kaum waren die Worte aus seinem Mund, hätte er sie am liebsten zurückgenommen. Er wollte Harriet ja nicht aus dem Haus vertreiben.

„Ich bin bloß noch erkältet. Wenn du mich nach Hause fahren könntest, hast du dein Schlafzimmer wieder für dich", sagte sie prompt und klappte ihren Laptop zu.

„Nicht. Das war nicht so gemeint", hielt er sie auf und legte seine Hand auf ihre.

Wie vom Blitz getroffen, zuckte sie zurück. „Ist schon in Ordnung, Tom. Ich kann in mein eigenes Bett zurück."

„Nein, das geht nicht", knurrte er.

„Aha, und warum nicht?" Ihre blauen Augen sogen ihn wie ein Strudel ein und löschten jeden klaren Gedanken aus seinem Gehirn.

„Weil …" Himmel, ihm wollte einfach nichts Plausibles einfallen. „Weil ich so meine Deadline nicht schaffen würde. Ich würde mir ständig Gedanken machen, wie es dir geht, und könnte mich nicht auf meine Arbeit konzentrieren."

Ihre Pupillen weiteten sich überrascht. Konnte man eigentlich in Augen ertrinken? *Oh Gott, Tom, schau endlich weg!*

Leise Klack-Geräusche vom Küchenfenster aus retteten ihn. „Entschuldige“, raunte er und erhob sich von seinem Stuhl. „Lady Espresso verlangt nach ihrem zweiten Frühstück.“ Mit wenigen Schritten war Tom beim Fenster und ließ das Huhn hereinflattern. Eifrig begann es, unter dem Tisch die Brotkrumen aufzupicken.

„Dann lass mich wenigstens ins Gästezimmer umziehen“, schlug Harriet vor.

„Zu umständlich. Wir müssten die Betten frisch beziehen, und dann ist da auch immer noch Archie.“

„Mit dem ich mich inzwischen angefreundet habe“, versicherte sie ihm. „Ehrlich, ich komme schon klar im Gästezimmer.“

„So wie in der Zeit, wo ich im Krankenhaus war? Da hast du schon mal mein Bett gekapert.“

Harriet verdrehte die Augen. „Hat Poppy sich verplappert?“

Tom schüttelte langsam den Kopf, wobei seine Mundwinkel leicht nach oben wanderten.

„Ich habe doch alles frisch bezogen.“ Harriets Wangen röteten sich leicht. Süß.

„Dein Parfum ist noch in meinem Schlafzimmer geschwebt.“ Abwehrend hob er die Hände. „Ich beklage mich auch gar nicht. Ich mag deinen Duft.“ *Und hätte gern mehr davon*, fügte er gedanklich hinzu. Zu gern hätte er seine Nase in ihrer Lockenpracht versenkt oder in ihrer Nackenbeuge, zwischen ihren … Stopp! Keine gute Idee, sich das auch nur im Entferntesten vorzustellen. Ein verlegenes Lächeln huschte kurz über Harriets Gesicht. Sie wird doch wohl nicht etwa

Gedanken lesen können? Er räusperte sich kurz und meinte dann betont lässig: „Bleib doch noch ein paar Tage. Poppy würde sich bestimmt freuen."

„Ehrlich gesagt bin ich im Moment tatsächlich nicht so gern allein", gestand sie. „Nicht, dass ich nicht zurechtkäme." Nein, natürlich nicht. Amüsiert gab sich Tom alle Mühe, keine Miene zu verziehen.

„Ich würde zu viel darüber nachgrübeln, was geschehen ist", fuhr sie fort. „Wenn du also nichts dagegen hast, bleibe ich noch einen oder zwei Tage."

15. Kapitel

Harriet hatte den Bericht noch am Vortag an Matt geschickt. Dank der Medikamente und reichlich Schlaf hatte sie sich rasch von dem Infekt erholt und wäre eigentlich bereit gewesen, wieder nach Hause zu gehen. Aber sie genoss die Zeit mit Poppy und Tom und beschloss, erst morgen ins Cottage zurückzukehren. Nach dem leichten Lunch, den sie für Tom und sich zubereitet hatte, legte sich Harriet noch mal hin. Erst als sie Geräusche im Haus hörte, die Poppys Rückkehr verkündeten, schlüpfte Harriet in ihre Jogginghose und einen Sweater.

„Ich habe denen gesagt, dass das nicht stimmt, was in der Zeitung steht", hörte Harriet Poppy sagen, als sie gerade die Treppe hinunterging. „Harriet würde niemals jemanden sterben lassen."

Wie angewurzelt blieb Harriet stehen.

„Das hast du gut gemacht, Poppy. Die Leute sind manchmal einfach dumm. Sie schnappen irgendwas auf und nehmen es für bare Münze, obwohl sie die genauen Umstände gar nicht kennen. So verbreiten sie falsche Informationen und können jemandem sehr schaden", hörte Harriet Tom erklären.

„Das ist unfair, Dad. Du schreibst doch auch, kannst du nicht über Harriet etwas Nettes schreiben? Etwas, das stimmt?“

„Na ja, ich bin kein Journalist und schreibe nur Kinderbücher. Mir würde man kaum glauben. Aber weißt du, die Polizei ermittelt jetzt in der Sache. Sie werden Harriets und Andrews Unschuld beweisen, da bin ich mir ganz sicher. Und bis dahin sind wir für Harriet da und sorgen dafür, dass sie von diesem Mist möglichst nichts mitbekommt. Wirf die Zeitung bitte ausnahmsweise in den Müll.“

„Ich möchte es sehen“, sagte Harriet mit fester Stimme und betrat die Küche. Die beiden sahen wie ertappte Diebe aus, als sie sich zu ihr umdrehten. Nur Maisie lag unbekümmert in ihrem Hundebett und döste friedlich vor sich hin.

„Das willst du nicht lesen, Harriet, glaub mir.“ Tom schnappte sich die Zeitung aus Poppys Hand und versteckte sie hinter seinem Rücken.

„Das ist lieb gemeint, aber ich bin alt genug, das selbst zu entscheiden.“ Sie trat vor ihn hin und streckte ihm auffordernd die offene Hand entgegen. Als er keine Anstalten machte, ihr die Zeitung auszuhändigen, gab sie einen missbilligenden Laut von sich und versuchte, hinter seinen Rücken zu greifen. Ruckartig hob er seinen Arm nach oben, sodass das Objekt der Begierde außerhalb ihrer Reichweite war. „Echt jetzt?“, fragte Harriet genervt.

Tom zuckte gleichgültig mit den Schultern, wobei sich sein linker Mundwinkel leicht nach oben verzog. „Poppy!“, rief er, um die Aufmerksamkeit seiner Tochter auf sich zu lenken. Flugs warf er ihr die Zeitung zu. Poppy wiederum fing sie geschickt auf und rannte damit aus der Küche, dicht gefolgt von Harriet. Schon nach wenigen Schritten musste Harriet allerdings stehen bleiben, weil ein Hustenanfall sie ausbremste. Besorgt blieb Poppy stehen und kam ein paar Schritte näher.

„Nicht, Poppy, das ist eine Falle!“, rief Tom seiner Tochter zu, noch bevor Harriet nach dem Mädchen greifen konnte. Poppy quietschte auf und schleuderte die Zeitung Maisie zu, die inzwischen bei der Verfolgungsjagd mitmischen wollte. Die Dogge griff sich ihre Beute und brachte sie im Wohnzimmer in Sicherheit.

„Ihr seid so albern“, keuchte Harriet. „Früher oder später kriege ich das eh zu lesen.“ Sie stützte ihre Hände auf den Knien auf und blickte ins Wohnzimmer. Mit überkreuzten Beinen saß Maisie elegant auf dem Sofa, die Zeitung noch immer in der Schnauze.

„Maisie, komm, bring es mir“, lockte Harriet säuselnd.

„Maisie, nein!“, kam es daraufhin gleichzeitig in strengem Ton von Tom und Poppy. Die Hündin blickte von einem zum anderen, ohne ihre Beute loszulassen.

In diesem Moment klingelte Harriets Handy. Sie zog es aus der Hosentasche und sah Matts Konterfei auf dem Display. „Hey, Matt“, meldete sie sich und bemerkte aus dem Augenwinkel, wie Tom nun seinerseits versuchte, Maisie die Zeitung abzuluchsen.

„Ich habe inzwischen unseren Anwalt erreicht, und der hat auch schon Kontakt mit der Polizei aufgenommen. Denkst du, du bist morgen fit genug, die Befragung durchzustehen? Sie wäre am Vormittag um elf Uhr auf der Polizeistation. Andrews Termin ist zwei Stunden vor deinem.“

„Ja, das geht in Ordnung“, bestätigte sie ihm.

„Da ist noch was“, Matt zögerte.

„Rück schon raus mit der Sprache“, ermutigte sie ihn. „Wenn es um den Zeitungsartikel geht, davon habe ich schon gehört. Allerdings weigern sich meine Aufpasser, ihn mir zum Lesen zu geben“, knurrte sie und warf Tom einen gehässigen Blick zu. Der hatte es mittlerweile geschafft, Maisie mit einem Leckerchen zu bestechen.

„Ähm, ja, genau darum geht es.“ Matt klang so, als wäre ihm unwohl in seiner Haut. „Der Artikel ist völliger Quatsch, aber du weißt, wie die Leute reagieren. Wenn ich dich und Andrew in den Einsatz lasse, bevor das alles geklärt ist, führt das unweigerlich zu Problemen. Es ist meine Aufgabe, euch beide zu schützen, daher bleibt mir im Moment nichts anderes übrig, als euch zu suspendieren. Nur so lange, bis das vom Tisch ist“, beeilte er sich, ihr zu versichern.

„Matt!“, keuchte sie entsetzt auf. „Nein, bitte …“, flehte sie. „Das gibt denen doch nur noch mehr Kanonenfutter. Es würde so aussehen, als hätten wir Nick tatsächlich auf dem Gewissen. Als würden wir unseren Job nicht ordentlich machen. Aber wir haben nichts falsch gemacht!“

„Das musst du mir nicht sagen, Harriet. Ich weiß, dass du eine gute Rettungssanitäterin bist. Wir haben auch nicht so viele Leute, dass wir locker auf dich oder Andrew verzichten könnten. Aber ich muss euch aus der Schusslinie nehmen. Vertrau mir bitte. Wir tun wirklich alles, um euch aus diesem Schlamassel herauszubekommen.“

Harriet presste die Lippen zusammen und versuchte, die Tränen zurückzudrängen. Ja, sie wusste, dass Matt immer hinter seinen Leuten stand. Die Arbeit hätte ihr aber geholfen, sich abzulenken. „Okay“, brachte sie mühsam hervor.

„Schön. Dann sehen wir uns morgen auf der Polizeistation. Wie gesagt, wir lassen dich und Andrew nicht hängen."

„Danke, Matt." Sie steckte das Handy zurück in ihre Hosentasche.

Zwei Kinderarme schlangen sich sogleich um ihre Taille, und sie fühlte, wie Poppy sich an ihren Rücken drückte. „Es wird alles wieder gut, Harriet", versprach das Mädchen ihr mit energischer Stimme.

Auch Tom trat näher zu ihnen heran. Die Zeitung achtlos in der Hand und ganz auf Harriet konzentriert. Das war ihre Chance. Rasch griff sie nach dem Käseblatt. Doch ihre Flucht wurde von Poppy gebremst, die noch immer ihre Arme um sie geschlungen hielt. Okay, dieser Plan war definitiv nicht zu Ende gedacht. Hektisch versuchte sie, die Zeitung außerhalb von Toms Reichweite zu halten. Was aufgrund seiner Größe ein aussichtsloses Manöver war. Aber noch hielt sie die Zeitung fest in ihren Fingern. Nicht bereit, sie wieder herzugeben. Auf einmal hob Tom seine Hände in die Luft und schnaubte: „Schön, wenn du dir das unbedingt antun willst, dann lies den Mist halt." Weil Harriet ihm nicht traute, entfernte sie sich ein paar Schritte von ihm.

„Setz dich lieber", schlug Tom vor. „Und du, Poppy: Hast du nicht noch Hausaufgaben zu erledigen?"

Maulend verzog sich Poppy nach oben in ihr Zimmer. Harriet ließ sich auf dem Sessel vor dem Kamin nieder. Schon auf der Titelseite stach ihr ein altes Foto von einem ihrer Einsätze entgegen. Links und rechts davon waren Porträtfotos von ihr und Andrew eingefügt worden. Offensichtlich stammten die von der Webseite der GNAA. In fetten Buchstaben stand gedruckt:

Haben sie den Tod ihres Kollegen zu verantworten?

Sie faltete die von Maisies Schnauze vollgesabberte Zeitung mit spitzen Fingern auseinander, um zum ausführlicheren Bericht zu gelangen. Darin wurde zwar relativ sachlich Nicks Herzstillstand beschrieben, doch dann wurde Adele zitiert, die behauptete, man hätte ihren Mann retten können. Sie werde daher alles daransetzen, dass sowohl der Arzt wie auch die Rettungssanitäterin zur Rechenschaft gezogen würden. Ihr Mann sei Opfer von deren Inkompetenz und Gleichgültigkeit geworden. Sie werde es nicht zulassen, dass die beiden künftig noch weiteren Menschen schaden könnten.

Harriet schloss betroffen die Augen. Kein Wunder, dass Matt sie vom Dienst suspendiert hatte. Als sie die Augen wieder öffnete, kauerte Tom vor ihr und nahm die Zeitung sachte von ihren Knien. „Bei allem Verständnis für die Trauer dieser Frau, aber sie hätte besser zuerst die Untersuchungsergebnisse abgewartet, bevor sie euch beide öffentlich kompromittiert. Vermutlich ist ihr nicht klar, welchen Schaden sie damit anrichtet."

„Oh doch", wisperte Harriet. „Aber sie will einen Schuldigen. Irgendwie kann ich das sogar verstehen."

„Gibt es etwas, was ich für dich tun kann?", fragte Tom. Die Sorge in seinen Augen war nicht zu übersehen.

Harriet war es nicht gewohnt, dass man sich um sie Gedanken machen musste. Sie war eine Kämpferin. Eine, die immer eine Lösung fand, die stark war für sich und andere. Und hier kauerte nun dieser wunderbare Mann vor ihr und bot an, etwas von ihrer Last abzunehmen, für sie da zu sein. Bestimmt für viele bloß eine Floskel, aber irgendwas sagte ihr, dass Tom sein Angebot durchaus ernst meinte. Ein warmes

Gefühl der Geborgenheit breitete sich in ihr aus. Sanft legte sie die Hand an seine Wange. „Du tust schon alles. Danke."

Nachdem sie sich mit einer Tasse Tee gestärkt hatte, telefonierte Harriet mit ihrer Mutter und auch mit Gregg. Beide hatten den Artikel gelesen und waren besorgt um sie. Gregg fluchte unverhohlen. „Soll ich mit auf die Polizeistation kommen und denen erzählen, wie du tagtäglich Menschenleben rettest? Denen muss doch klar sein, dass trauernde Angehörige manchmal völlig überreagieren."

Harriet seufzte. „Das ist ihnen bestimmt bewusst. Dennoch sind sie verpflichtet, den Sachverhalt zu klären."

„Sag nur, du hast noch Verständnis dafür!", entrüstete sich Gregg. „Sie stellt dich und Andrew an den Pranger, statt euch zu danken …"

„Für was denn, Gregg?", unterbrach ihn Harriet müde. „Wir haben für Nick nichts tun können. Absolut gar nichts."

„Na ja, ihr habt ihn nicht einfach allein auf dem Berg zurückgelassen, um in einem warmen Bett zu schlafen."

„Das ist ja wohl das Mindeste", schnaubte Harriet. „Immerhin war er unser Freund."

„Ich weiß, Schwesterchen", brummelte Gregg. „Ich drücke dir für morgen die Daumen. Gibst du mir später Bescheid, wie es gelaufen ist?"

„Mach ich. Es ist aber bloß eine Befragung, mehr nicht."

Sie mochte es vor Gregg und ihrer Mutter herabgespielt haben, aber diese Befragung fühlte sich für sie jetzt schon an, als würde es sich um den endgültigen Gerichtstermin handeln. Damit sie ausgeruht bei der Polizei erscheinen konnte, zog Harriet sich nach dem Abendessen gleich zurück, um früh schlafen zu gehen. Doch das hätte sie sich sparen können. Das Gedankenkarussell ließ sich einfach nicht abstellen. Es war längst Ruhe eingekehrt in der Mühle, und Harriet starrte noch immer Löcher in die Decke. Sie könnte stattdessen einen Spaziergang machen, das würde bestimmt ihre Nerven beruhigen. Mit einem Ziel vor Augen, knipste sie das Licht an, warf die Bettdecke zurück und stand auf. Weit wollte sie nicht gehen, vielleicht einfach kurz in den Stall oder in den Garten. Daher schlüpfte sie lediglich in ihre Jogginghose und den Sweater. Leise, um niemanden aufzuwecken, schlich sie aus dem Zimmer. Das Haus lag völlig im Dunkeln. Harriet hatte nur das Licht ihres Handys an. Eigentlich hatte sie gehofft, dass Maisie unten an der Treppe auf sie warten und sie begleiten würde. Aber dem war nicht so. Mit einem Schulterzucken trat Harriet durch die Tür ins Freie. Die Nacht war klar. Sterne funkelten am Himmel, und der Mond leuchtete hell. Es war noch kein Vollmond, aber lange würde es nicht mehr dauern, bis er kugelrund war. Sein Licht reichte aus, dass sie die Handy-Taschenlampe ausmachen konnte. Ihre Augen brauchten einen Moment, um sich an die Dunkelheit zu gewöhnen. Doch schon nach wenigen Sekunden erkannte sie die Schatten jagender Fledermäuse. „Ich hoffe, euer Radar ist in Ordnung. Nicht, dass ihr in mich hineinsaust", flüsterte Harriet ihnen zu. Sie hatte das Gefühl, leise sein zu müssen, da außer ihren auf dem Kies knirschenden Schritten nichts zu hören war. Die Luft war für den Frühsommer mild und noch etwas feucht vom gestrigen Regen. Harriet schlug gerade den Weg in den Gemüsegarten ein, als ein gruseliges Zischgeräusch die Stille durchbrach. Gottlob kannte Harriet den schaurigen Ruf der Schleiereulen. Trotzdem, wie konnte ein Tier so edel aussehen und dann solche Geräusche von sich geben? Leicht schaudernd ging Harriet weiter, bis sie zur hölzernen Bank neben dem Rosmarinbusch gelangte. Wie von selbst strich ihre Hand über die Nadeln des Buschs, um sie sich unter die Nase zu halten. Trotz ihres Schnupfens konnte sie den würzigen Geruch wahrnehmen. Es war einer ihrer Lieblingsdüfte, der immer beruhigend auf sie wirkte.

Entschlossen, nun endlich Ordnung in ihre Gedanken zu bringen, setzte sie sich auf die Bank. Es würde alles gut werden. Andrew und sie würden ehrlich Auskunft geben, und dann würde selbst Adele einsehen müssen, dass sie alles getan hatten, was unter den gegebenen Umständen möglich gewesen war. Und wenn nicht ... daran mochte Harriet gar nicht erst denken. Zumindest ihre Familie, ihre Kollegen und Tom glaubten ihr. Augenblicklich verzog Harriets Mund sich zu einem Lächeln, als sie an Tom dachte. Er tat ihr gut. Auf ihn konnte sie sich verlassen. Aber es war mehr als das. Wenn sie ihm gegenüberstand, verspürte sie einen Drang, die Lücke zwischen ihnen zu schließen. Sie wollte sein Gesicht in ihren Händen halten und die feinen Linien auf seiner Stirn nachfahren. Seinen Mund berühren und ihn schmecken, wenn sie ihn küsste, bis sie beide kaum noch Luft bekämen. Das leise Summen ihres Handys durchkreuzte ihre verwirrenden Gedanken. Sie zog es aus der Tasche ihrer Jogginghose und blickte auf das Display. Die Nummer sagte ihr nichts. Wer rief sie um diese Uhrzeit noch an? „Hallo", flüsterte sie, weil sie immer noch das absurde Gefühl hatte, hier draußen jemanden beim Schlafen zu stören.

„Schwesterchen, bist du das?" Die männliche Stimme klang von weit her und wurde von einem Rauschen begleitet, sodass Harriet sie kaum erkannt hätte.

„Giles?", fragte sie überrascht.

„Ja. Ich hoffe, du hast noch nicht geschlafen. Das mit der Zeitverschiebung habe ich nicht so im Griff."

„Nein, alles okay. Wo bist du? Wie geht es dir?", sprudelte es aus ihr heraus.

„Noch bin ich im Irak. Aber ich komme nächste Woche nach Hause."

„Oh wie schön! Weiß Mum Bescheid, dass du Urlaub hast?"

„Ja, ich habe gerade mit ihr telefoniert und erfahren, dass sie einen Freund hat. Ist er …" Wieder rauschte es in der Leitung.

„Was? Ich verstehe dich so schlecht", rief sie nun lauter in ihr Handy.

„Ist der Typ okay? Hast du ihn schon kennengelernt?", wiederholte Giles seine Frage.

Harriet lachte auf. Zumindest was den Beschützerinstinkt für ihre Mum anbelangte, waren sich ihre Brüder einig. „Colin ist in Ordnung. Du wirst ihn mögen", versicherte sie ihm.

Giles gab einen undefinierbaren Laut von sich. „Wie auch immer, ich wollte dich fragen, ob ich eine Weile bei dir in Grannys Cottage wohnen darf."

„Soso, ich dachte, das Cottage sei dir zu altmodisch", neckte sie ihn.

„Na, bevor ich Mum mit ihrem Lover nackt über den Weg laufe, ziehe ich doch lieber zu dir ins Museum."

Dass er Greggs Farm nicht mal erwähnte, zeigte deutlich, dass der Zwist zwischen ihnen noch immer nicht beigelegt war. Sie würde versuchen, die beiden Sturköpfe während Giles' Urlaub zur Vernunft zu bringen. Immerhin waren sie eine Familie. Zudem bargen Giles' Einsätze in den Krisengebieten dieser Welt das Risiko, dass er plötzlich nicht mehr nach Hause kam. „Klar, ich freue mich. Wenn du mir Bescheid gibst, hole ich dich vom Flughafen ab."

„Mach ich, sobald ich das Ticket gebucht habe. Bis bald, Harry", verabschiedete er sich.

Nachdenklich blickte Harriet auf das erloschene Display ihres Handys. Wenn er nur endlich ganz zu Hause bleiben würde! Sie alle hatten versucht, ihn davon abzuhalten, zur Army zu gehen. Aber nachdem ihr Dad gestorben und der Streit zwischen Giles und Gregg ausgeartet war, hatte ihn nichts mehr aufgehalten. Harriet hoffte nur, dass sein Schutzengel weiterhin gut auf ihn achtgab. Die Vorfreude, ihren jüngeren Bruder bald in die Arme schließen zu können, verpasste ihr einen kleinen Adrenalinschub. An Schlaf war nun gar nicht mehr zu denken. Dennoch stand Harriet von der Bank auf. Sie würde einen Blick in den Stall werfen und vielleicht doch noch weiter zum Teich schlendern.

Eddie ließ sich nicht zwei Mal bitten und kam prompt an die Boxentür, als sie seinen Namen flüsterte. Genüsslich zupfte er das Gras aus ihrer Hand. Gegen den kleinen Mitternachtssnack schien er nichts einzuwenden zu haben. „Du bist so ein Hübscher." Sanft streichelte sie seine Flanke. Als er merkte, dass es nichts mehr zu futtern gab, zog er sich in den hinteren Teil seiner Box zurück. „Okay, ich sehe schon, du willst deine Ruhe haben. Schlaf gut, Eddie." Sie verließ den Stall und bog gerade um die Ecke, als sie mit einer dunklen Gestalt zusammenstieß. Erschrocken schrie sie auf, während zwei starke Hände sie packten. Aus Reflex begann sie, mit ihren Fäusten wild um sich zu schlagen.

„Verdammt … Hör auf mit dem Unsinn!“, schimpfte Tom. Nur knapp entging er ihrem Kinnhaken und wäre dabei fast über Maisie gestolpert.

„Tom“, keuchte sie erleichtert. „Ich habe dich nicht erkannt.“

„Davon gehe ich mal aus. Was zum Henker machst du um diese Uhrzeit hier draußen?“

„Ich konnte nicht schlafen und dachte, ein Spaziergang könnte helfen. Und du, warum schleichst du durch die Nacht?“

„Ich schleiche nicht, warum sollte ich auch … ich wohne ja hier. Bis eben habe ich gearbeitet, aber jetzt ist das Buch fertig. Habe es gerade meiner Agentin geschickt“, sagte er und klang dabei sehr zufrieden mit sich. „Eigentlich wollte ich danach ins Bett, aber Maisie bestand noch auf einer kurzen Runde.“ Eine seiner Hände lag noch immer auf ihrem Arm. Dessen war Harriet sich nur zu sehr bewusst. „Machst du dir immer noch Gedanken wegen morgen?“, fragte er.

Ehrlicherweise spukten in ihrem Kopf im Moment ganz andere Dinge herum. Toms plötzliches Auftauchen hatte zwar einigen Schmetterlingen in ihrem Bauch einen Herzinfarkt beschert, aber der Rest flatterte wieder munter darin herum. Es war verrückt, wie sehr sie sich nach seiner körperlichen Nähe sehnte. So intensiv kannte sie das von sich selbst gar nicht. Harriets Herz klopfte ihr bis zum Hals, als sie ihre Hand auf seinen Brustkorb legte und fühlte, wie sich dieser bei jedem Atemzug hob und senkte. Die Wärme seines Körpers drang durch den dünnen Stoff seines Shirts.

„Ich … ähm …“, begann sie und kratzte all ihren Mut zusammen, bevor sie die lästigen Hemmungen über das Gatter in die Pferdeweide katapultierte. „Wäre es sehr schlimm, wenn ich dich jetzt küsse?“, fragte sie. Unter ihren

Fingern spürte sie, wie seine Atmung dabei kurz ins Stocken geriet.

„Du meinst, ich kriege einen dieser legendären Küsse?“, raunte er heiser.

„Möglicherweise“, versuchte sie so sexy wie möglich zu hauchen. Doch dann wurde sie sich ihrer Aufmachung bewusst. Wie verführerisch konnte man in ausgeleierter Jogginghose, Sweatshirt und mit Schniefnase schon sein? Okay, es war zumindest dunkel genug, dass die Klamotten vielleicht nicht so sehr ins Gewicht fielen. Und die Schniefnase schniefte nicht mehr ganz so arg. Allerdings leuchtete sie bestimmt noch so rot wie der Mars. Aber solange die Nacht sie umhüllte, würde der neue Planet unentdeckt bleiben. Dennoch zögerte Harriet kurz, weil ihr Mut sie wieder zu verlassen drohte. Aber hey, er hatte nicht Nein gesagt. Und ein Feigling war sie noch nie gewesen. Entschlossen legte sie ihre Arme um seinen Hals, stellte sich auf die Zehenspitzen und näherte sich seinem Mund. Wenige Zentimeter vor seinen Lippen stoppte sie. Sie konnte seinen Atem auf ihrer Haut schon spüren. Ein Kribbeln flitzte durch ihren Körper bis hinab in ihre Bauchhöhle. Vielleicht würde er es ihr leicht machen, indem er die Lücke zwischen ihnen schloss und die Führung übernahm? Pustekuchen, er schien darauf zu bestehen, dass sie ihren Teil der Abmachung von der Party voll einlöste. Okay, Tom, das kannst du haben. Sie legte ihre Lippen auf die seinen, und es dauerte weniger als eine Sekunde, bis er ihr nur zu willig erlaubte, seinen Mund zu erkunden. Oh, Himmel, sie war in dem Moment verloren, als er begann, ihren Kuss zu erwidern. Eine Hand wanderte zu ihrer Hüfte und zog sie noch näher zu sich heran, während die andere in ihren Haaren versank. Ihre eigenen Hände hatten sich bereits unter sein T-Shirt geschmuggelt, wo sie auf warme, feste Haut trafen. Neugierig nahmen sie die Erkundung seines Körpers auf. Ein Seufzen drang aus seinem Mund. Oder war es doch ihrer? Egal, seine Hände glitten weiter hinab zu ihrem Po, wo sie kräftig zupackten und sie einfach hochhoben. Es fühlte sich fantastisch an. Wild entschlossen schlang Harriet ihre Beine um seine Mitte, während er sie behände drehte und gegen die Stallwand presste. So musste sie nicht mehr auf den Zehenspitzen stehen und konnte sich ganz dem Kuss hingeben. Ein leises Jaulen drang an ihr Ohr, was definitiv von keinem von ihnen stammte. Schwer atmend löste sich Tom von ihr und strich ihr mit seinem Daumen sanft über ihre noch immer prickelnden Lippen. „Wir sollten das nach drinnen verlegen."

Harriet nickte nur. Unfähig, ein vernünftiges Wort herauszubekommen. Er nahm sie an der Hand, und gemeinsam rannten sie zum Haus zurück. Kaum fiel die Haustür hinter ihnen ins Schloss, ging die wilde Knutscherei weiter. „Nach oben …", stieß er mühsam hervor, ließ aber nicht von ihr ab. Schließlich war es Harriet, die die Initiative ergriff und die Stufen buchstäblich hinaufflog, um hinter ihnen beiden die Schlafzimmertür abzuschließen. Atemlos und mit einem leicht verlegenen Grinsen sahen sie sich einen Moment an. „Bist du sicher, dass das eine gute Idee ist?", fragte Tom.

„Nein, aber ich möchte es trotzdem." Sie trat zum Bett hin und zog sich das Sweatshirt über den Kopf. Wenn er nicht gleich zu ihr käme, würde sie verrückt werden. Sie wollte ihn kosten, ihn fühlen … mit ihm verschmelzen, bis sie nicht mehr wusste, wo ihr Körper aufhörte und seiner begann. Würde sie Zeit zum Nachdenken haben, könnte es sein, dass sie sich anders entschied. Doch einmal wollte sie nicht vernünftig sein. Dem Herz folgen, das dem Verstand gottlob die Klappe zuhielt.

„Nicht, lass mich das machen", bat Tom, als sie dabei war, ihren schlichten weißen BH zu öffnen. Zärtlich strich er ihr eine ihrer verirrten widerspenstigen Haarlocken hinters Ohr. „Aber später", murmelte er. Dann beugte er sich vor, küsste sie federleicht auf den Mund. Seine Lippen wanderten weiter, über ihren Kiefer, zu ihrem Hals bis hin zu der empfindlichen Stelle hinter ihrem Ohr. Sanft streichelten seine Hände ihre Seite entlang. Harriet versuchte vergebens, das aufsteigende Kichern zu unterdrücken, sie war einfach zu kitzelig. Belustigt blickte Tom ihr in die Augen, bevor er den Kopf wieder senkte und die Stelle über ihrem BH küsste, während er gleichzeitig ihre Jogginghose nach unten streifte. Sie nestelte unterdessen ungeduldig an den zahlreichen Knöpfen seiner Jeans. Bei Unfallopfern ging das Loswerden von Klamotten mit der Schere wesentlich schneller. Aber zum einen hatte sie die nicht dabei, und zum anderen wollte Tom seine Hose bestimmt behalten.

Am Ende lagen sie auf Toms Bett, mit nichts anderem bekleidet als ihrer Unterwäsche. Sein Blick glitt im Licht der Nachttischlampe über ihren Körper, was ihr etwas peinlich war. Sie war eher stämmig gebaut, und dann überall diese Sommersprossen! Was hatte sie sich bloß dabei gedacht, mit Tom in die Kiste zu steigen? Sie wollte schon nach dem Laken greifen, um sich zuzudecken, als Tom zärtlich über ihren Körper streichelte und jeglichen klaren Gedanken unmöglich machte. „Du bist genauso schön, wie ich es mir vorgestellt habe", murmelte er ergriffen. Dann widmete sein Mund sich wieder ihrem Hals und hinterließ eine heiße Spur, hinunter zu ihren Brüsten. Sie hatte gar nicht bemerkt, wie er den Verschluss des BHs geöffnet hatte, doch als seine Lippen sich ihren Brustspitzen widmeten, konnte sie sich nur mit Mühe davon abhalten, sich ihm weiter entgegenzudrängen. Aber sie wollte nicht einfach nur eine schnelle Nummer. Die Hektik und das Wilde, das sie beide draußen vor dem Stall hingelegt hatten, waren doch gar nicht notwendig. Lieber wollte sie ihn langsam erkunden. Sachte hob sie seinen Kopf an und verlor sich in einem tiefen Kuss. Ihre Hände wanderten streichelnd und neckend über seinen Körper. Merkten sich die Stellen, die ihn erzittern ließen. Ertasteten seine Konturen, seine Muskeln, seine Haut, seine Haare …

„Du bringst mich um", stöhnte er leise, schnappte sich ihre Hände, hob sie über ihren Kopf und verwöhnte jeden Millimeter ihrer Haut mit seinen Lippen.

Irgendwann griff Tom schwer atmend in die Schublade des Nachtschränkchens und zog ein Kondom daraus hervor. Ihre Augen hielten sich aneinander fest, als er in sie eindrang. „Sag mir, wenn es sich unangenehm anfühlt", wisperte Tom und zog sie hoch in seine Arme.

Sie umfasste sein Gesicht mit ihren Händen und streichelte mit dem Daumen über seine Wange. Die Bartstoppeln fühlten sich etwas rau, aber ziemlich sexy an. Dabei drückte sie sich dichter an ihn heran, um ihn noch tiefer in sich zu spüren. Ihre Bewegungen passten sich einander an und wurden intensiver, bis sie beide die Kontrolle über ihre Körper verloren.

Noch immer bebte Harriet, und ihr Herz klopfte wie verrückt, als sie sich in die Kissen zurückfallen ließ. „Oh mein

Gott", sagte sie und grinste wie ein Honigkuchenpferd. „Ich habe keine Ahnung, wo das jetzt herkam", kicherte sie und versteckte ihr Gesicht hinter einem Kissen. Noch nie war sie bei einem Mann so hemmungslos gewesen. Er nahm ihr das Kissen aus der Hand und fuhr zärtlich mit seinen Fingerkuppen über ihre Wange. „Es war wunderschön. Gib mir nur einen Moment, dann schauen wir, ob da, wo das herkam, noch mehr steckt." Vielsagend wackelte er mit den Augenbrauen.

Kurz vor fünf Uhr morgens quälte Tom sich aus dem Bett, um zurück ins Gästezimmer zu wechseln, damit Poppy nichts mitbekam. Im hellen Licht der Flurlampe blickte Tom bei der Tür ein letztes Mal auf Harriet zurück. Sie hielt die Decke mit der Faust fest an ihren Körper gedrückt, ihre wilden Haare waren über sein Kissen ausgebreitet, und auf ihrem Gesicht lag ein entspannter Ausdruck. Sein Herz quoll über vor Liebe für diese Frau. Er hoffte nur, dieses Mal alles richtig zu machen, und dass auch sie mehr wollte als nur eine gemeinsame Nacht. Dennoch war ihm klar, dass er ein Mann mit Gepäck war, das nicht jede Frau mittragen wollte. Aber erstens war Harriet nicht jede Frau, und zweitens verstand sie sich gut mit Poppy. Nur hatte sie ihm von Anfang an klargemacht, dass sie Poppy in Bezug auf ihre Mutter nicht anlügen würde. Das konnte zum Problem werden. Zumal Linda ihm gestern am Telefon gesagt hatte, dass Carol schon wieder angerufen habe. Dieses Mal hatte sie mit der Presse gedroht, falls Tom sich nicht bis nächste Woche bei ihr meldete. Linda hatte Carol zwar klargemacht, dass wenn sie das tat, sie eine Verleumdungsklage am Hals habe. Doch Tom bezweifelte, dass Carol das abhalten konnte. Er musste sich dringend etwas einfallen lassen. Eigentlich war das der wahre Grund gewesen, der ihn gestern wach gehalten hatte, nachdem er sein Buch beendet hatte. Aber Gott, war er froh, mit Maisie noch mal vor die Tür gegangen zu sein. Auf Zehenspitzen schlich er über den Flur zum Gästezimmer und legte sich dort noch mal hin.

Kurz nach sieben Uhr riss ihn sein Handywecker gnadenlos aus dem Schlaf. Stöhnend schaltete er ihn aus. Sein Körper fühlte sich an, als hätte er ein intensives Work-out hinter sich. Dafür schienen die Glückshormone Purzelbäume zu schlagen. Leise vor sich hin summend, schlüpfte er in seine Klamotten und machte sich auf den Weg, um Poppy zu wecken. Harriets Befragung war erst um elf Uhr, daher konnte sie noch etwas länger liegen bleiben. Immer noch vor sich hin pfeifend, richtete er Poppys und Maisies Frühstück.

Lustlos stocherte Poppy in ihrem Porridge. „Warum hast du so gute Laune, Dad?", fragte sie genervt.

„Ich habe doch immer gute Laune, meine allerschönste Tochter. Willst du noch ein paar Himbeeren in deinen Porridge?"

Sie schob ihm missmutig die Schüssel hin, damit er die Himbeeren drüber geben konnte. „Hätte ich heute nicht ausnahmsweise mal ein Nutella-Brot haben können?", maulte sie.

„Hmm, lass mich mal überlegen." Tom tat so, als müsste er ernsthaft nachdenken. „Nein. Weil …"

„Ich weiß, ich weiß. Es ist nicht gesund, macht dick, hat Palmfett drin, bla, bla, bla … aber es schmeckt mir eben."

Tom hielt ihr eine Himbeere vor das missmutige Schnütchen, und als Poppy schon den Mund öffnete, steckte er sie in seinen eigenen. „Mmmmmh, Himbeeren schmecken auch, und sie klauen den Orang-Utans nicht ihr Zuhause. Aber vielleicht sollte ich dich gegen so ein knuffiges Orang-Utan-Baby eintauschen."

„Ha, ha, sehr lustig." Poppy verdrehte die Augen.

„Morgen zusammen."

Toms Herz legte einen doppelten Salto mit Bauchlandung hin, als er aufblickte und Harriet im Türrahmen stehen sah. Sie trug dieselben bequemen Klamotten wie gestern Abend und im Gesicht einen seltsamen Ausdruck, den er nicht deuten konnte. Oje, sie wich seinem Blick aus. Kein gutes Zeichen. War sie etwa eine von jenen, die einem am Tag danach nicht in die Augen schauen konnten und stattdessen die Flucht ergriffen? Verdammt! Aber es war doch wunderschön gewesen, oder hatte sie ihm etwas vorgemacht? Tausend Gedanken schossen ihm gleichzeitig durch den Kopf, und keiner war besonders aufbauend. Dabei wollte er nichts anderes als von seinem Stuhl hochspringen, sie in seine Arme reißen und da weitermachen, wo sie heute in den frühen Morgenstunden aufgehört hatten.

„Dad!" Poppy stupste ihn am Arm. „Ich habe gesagt: Maisie hat ihr Frühstück ausgekotzt."

Einen Fluch unterdrückend, stand Tom von seinem Stuhl auf. „Bring sie bitte nach draußen, Pops. Nicht, dass sie auch noch reintritt und alles in der Küche verteilt." Dann griff er nach dem Putzeimer und lief beim Umdrehen in Harriet hinein, die sich die Küchenrolle geschnappt hatte und anscheinend helfen wollte. Wie von selbst legte sich sein freier Arm um ihre Taille.

„Das scheint langsam zur Gewohnheit zu werden", murmelte sie. Er selbst war zu keinem klaren Gedanken mehr fähig. Ihr frischer Duft umnebelte sein Hirn. „Alles klar?", fragte sie schmunzelnd. Endlich, sie lächelte! Vielleicht war ja doch alles in Ordnung. „Wenn ja, solltest du mich jetzt loslassen. Denn wenn Poppy uns so sieht, fliegen wir auf."

Loslassen? Sicher nicht. Stattdessen beugte er sich vor und kostete von ihren wunderbaren samtweichen Lippen. Erst als er Poppy von der Haustür rufen hörte, ob sie fertig seien, löste er sich widerwillig von Harriet. „Noch nicht", rief er zurück und strich Harriet mit seinem Daumen sanft über die Lippen, bevor er ihr die Küchenrolle aus der Hand nahm.

„Ich habe Maisie im Wohnzimmer geparkt, sonst komme ich zu spät zum Bus." Poppy kam zurück in die Küche gelaufen und schaute von einem zum anderen. „Ihr habt ja noch gar nicht angefangen! Also echt, was habt ihr so lange gemacht?"

Schuldbewusst blickten sich Harriet und Tom an. „Ach, wir haben nur ein bisschen geredet", sagte Harriet abwiegelnd.

Poppy klatschte sich die flache Hand gegen die Stirn. „Vor der Hundekotze?! Erwachsene sind manchmal echt seltsam."

„Sagtest du nicht, du kommst zu spät zum Bus?", fragte Tom. „Geh und putz dir die Zähne. Ist dein Schulranzen schon fertig gepackt?"

„Klar, ich bin doch nicht doof", rief sie ihm zu, während sie schon auf dem Weg nach oben war.

Als sie wieder allein waren, wandte sich Tom Harriet zu. „Nimm dir einen Kaffee, ich kümmere mich schon um das da." Er deutete mit dem Kopf auf den unappetitlichen Haufen am Boden.

„Ist Maisie krank?" Harriet öffnete den Schrank und griff nach einer Tasse.

„Ich denke nicht. Manchmal, wenn sie das Futter zu schnell runterschlingt, muss sie es gleich wieder erbrechen. Aber keine Sorge, ich behalte sie im Auge."

Die Kaffeemaschine surrte. „Kannst du mich nachher nach Hause fahren?", fragte Harriet über das Brummen der Maschine hinweg. „Ich würde mich gerne noch vor der Befragung umziehen."

„Sicher. Obwohl du ziemlich niedlich ausschaust in deinen Joggingsachen." Ohne ihren Kommentar darauf abzuwarten, verschwand er mit dem Putzeimer in der Gästetoilette, um Maisies Frühstück zu entsorgen. Mit dem gereinigten Eimer kehrte er in die Küche zurück, wo Poppy schon mit dem Schulranzen auf ihn wartete. Sie schlang stürmisch ihre Arme um ihn.

„Tschüs, Dad. Hab dich lieb."

Er küsste ihren Scheitel. „Ich dich auch. Hab einen schönen Tag."

Und schon rannte seine Tochter los, um den Bus zu erwischen.

„Ihr zwei seid ein gutes Team", unterbrach Harriet die plötzliche Stille im Haus.

„Ja, das sind wir. Hör mal", er setzte sich zu ihr an den Tisch. „Ich möchte nicht, dass du denkst, ich wollte das zwischen uns Poppy nicht sagen, weil es für mich nichts Ernstes ist oder so. Aber …"

„Wir sollten erst mal schauen, wo es uns hinführt", beendete Harriet seinen Satz. „Schon klar."

„Ich möchte ihr einfach nicht zu viel Hoffnung machen. Neulich nach der Party hat sie mir gesagt, wie sehr sie dich und deine Familie mag. Ich fürchte, sie wünscht sich dich als ihre Mutter", gestand er ihr aufrichtig. „Ich weiß, wie das für dich klingen muss, Harriet, und ich habe ihr auch klar gesagt, dass sie nicht solche Erwartungen in dich setzen darf.“

Harriet griff über den Tisch nach seiner Hand. „Tom, das verstehe ich doch. Solange du mich nicht auch unter Druck setzt, komme ich damit klar. Sie ist ein Mädchen, das sich eben eine Mutter wünscht. Und selbst wenn ich noch nicht viel über Menschen mit Downsyndrom weiß, so habe ich zumindest mitbekommen, dass sie sich nicht scheuen, ihre Gefühle zu zeigen. Eigentlich schön. Davon könnten wir uns alle eine Scheibe abschneiden.“

„Hmm, also ich würde dir meine Gefühle gern gleich noch mal zeigen“, raunte Tom und drehte seine Hand in ihrer, sodass er sie streicheln konnte.

„Darauf komme ich gern zurück. Aber jetzt würde ich lieber los, damit ich noch etwas Zeit habe, um mich auf die Befragung vorzubereiten.“

Im Wagen kam Harriet auf ihr Gespräch in der Küche zurück. „Du hast vorhin gesagt, dass Poppy sich eine Mutter wünscht. Eigentlich hat sie ja schon eine, Tom. Denkst du immer noch, es ist klug, ihr nichts von Carol zu erzählen?“

Nicht schon wieder dieses Thema! Innerlich aufstöhnend, verstärkte er den Griff um das Lenkrad. „Glaub mir, Carol ist keine Mutter, die du einem Kind wünschst.“

„Mag sein, aber sie ist nun mal Poppys Mutter.“

Er spürte Harriets eindringlichen Blick auf sich, weigerte sich aber, auch nur kurz zu ihr rüberzuschauen.

„Eine Mutter, die sie fast das Leben gekostet hätte und die sie gegen Geld verhökert hat. Harriet, bitte, halte dich aus diesem Thema raus! Du kennst Carol nicht.“

Den Rest der Strecke fuhren sie schweigend weiter. Als er schließlich vor ihrem Cottage hielt, hatte er sich wieder gefasst. „Ich weiß, du meinst es nur gut. Aber ich habe das Sorgerecht für Poppy, und ich denke, ich kann am besten einschätzen, was für meine Kleine gut ist und was nicht."

Harriet löste den Sicherheitsgurt und öffnete die Tür. „Ich hoffe bloß, du täuschst dich nicht. Die Wahrheit kommt fast immer ans Licht. Meistens endet es dann katastrophaler, als wenn man gleich von Anfang an mit offenen Karten gespielt hätte. Danke fürs Herfahren."

„Gern. Mach's gut auf der Wache."

Auf der Rückfahrt schimpfte Tom mit sich selbst. Beim Thema Carol sah er einfach nur rot. Dennoch hatte er kein Recht, Harriet deswegen so abzukanzeln, wie er es eben getan hatte. Blieb zu hoffen, dass er sie damit nicht in die Flucht geschlagen hatte. Er mochte Harriet, sehr sogar, und die vergangene Nacht war einfach zu schön gewesen.

16. Kapitel

Harriet schloss die Tür hinter sich und lauschte, wie Toms Land Rover sich entfernte. Mann, Mann, Mann, sie schaffte es auch immer, ins Fettnäpfchen zu treten. Tom hatte recht, es ging sie nichts an, ob er Poppys Mutter in ihr Leben lassen wollte oder nicht. Eigentlich sollte sie doch erleichtert sein. Denn was, wenn seine Ex plötzlich wieder Interesse an ihm zeigen sollte? Allein der Gedanke ließ in Harriet ein kleines Flämmchen der Eifersucht aufflackern. Als ihr das klar wurde, schüttelte sie sich. Geht's noch? Sie war noch nie eifersüchtig gewesen. Allerdings hatte sie auch noch nie einen Mann wie Tom als Freund gehabt. Einer, der sich ein Bein ausriss, um sich um sie zu kümmern. Mit dem sie herumblödeln konnte, um dann doch wieder ernste Gespräche zu führen. Wenn er sie ansah, war das, als streichelte er ihre Seele. Harriet musste selbst lachen über diesen Vergleich, der aus einem kitschigen Liebesroman stammen könnte. Aber so war es nun mal. Sie konnte sich völlig verlieren in seinen warmen olivfarbenen Augen. Tom war nicht nur ein einfühlsamer Kerl, sondern auch als Liebhaber der absolute Knaller. Allein beim Gedanken an letzte Nacht feierten die Blutkörperchen in ihrem Körper eine sprudelnde Prosecco-Party. Hoffentlich hatte sie Tom vorhin nicht zu sehr vor den Kopf gestoßen, weil sie ihre Klappe mal wieder nicht hatte halten können. Zwar war sie sich ziemlich sicher, dass er einen Fehler machte, aber was ging es sie an? Sie hatte genügend eigene Probleme, um die sie sich kümmern sollte. Besser, sie konzentrierte sich auf ihre bevorstehende Aussage. Immerhin ging es hier um nichts weniger als um ihre und Andrews berufliche Zukunft. Mit einer heißen Tasse Tee setzte sich Harriet an den Küchentisch und ging ihre Unterlagen noch mal durch.

Eine Stunde vor dem Termin stand sie unschlüssig vor ihrem Kleiderschrank. Was zog man zu einer solchen Befragung an? Am Ende entschied sie sich für eine Jeans, eine weiße Bluse und einen grauen Blazer. Seriös, aber nicht zu aufgetakelt.

Als sie auf der Polizeistation in Penrith eintraf, wartete Matt bereits vor dem Eingang auf sie. Mann, war sie froh, ihn zu sehen, denn innerlich zitterte sie wie Espenlaub. Was, wenn man ihnen nicht glaubte?

„Hey, Harriet", begrüßte Matt sie. „Fühlst du dich fit genug für die Befragung? Du siehst noch immer etwas blass aus."

„Es geht mir schon viel besser. War Andrew schon dran?", fragte sie und spielte nervös mit dem Riemen ihrer Handtasche.

„Das war er. Ich durfte nicht dabei sein, aber Andrew meinte anschließend, es sei gut gelaufen. Immerhin habt ihr Zeugen, und auch der Wetterbericht für die Gegend liegt vor. Mach dir also keine Sorgen", sagte er optimistisch. „Sag da drin einfach, was passiert ist. Ich bin sicher, die Anklage ist bald vom Tisch."

„Und dann darf ich wieder arbeiten?"

„Dann musst du sogar wieder arbeiten. Du weißt ja selbst, wie knapp wir an Leuten sind. Komm, ich bringe dich noch rein und stelle dich unserem Anwalt vor. Nachher fahre ich zurück zur Basis. Liebe Grüße übrigens von allen. Das ganze Team steht voll und ganz hinter euch beiden."

„Danke, Matt. Das bedeutet mir viel." Sie umarmte ihn kurz und holte noch mal tief Luft, bevor sie ihm in die Wache folgte.

Aufatmend trat Harriet aus dem Polizeirevier heraus. Sie hatte es geschafft, die Befragung lag hinter ihr. Die beiden Beamten waren sehr nett und verständnisvoll gewesen. Doch ob sie ihr geglaubt und auch den Sachverhalt verstanden hatten, konnte sie nicht einschätzen. Am Ende würde das vermutlich ein Sachverständiger beurteilen müssen, damit der Richter eine Entscheidung treffen konnte. Jetzt konnte sie nichts anderes tun, als abzuwarten. Hoffentlich dauerte das nicht zu lange. Wenn sie nicht bald wieder arbeiten konnte, drehte sie noch durch.

Auf dem Heimweg könnte sie einen Abstecher in den Baumarkt machen, um endlich Farbe für die alte Bank unter dem Apfelbaum zu kaufen. Ganz unfreiwillig hatte sie ja jetzt Zeit, dieser einen neuen Anstrich zu verpassen. Überhaupt sollte sie noch etwas klar Schiff im Cottage machen, ehe Giles eintraf. Die ein oder zwei Wochen, die er auf Heimaturlaub war, sollte er es schön haben. Mit diesem Gedanken im Kopf und auch, um sich etwas abzulenken, beschloss sie, nach Carlisle zu fahren, um beim gelben Schweden noch das eine oder andere zu kaufen.

Sie wuchtete gerade ihre Einkäufe aus dem Kofferraum ihres Wagens, da klingelte ihr Handy. Andrew wollte wissen, wie es bei ihr gelaufen war. Sie tauschten sich kurz aus, dann erzählte Andrew ihr, dass sich ein Reporter bei ihm gemeldet habe, der sich für seine Sicht der Dinge interessiere. „Er will morgen einen Bericht darüber veröffentlichen."

„Und was hast du ihm erzählt?", fragte Harriet in stiller Hoffnung, dass kein Reporter auf die Idee kam, sie auch noch anzurufen.

„Dass ich keine Details über den Vorfall an die Öffentlichkeit gebe. Ich habe ihm aufgezeigt, wie eng wir bei der GNAA zusammenarbeiten und wie dadurch Freundschaften entstehen. Nick war für uns mehr als ein Pilot. Dass nun behauptet wird, wir hätten unseren Freund einfach sterben lassen, ist für uns unverständlich und schwer zu ertragen. Das habe ich ihm gesagt."

Und das traf es genau. Bei der eben überstandenen Befragung alles noch mal haarklein durchzugehen, war für Harriet emotional schwierig gewesen. All die schrecklichen Bilder von jenem Tag waren ihr dabei wieder vor Augen geführt worden.

„Hast du gehört, wann Nicks Beerdigung sein wird?", fragte sie Andrew.

„Morgen in einer Woche. Ein Kollege hat es mir verraten. Vermutlich ist es aber besser, wenn wir beide dort nicht auftauchen."

„Schon klar", seufzte Harriet traurig. „Ich hätte nur gern Abschied von ihm genommen." Motorengeräusch drang an Harriets Ohr, und als sie sich umdrehte, sah sie, wie Toms Wagen die schmale Straße entlanggefahren kam. „Sorry, Andrew, ich muss los. Ich kriege gerade Besuch."

Sie steckte das Handy in ihre Gesäßtasche und schaute verblüfft zu, wie Poppy und Tom aus dem alten Land Rover stiegen. Tom hatte ihr erzählt, dass er den Wagen gebraucht gekauft hatte. Hier auf dem Land war man einfach darauf angewiesen, einen fahrbaren Untersatz zu haben.

„Was macht ihr denn hier?", fragte Harriet verwundert und fing Poppy in ihren Armen auf. Poppys Umarmungen waren immer etwas stürmisch und ein bisschen unkontrollierbar, aber genau das, was Harriet jetzt brauchte. Sie herzte das Mädchen und blickte zu Tom. Der hatte unterdessen bereits das Heck seines Wagens geöffnet, Maisie herausgelassen und begonnen, Gartengeräte auszuladen.

„Ich habe mich auf der Rückfahrt an mein Versprechen erinnert, deinen Garten auf Vordermann zu bringen", erklärte Tom. „Daher habe ich nur gewartet, bis meine Chefgärtnerin von der Schule kam. Und tata …" Er breitete die Arme aus. „Da sind wir. Wo sollen wir anfangen?"

Maisie hatte ihren Hintern neben Tom niedergelassen und sah sie mit dem gleichen erwartungsvollen Blick an wie ihr Herrchen.

„Na ja, viel werden wir vor dem Abendessen wohl nicht mehr schaffen", zögerte Harriet. „Egal, ich zeige dir mal, um was es geht." Sie ging voran in den Garten und blieb auf dem ungemähten Rasen stehen. Als ihr Gartentrupp zu ihr aufschloss, deutete sie auf alle drei Heckenabschnitte. „Eigentlich versteckt sich auf diesen beiden Seiten eine Trockensteinmauer und dort drüben eine Hecke aus Weißdorn und Geißblatt, aber die verflixten Brombeeren haben alles überwuchert. Hier hinten, unter dem vielen Unkraut, war mal ein Gemüsebeet. Ich weiß, man sieht es kaum noch. Wäre schön, wenn du da etwas Ordnung reinbringen könntest. Die Gartenbank möchte ich abschleifen und frisch streichen. Dabei könnte mir vielleicht Poppy an einem Nachmittag helfen. Was meinst du, hättest du Lust dazu?"

„Klar", sagte Poppy sofort und klatschte sich mit Harriet ab.

„Aha, und wer hilft mir mit den Brombeeren?", tat Tom entrüstet.

Harriet und Poppy grinsten sich an und sagten wie aus einem Mund: „Maisie."

„Na, zumindest seid ihr euch einig." Kopfschüttelnd zog Tom sich seine Arbeitshandschuhe über.

„Ich trage nur kurz meine Einkäufe ins Haus und ziehe mich um. Danach komme ich auch gleich zu euch raus."

Harriet wandte sich bereits zum Gehen, da hielt Tom sie an der Schulter zurück. „Ich mache das schon hier draußen. Immerhin habe ich dir das versprochen. Sag mir lieber, wie es bei der Befragung gelaufen ist."

„Vermutlich ganz okay", meinte sie zögernd. „Ich weiß es nicht so genau. Die Beamten waren nett. Aber jetzt müssen wir erst mal abwarten." Unbewusst kraulte Harriet Maisies Fell, die plötzlich neben ihr saß. „Es macht mich krank, dass es Menschen gibt, die glauben, wir hätten Nick so etwas antun können."

„Alles wird gut werden, Harriet. Ganz bestimmt", sagte Poppy zuversichtlicher, als Harriet sich fühlte.

„Ja, … ja", erwiderte Harriet leise. Dann warf sie den Kopf zurück und versuchte sich an einem Lächeln. „Wisst ihr was? Wenn ich schon nicht im Garten helfen darf, dann kümmere ich mich ums Abendessen. Ihr bleibt doch, oder?"

„Klar", antwortete Poppy wie aus der Pistole geschossen.

„Das heißt: Ja, sehr gern, Harriet. Danke schön", korrigierte Tom seine Tochter mit einem verzweifelten Seufzer und reichte ihr ein Paar kleinere Handschuhe. „Komm, legen wir los, dann schaffen wir heute noch was. Ich schneide das Zeug raus, und du kannst mir helfen, indem du die Triebe zusammenträgst."

Unterdessen ging Harriet ins Cottage und schlüpfte in eine bequeme Jeans und ein hellgrünes T-Shirt. Dann ging sie hinunter in die Küche und schaute, was sie dahatte, um ein Abendessen aufzutischen. Mehl und Olivenöl hatte sie sowieso immer vorrätig. Damit ließ sich rasch ein Teig für einen Flammkuchen zusammenkneten. Für den Belag konnte sie die Kirschtomaten und den Rucola verwenden, die sie eigentlich für einen Salat geplant hatte. Im Tiefkühlfach des Kühlschranks hatte sie noch etwas geriebenen Parmesan. Das passte doch perfekt. Dazu den Kopfsalat, den sie heute gekauft hatte, und fertig war das Menü.

Sie war gerade dabei, die Zutaten für den Teig zusammenzufügen, als Poppy mit sorgenvollem Blick in die Küche kam. Natürlich mit Maisie im Schlepptau. „Kannst du mir die Dornen aus den Fingern ziehen?"

„Sicher. Lass mich nur schnell meine Hände waschen." Als sie dies erledigt hatte, gingen sie zusammen ins Badezimmer. „Setz dich auf den Wannenrand", wies sie Poppy an. „Wie hast du das denn angestellt? Du hast doch Handschuhe getragen." Harriet schnappte sich eine Pinzette, legte etwas Desinfektionsmittel und die Packungen mit den Pflastern bereit.

„Schon, aber die haben nichts genutzt. Dad meinte, ich hätte zu fest zugepackt."

„Zeig her." Harriet untersuchte die entgegengestreckten Finger, und auch Maisie versuchte, ihren großen Kopf dazwischen zu strecken. „Maisie, ich glaube, das kann ich besser als du", sagte Harriet und führte die Hündin am Halsband aus dem Raum. Danach schloss sie die Tür. Grund genug für Maisie, ihre Empörung laut herauszujaulen. Unbeeindruckt griff Harriet wieder nach Poppys Hand und machte zwei Dornen im Zeigefinger aus. „Brombeeren sind aber auch gemeine Biester, nicht wahr?", versuchte sie das Mädchen abzulenken, während sie mit der Pinzette den ersten Dorn vorsichtig herauszog. Poppy blieb tapfer und zuckte nicht mal zurück. „So, der Erste ist draußen und … der Zweite … folgt sogleich. Geschafft, hier ist der Übeltäter. Sonst noch eine Stelle, die pikst?", fragte Harriet, während sie den Dorn an einem Stückchen Toilettenpapier abstreifte.

„Ja, da …" Poppy deutete mit der unversehrten Hand an eine Stelle seitlich am Mittelfinger. Wenige Sekunden später war auch dieser Dorn entfernt. Harriet desinfizierte alle drei kleinen Wunden und befestigte die Pflaster.

„So, das war's. Du warst richtig tapfer, Poppy."

„Ach, wegen so was heule ich doch nicht rum", verkündete die Patientin stolz.

Amüsiert öffnete Harriet die Badezimmertür, damit Maisie sich versichern konnte, dass mit ihrem Schützling alles okay war.

„Weißt du was? Lassen wir deinen Dad allein mit den Brombeerranken kämpfen. Du kannst mir stattdessen mit dem Abendessen helfen." Harriet räumte die Erste-Hilfe-Utensilien weg, bevor sie mit Poppy zurück in die Küche ging.

Der Flammkuchen hatte eine goldene Farbe angenommen, als Harriet ihre Helferin in den Garten schickte, um Tom zum Essen zu rufen. Sie nahm das Backblech gerade aus dem Ofen, als die beiden zurückkehrten.

„Mmmh, das duftet herrlich“, lobte Tom. „Kann ich mich irgendwo waschen?“

„Klar, das Badezimmer ist gleich dahinten.“

„Ich zeige es dir, Dad.“ Poppy hüpfte voran.

Unterdessen stellte Harriet für Maisie eine Schüssel Wasser auf den Boden. Zu fressen hatte sie leider nichts für sie. „Bei deinem nächsten Besuch werde ich ausgerüstet sein“, versprach sie der Hündin.

Als alle am Tisch saßen und es sich schmecken ließen, erzählte Poppy, was sie in der Schule erlebt hatte. Und obwohl Tom seiner Tochter zuhörte und zwischendurch interessierte Fragen stellte, fühlte Harriet immer wieder seinen Blick auf sich. Ihr Herz klopfte heftig, und sie fürchtete, die anderen am Tisch könnten es hören. Sie war so beschäftigt mit sich und ihren Gefühlen, dass sie nicht mitbekam, wie Poppy sie etwas gefragt hatte. „Harriet?“, das Mädchen stupste sie leicht an. „Wie heißt dein anderer Bruder schon wieder? Ich habe seinen Namen vergessen.“

„Was … ähm, Giles. Er heißt Giles“, stotterte Harriet. Sie griff nach ihrem Wasserglas und nahm einen kräftigen Schluck.

„Ist er auch so nett wie Gregg?“, fragte Poppy neugierig weiter und schob sich eine Gabel Salat in den Mund.

„Das ist er, wenn man ihn erst mal kennt. Er hat viele freche Sprüche drauf, weißt du? Aber unter seiner harten Schale versteckt sich ein weicher Kern.“ Ja, Giles war ein Guter, und sie freute sich schon auf ihn.

„Darf ich dich besuchen, wenn Giles da ist? Ich möchte ihn auch kennenlernen", bettelte Poppy.

„Hey, mein Mädchen, man lädt sich nicht selbst ein", erinnerte ihr Vater sie.

„Ist schon gut", versicherte Harriet. „Das lässt sich bestimmt einrichten."

Nachdem sie die Küche aufgeräumt hatten, machten Tom und Poppy sich auf den Heimweg. „Sicher, dass du nicht mit zu uns kommen willst?", fragte Tom, der Poppy gebeten hatte, Maisie schon mal in den Wagen zu lassen. Kaum war Poppy außer Sichtweite, zog er Harriet an sich.

„Ja, ich brauche dringend etwas Schlaf und muss noch über ein paar Dinge nachdenken." Sachte legte sie ihre Hand an seine Wange und streichelte sanft über seine stoppelige Haut.

„Dinge wie über uns?" Seine Stimme klang besorgt.

„Auch, aber mehrheitlich darüber, was heute alles auf dem Polizeirevier geschehen ist, und über meine Familie." Sie beugte sich vor und gab ihm einen zärtlichen Kuss, den er leidenschaftlich erwiderte. Vielleicht sollte sie doch besser mit ihm mitfahren, er war ziemlich überzeugend.

„Dad, kommst du?", hörten sie Poppy von der Straße rufen. Sofort ließen sie voneinander ab.

„Gleich!", rief er zurück und senkte danach wieder die Stimme: „Ich weiß, es ist alles noch frisch zwischen uns, und heute Morgen habe ich es anders gesehen, aber ich habe noch mal darüber nachgedacht, es Poppy zu sagen. Dieses Versteckspiel ist auf Dauer doch etwas mühsam, findest du nicht?"

„Na ja, es hat auch seinen Reiz", erwiderte sie und grinste. „Aber für mich ist beides in Ordnung. Poppy ist deine Tochter, und du kannst am besten einschätzen, wie sie damit zurechtkäme, sollte es am Ende zwischen uns nicht funktionieren."

„Dad!" Poppy klang ungeduldig.

„Ich muss", Tom zuckte bedauernd mit den Schultern und ging mit zügigen Schritten Richtung Wagen. Auf halbem Weg drehte er sich noch mal zu ihr herum. „Das wird übrigens nicht passieren. Es wird funktionieren", rief er ihr zu, dabei deutete er zuerst auf sie und dann auf sich. „Da bin ich mir sicher."

Sie schaute ihm nach, bis auch er hinter der überwucherten Gartenmauer verschwand.

Unterwegs überlegte sich Tom, wie er das Thema am besten anschnitt, ohne bei Poppy gleich zu große Hoffnungen zu wecken. Immerhin wusste er, wie sehr sie sich wünschte, Teil von Harriets Familie zu werden. „Warum hattest du es so eilig, nach Hause zu kommen?", fragte er beiläufig.

„Das hatte ich nicht, aber du hast mich doch mit Maisie zum Wagen geschickt. Maisie wartet nicht gerne."

„Du meinst wohl, du wartest nicht gern", sagte Tom lachend.

„Auch. Aber du hast auch ewig gebraucht für den Gutenachtkuss."

Verdutzt blickte Tom zu seiner Tochter hinüber, die ihre Lippen zu einem Kuss formte und in die Luft schmatzte. Beinahe hätte er sie beide dadurch in den Graben befördert. Poppy kicherte. „Dad, wie oft noch? Ich bin nicht doof. Wenn du mich mit Maisie voranschickst, dann entweder, weil du mit der Person noch etwas Wichtiges zu bereden hast, was ich nicht hören soll, oder weil du knutschen willst."

„Ich habe noch nie mit jemandem geknutscht, seit du bei mir bist. Wie willst du das wissen?"

„Weil Erwachsene immer so ein Geheimnis daraus machen. Und ich habe euch heute Morgen gesehen. Ihr habt euch geküsst, kaum war ich aus der Tür. Nur hast du vergessen, dass man von draußen in die Küche sehen kann. Du solltest vorsichtiger sein, wenn du etwas geheim halten willst."

Leicht verlegen fuhr sich Tom mit der Hand durch die Haare. „Das merke ich gerade. Entschuldige. Ich wollte es dir heute Abend sagen, obwohl Harriet und ich eigentlich noch abwarten wollten, ob das mit uns von Dauer ist."

„Was spielt denn das für eine Rolle? Erwachsene, echt!" Poppy schüttelte verständnislos den Kopf. „Ich meine, wenn es nicht hält, wirst du traurig sein. Ganz egal, ob du es mir gesagt hast oder nicht. Das merke ich dann sowieso. Außerdem mag ich Harriet, und wenn du es mit ihr vermasselst, machst du mich echt sauer."

„Dann mache ich das wohl besser nicht. Aber darf ich zu bedenken geben, dass auch Harriet es vermasseln könnte?"

Poppy sah ihn an, als wäre er nicht ganz bei Trost.

„Okay", er hob ganz kurz abwehrend die Hände vom Lenkrad. „Blöde Idee von mir. Natürlich wäre ich schuld. Darf ich aber auf dich zählen, indem du mir hilfst, dass ich sie nicht vergraule?"

„Klar. Am besten besorgst du ihr schon mal einen Blumenstrauß. Frauen mögen Blumen. Und natürlich Schokolade."

„Schokolade, klar … ähm, für dich oder für Harriet?"

„Für uns beide."

Tom verdrehte die Augen. „Oje. Was habe ich mir da bloß angetan?"

17. Kapitel

Als Harriet am nächsten Morgen aufwachte, fühlte sie sich richtig erholt. Sie war vom gestrigen Tag so erledigt gewesen, dass sie in einen traumlosen Schlaf gefallen war, kaum dass ihr Kopf das Kissen berührt hatte. Nur änderte leider der Schlaf auch nichts daran, was mit Nick geschehen war. Als sie an ihn dachte, wurde ihr Herz schwer. Es war einfach so traurig, und sie litt mit seiner Familie mit. Harriet war nicht wütend auf Adele, auch wenn sie sich mehr Einsicht von ihr gewünscht hätte. Bevor die Sorgen sie wieder unter die Bettdecke kriechen ließen, warf Harriet diese zurück und stand auf. Das Leben musste weitergehen. Gähnend zog sie die Vorhänge auf und blickte direkt auf Toms Hintern. Er bückte sich gerade, um einen Armvoll Brombeertriebe aufzuheben. Wow, mit dem Anblick hätte sie jetzt nicht gerechnet, aber was für ein Start in den Tag! Ohne weiter zu überlegen, öffnete sie das Fenster und pfiff anerkennend.

„Hey, Lady, das ist Belästigung am Arbeitsplatz. Ich könnte Sie verklagen“, konterte er schlagfertig.

Sie klimperte mit den Wimpern. „Kann ich das irgendwie wiedergutmachen, Sir?“

„Ist Ihr Mann zu Hause?“, fragte Tom anrüchig und schaute sich verstohlen um.

„Nein“, schnurrte sie wie eine Katze und ließ sich auf sein Spielchen ein. „Er kehrt erst heute Abend zurück. Hätten Sie vielleicht Lust auf ein Frühstück?“

„Weiß nicht“, Tom zog seine Gartenhandschuhe aus und legte sie auf die Gartenbank. „Ich bin ziemlich schmutzig von der Arbeit … ganz verschwitzt … und so.“

Harriets Puls schnellte in die Höhe. „Na, dann arbeiten Sie vielleicht doch besser weiter. Nicht, dass Sie mir den Dreck ins Haus bringen.“ Damit schloss sie das Fenster und ließ einen verdutzten Tom zurück. Ausgelassen rannte sie die Treppe hinunter und öffnete die Tür in den Garten. Eine weitere Einladung brauchte Tom nicht. In wenigen Schritten war er bei ihr und schaute sie bewundernd von oben bis unten an. Wie gut, dass sie gestern ihren flauschigen Pyjama in die Wäsche getan hatte und stattdessen ein kurzes dunkelblaues Nachthemdchen trug. Ungeachtet seiner schmutzigen Klamotten zog er sie an sich und küsste sie mal so eben um den Verstand.

Irgendwo im Hintergrund hörte sie, wie die Tür sich schloss. Ohne wirklich voneinander abzulassen, stolperten sie gemeinsam die Treppe hinauf. Ein gefährliches Unterfangen bei den steilen Stufen. Aber man musste Prioritäten setzen. Harriet zerrte ihn in ihr Badezimmer, wo sie sich unter der Dusche seinen Zärtlichkeiten völlig hingab.

„So werde ich mit dem Garten nie fertig“, raunte er ihr ins Ohr, als er das Wasser abstellte.

Kichernd reckte sie sich nach dem Handtuch und trocknete sich notdürftig ab. Dann wickelte sie es um sich, damit sie Tom ein frisches aus dem Schrank in ihrem Schlafzimmer holen konnte. Als sie damit zurückkehrte und er nackt vor ihr stand, wurde ihre Kehle ganz trocken. Tom war nicht verlegen, als sie ihn so unverhohlen musterte. Wie ein von Michelangelo gemeißeltes Kunstwerk, das zu Fleisch geworden war, schoss es ihr durch den Kopf. Okay, der Künstler schien ein paar Mal mit seinem Meißel ausgerutscht zu sein, da wo die Blessuren von Toms Unfall noch nicht ganz verheilt waren. Ansonsten gab es nichts auszusetzen. Kräftige Arme und Beine, flacher Bauch, knackiger Hintern. „Du bist wunderschön", wisperte sie, was ihn leise auflachen ließ.

„Keine Ahnung, was dir an einem langen Elend so gefällt, aber ich werde mich nicht beklagen." Er streckte seine Hand aus und vergrub sie in ihrer Lockenpracht. „Die wahre Schönheit von uns beiden bist du, Rotschopf." Er beugte sich vor, und ihre Lippen verschmolzen miteinander.

Irgendwie landeten sie wieder in ihrem Bett, und es war schon kurz vor Mittag, als Harriets Magen lautstark knurrte. „Ich brauche dringend was zu futtern", sagte sie und löste sich aus seinen Armen.

„Da sieht man mal wieder, wo Frau ihre Prioritäten setzt", seufzte er gespielt entrüstet, schälte sich aber trotzdem aus den Laken.

Mit einem trägen Lächeln im Gesicht ging Harriet ins Bad. Hinterher schlüpfte sie in ihre Kleider und hörte ihn dabei unten in der Küche herumhantieren. Der Duft nach frischem Kaffee und gebratenen Eiern mit Schinken trieb sie zur Eile an.

Tom blickte nur kurz auf, als sie durch die Küchentür trat. „Ich hoffe, du hast nichts dagegen, dass ich deinen Kühlschrank geplündert habe."

Harriet griff zur Kaffeetasse, die für sie schon bereitstand. „Wow, nicht nur Gärtner, sondern auch noch Koch. Du scheinst eine gute Partie zu sein."

„Bin ich, bin ich", betonte er selbstbewusst. „Schade, dass du deine Haare wieder gebändigt hast. Ich mag es, wenn ich weiß, dass ich sie so durcheinandergebracht habe."

„Du kannst sie gern wieder zerzausen", bot sie an und schmiegte sich von hinten an ihn.

Er legte seine Hand über ihre, die auf seinem Brustkorb lag. „Darauf komme ich bestimmt zurück", brummte er. „Aber jetzt wird gegessen, damit ich nachher noch vorankomme in deinem Garten. Um vier muss ich zurück sein, dann kommt Poppy aus der Schule."

„Hast du schon mit ihr geredet, wegen uns?"

„Ja, aber ich hätte es mir sparen können. Sie hat uns neulich zusammen gesehen und sich ihren Teil gedacht. Manchmal unterschätze ich sie wirklich."

Harriet griff nach dem Teller mit den Eiern, den Tom ihr hinhielt. „Irgendwie verständlich, sie ist eben dein kleines Mädchen."

„Das viel zu schnell erwachsen wird. Bald kommen wohl ganz andere Probleme auf mich zu."

„Yep, erste Menstruation, Jungs", zählte Harriet auf.

Tom ließ sein Besteck fallen und hielt sich die Ohren zu. „Stopp, das will ich gar nicht hören."

Belustigt zwinkerte sie ihm zu. „Besser, du stärkst dich noch ein wenig. Iss!" Sie nahm einen Schluck Kaffee und fragte dann: „Darf ich heute bei euch übernachten?"

„Klar, aber woher der Sinneswandel?"

„Na ja, wenn Giles da ist, werde ich dich vermutlich nicht so oft sehen. Ich möchte gern etwas Zeit mit meinem Bruder verbringen, bevor er wieder irgendwo die Welt retten geht."

Nach dem Mittagessen räumte Harriet ihr Cottage auf, während Tom sich wieder dem Kampf mit den Brombeerranken stellte. Er fluchte gerade lautstark, weil eine Ranke sich um sein Hosenbein gewickelt hatte, als Harriet aus dem Cottage trat. „Wir sollten langsam los, es ist schon halb vier."

„Würde ich ja, wenn dieses verdammte Teil mich ließe. Habe ich schon mal erwähnt, wie sehr ich Brombeeren hasse?"

„Oh, das ist jetzt blöd, denn ich habe Brombeermarmelade für morgen zum Frühstück eingepackt." Dabei schaute sie ihn ganz unschuldig an.

„Die kannst du dir sonst wo …", knurrte er und unterbrach sich gerade noch rechtzeitig. „Entschuldige, ich weiß nicht, wie viele Dornen sich in mein Fleisch gebohrt haben."

„Soso, ich dachte, echte Kerle spüren so was nicht. Aber ich verspreche dir, ich werde heute Abend jede einzelne aus deinem geschundenen Körper ziehen."

„Ich bin mir nicht sicher, ob das eine Drohung ist", seufzte er. Endlich von der Ranke befreit, räumte er mit Harriets Hilfe die Gartengeräte in den Schuppen zurück. Er hatte sich entschieden, die Geräte vorerst hierzulassen.

Zurück in der alten Mühle, klingelte Toms Handy. Bestürzt erfuhr er von Linda, dass in ihre Agentur eingebrochen worden war. „Bist du okay?", fragte er besorgt und setzte sich hinter seinen Schreibtisch im Arbeitszimmer.

„Ja, sicher", seufzte sie. „Es geschah in der Nacht. Viel konnten die Diebe nicht holen. Ich habe nur wenig Bargeld hier. Aber leider haben sie meinen Laptop mitgehen lassen. Das ist der Grund, weshalb ich dich anrufe. Er ist zwar passwortgeschützt, und ich denke auch eher, dass sie nicht am Inhalt interessiert sind, sondern ihn plattmachen und dann verkaufen wollen. Aber dein Manuskript ist darauf abgespeichert."

„Mist. Und jetzt?"

„Ich denke nicht, dass wir uns allzu große Sorgen machen müssen", beschwichtigte Linda. „Sollten die es irgendwo unter einem anderen Namen veröffentlichen, werden wir sie drankriegen. Dein Stil ist unverkennbar. Trotzdem wollte ich dir Bescheid geben."

„Danke. Tut mir leid, der Einbruch ist bestimmt mit viel Aufwand für dich verbunden. Soll ich dir zumindest das Manuskript noch mal schicken?"

Sie verneinte, da sie noch eine Sicherungskopie hatte. „Wenn du mir wirklich helfen willst, dann klär mit dieser verrückten Person ein für alle Mal, dass sie sich irrt und du ihr Kind nicht hast. Vorgestern hat sich ein Reporter bei mir gemeldet, der eine Stellungnahme wollte. Ich habe ihm gesagt, wenn er eine solche Verleumdung rausbringt, verklagen wir ihn und sein Blatt. Bisher scheint ihn das abgehalten zu haben. Aber allein die Behauptung dieser Carol könnte für dich als Kinderbuchautor schädigend sein. Darum, bitte, bitte, Harrison: Klär das, sonst fliegt uns das um die Ohren."

Tom schnaubte. „Du gibst dem viel zu viel Bedeutung. Die Frau ist bloß ein durchgeknallter Fan. Sie müsste erst mal Beweise vorlegen. Poppy ist meine Tochter, und ich werde ja wohl noch wissen, wer die Mutter ist." In dem Moment sah Tom Harriet im Türrahmen seines Büros stehen. Sie hielt eine Tasse Tee in den Händen, die sie ihm vermutlich hatte bringen wollen. „Hör mal, Linda, ich muss los. Melde dich, wenn du Fragen zum Manuskript hast, ja?“

Harriet stellte die Tasse vor ihn auf den Bürotisch.

„Ich weiß, es geht mich nichts an“, begann sie zögernd. „Aber denkst du nicht, dass Carol es ernst meint? Sie scheint ja nicht lockerzulassen.“ War ja klar, dass Harriet gleich die richtigen Schlüsse aus den Gesprächsfetzen zog.

Ihm entwischte ein lakonisches Schnauben. „Sicher ist es ihr ernst. Sie braucht vermutlich wieder Geld und sieht in Poppy und mir eine praktische Einnahmequelle.“

„Was, wenn nicht? Was, wenn sie sich tatsächlich geändert hat?“, gab Harriet zu bedenken. „Poppy ist ihr Kind …“

Die Küchentür fiel ins Schloss, gefolgt von einem fröhlichen „Bin zurück, Dad! Ist Harriet auch da?“

Tom sah Harriet eindringlich an und zischte leise: „Ein für alle Mal: Halte dich da raus!“

Poppy kam ins Büro gestürmt und warf sich Harriet in die Arme. „Ich habe dein Auto gesehen, Harriet. Bleibst du jetzt hier?“

„Zum Abendessen bestimmt. Danach fahre ich nach Hause.“ Harriet warf Tom einen eisigen Blick zu. Natürlich war sie sauer. Aber sie kannte Carol nicht. Und er fand es auch nervig, dass er sich ständig deswegen vor ihr rechtfertigen musste. Dabei hatte sie ihm doch gesagt, solange sie Poppy nicht anlügen müsse, akzeptiere sie seine Entscheidung. Von wegen!

„Och, das ist schade“, sagte Poppy, dann schaute sie in seine Richtung und hatte dabei die Augen zu schmalen Schlitzen verengt. „Hattet ihr Streit? Ihr guckt so komisch.“

Bevor Tom antworten konnte, legte Harriet seiner Tochter den Arm um die Schultern und verließ mit ihr sein Büro.

„Keinen Streit. Wir sind uns nur über etwas nicht einig“, hörte er sie sagen.

„Über was denn?“

Tom hielt den Atem an und trat aus dem Büro, um Harriet zu stoppen, sollte sie sich nicht an ihre Abmachung halten.

„Du bist ja vielleicht neugierig“, sagte Harriet, lachte nur und zog leicht an Poppys Zopf. „Das ist Erwachsenenkram. Zeig mir lieber, was ihr heute für Hausaufgaben habt. Vielleicht kann ich dir ja helfen.“

Erleichtert atmete Tom aus.

Nachdem Poppy zu Bett gegangen war, griff Harriet mit verschlossener Miene nach ihrer Handtasche.

„Willst du wirklich nicht hier schlafen?“, versuchte er, sie umzustimmen.

„Heute nicht. Ich bin gerade zu wütend auf dich“, knurrte sie.

Tom atmete genervt aus. „Ich weiß. Aber wir hatten uns doch darauf geeinigt, dass das Thema meine Angelegenheit ist und du dich raushältst.“

„Ja, du hast deinen Standpunkt deutlich gemacht“, sagte Harriet trocken und öffnete die Haustür. Nicht gewillt, so schnell aufzugeben, trat Tom vor sie hin und versperrte ihr damit den Weg.

„Das ist jetzt nicht dein Ernst, Harriet. Wirfst du mir ehrlich vor, dass ich meine Tochter zu schützen versuche?!“

Er meinte förmlich hören zu können, wie Harriets Geduldsfaden riss. Aber verflucht noch mal, er hatte das Thema auch satt.

Ihre Augen sprühten Funken, als sie ihn mit der Hand gegen die Brust stieß. „Schützen?“, zischte sie. „Indem du sie anlügst und behauptest, ihre Mutter sei tot, obwohl sie noch lebt? Hast du dir jemals Gedanken gemacht, wie es für Poppy sein muss, ihre Mutter nicht zu kennen? Zu glauben, dass sie tot wäre? Wie sich Carol fühlt, die Poppy anscheinend vermisst? Sie ist ihr Kind, Herrgott noch mal! Carol mag einen Fehler gemacht haben …"

„Einen?!", rief Tom außer sich aus. „Das ist wohl die Untertreibung des Jahres! Und sag mir bitte, was das für eine Mutter sein soll, die ihr Kind verkauft?"

„Eine verzweifelte?", schlug Harriet vor. „Aber was weiß ich schon. Zumindest könntest du dir mal anhören, was Carol zu sagen hat." Etwas gemäßigter fuhr Harriet fort: „Tom, ich habe mich unter anderem in dich verliebt, weil ich dachte, du seist ein einfühlsamer Mann. Einer, dem das Wohl anderer nicht am Hintern vorbeigeht. Im Moment frage ich mich allerdings, ob ich in dir etwas gesehen habe, das gar nicht da ist. Du glaubst so sehr, im Recht zu sein, dass du nicht mal in Erwägung ziehst, dass sich Menschen ändern können. Natürlich hast du in deiner eigenen Kindheit viel Schlimmes erlebt und willst Poppy davor beschützen, aber hier liegt doch der Fall komplett anders. Du bist da! Du wirst immer für Poppy da sein. Warum gibst du deiner Tochter nicht die Möglichkeit, ihre Mutter kennenzulernen, wo du doch an ihrer Seite bist? Du kannst immer eingreifen, sollte es tatsächlich in eine falsche Richtung laufen."

„Du bist so verdammt stur, Harriet. Nein", korrigierte er sich und schüttelte dabei leicht den Kopf. „Es grenzt eher schon fast an Arroganz. Du glaubst, die Situation einschätzen zu können, obwohl du Carol nie kennengelernt hast. Ich weiß, dass es dein Job ist, anderen zu helfen. Aber wenn man deine

Hilfe nicht will, solltest du das akzeptieren. Du magst ständig wichtige Entscheidungen treffen müssen, und bestimmt liegst du dabei meist richtig, aber im Fall von Carol täuschst du dich komplett. Vielleicht ist es wirklich besser, wenn du jetzt gehst." Er trat zur Seite und machte ihr damit den Weg frei.

Ohne ein weiteres Wort und mit hoch erhobenem Kopf marschierte Harriet an ihm vorbei zu ihrem Wagen. Nachdem sie gegangen war, ließ Tom sich erschöpft und enttäuscht an der geschlossenen Tür zu Boden gleiten. Er winkelte die Beine an, umschloss seine Knie mit den Armen wie zu einem kleinen Päckchen und legte seinen Kopf darauf. War es das jetzt? Das Ende ihrer Beziehung, bevor sie überhaupt richtig begonnen hatte? Sie hatten schon so oft über dieses Thema diskutiert. Warum konnte Harriet es nicht einfach gut sein lassen? Er hörte das klackernde Geräusch von Maisies Krallen auf dem Parkett, als sie zu ihm hintapste. Kurz darauf fühlte er ihren warmen Atem über seine Haare gleiten. Mit einem tiefen Seufzer legte er die Arme um sie.

„Warum habt ihr so gestritten, Dad?"

Ruckartig hob Tom seinen Kopf und sah Poppy am oberen Treppenabsatz stehen. Sie trug ihren süßen Papageientaucher-Pyjama, den sie so liebte.

„Und wer ist Carol?", fragte sie weiter.

In Toms Hirn ratterte es hektisch. Wie viel hatte Poppy mitbekommen? „Jemand aus meiner Vergangenheit, der versucht, wieder Kontakt aufzunehmen", antwortete er vage. Zumindest war das nicht gelogen.

„Und warum willst du das nicht?"

„Es ist keine sehr nette Person. Es tut mir leid, dass wir dich geweckt haben, Pops. Du solltest wieder schlafen gehen."

Poppy biss sich auf die Unterlippe und schien nachzudenken. „Ich verstehe bloß nicht, warum du dich deswegen mit Harriet streitest. Kennt sie diese Carol?"

Etwas steif rappelte sich Tom vom Boden auf. „Nein, die beiden kennen sich nicht. Harriet ist nur der Überzeugung, dass man sich ändern kann und dass jeder eine zweite Chance verdient. Aber glaube mir, Kleines, Carol hatte bereits ihre Chancen, und es ist meine Entscheidung, wen ich in unser Leben lasse und wen nicht." Jetzt stand er neben Poppy und legte ihr die Hand auf den Rücken. „Komm, geh zurück ins Bett, du hast morgen Schule."

„Okay, aber seltsam ist es trotzdem. Harriet mag dich doch. Warum sollte sie wollen, dass du dich mit einer anderen Frau triffst? Das verstehe ich nicht."

Zurück in ihrem Schlafzimmer, schlüpfte seine Tochter unter die Bettdecke, während er sich neben sie setzte. „Ehrlich, Pops, ich habe es aufgegeben, euch Frauen zu verstehen", sagte er und seufzte gespielt verzweifelt.

„Meinst du, Harriet wird dir verzeihen, dass du so laut geworden bist?"

„Sie mir verzeihen?! Ich habe nichts falsch gemacht. Harriet versucht, mir etwas aufzudrängen, was ich nicht will. Wenn jemand sich entschuldigen muss, dann wohl sie."

Seine Tochter quittierte das mit einem Augenrollen. „Was sagst du mir immer, Dad: Der Klügere gibt nach?"

Oje, jetzt haute ihm seine Tochter bereits seine eigenen Weisheiten um die Ohren.

„Mal sehen", wich er aus und gab Poppy einen Kuss auf die Stirn. „Jetzt schlaf erst mal. Harriet wird das auch tun, und vielleicht kommt sie morgen ja schon zur Vernunft."

18. Kapitel

Aber das war nicht der Fall. Harriet schmollte nun schon vier Tage. Und das, obwohl Tom die letzten beiden damit verbracht hatte, bei ihr den Garten zu Ende aufzuräumen. Eigentlich hatte er gehofft, das würde sie versöhnlich stimmen, und sie würde ihm mal eine Tasse Tee rausbringen. Aber nein, er hatte sie lediglich am ersten Tag zu Gesicht bekommen, und das auch nicht wirklich freiwillig. Sie war aus dem Fenster auf der Rückseite des Hauses geklettert, dann weiter hinter die bereits freigeräumte Steinmauer, um in deren Sichtschutz bis zu ihrem Wagen zu schleichen. Aber Maisie hatte das natürlich mitbekommen und war aufgeregt an der Mauer entlanggelaufen. Um nachzusehen, was da los war, hatte er die Heckenschere beiseitegelegt und sich über die Mauer gebeugt. Harriet sah zu niedlich aus, wie sie sich in gebückter Haltung, den Hintern in den Himmel gereckt, vorwärtsbewegte. Nur mit Mühe konnte er sich ein Lachen verkneifen. „Echt jetzt?", fragte er stattdessen, was sie zusammenzucken ließ. „Du schleichst dich aus deinem eigenen Haus, um nicht mit mir reden zu müssen? Wie alt bist du eigentlich?"

Harriet erhob sich mit hochrotem Kopf und pustete sich eine Locke aus dem Gesicht, die sich aus dem Haargummi gelöst hatte. „Ich will mit dir nicht nur nicht reden, ich will dich im Moment auch nicht sehen! Dazu bin ich viel zu arrogant, wie du dich vielleicht erinnerst."

„Ich will auch nicht wirklich mit dir reden, aber wenn du dich entschuldigen möchtest: Meine Tür ist immer offen für dich."

„Wie bitte?" Jetzt stemmte Harriet ihre Hände in die Seiten und sah aus wie eine Furie. „Ich soll mich entschuldigen? Du solltest dich bei MIR entschuldigen. Du bist so ein selbstherrlicher Idiot! Du lügst deine eigene Tochter an, weil du Angst hast, sie an jemand anderen zu verlieren. Denn Gott bewahre, was, wenn Poppy ihre Mutter lieber mag als dich! Du kannst einem echt nur leidtun, Tom oder Harrison oder wie auch immer du dich gerade nennen willst." Sie reckte ihr Kinn in die Höhe und stolzierte, so gut es ging, über den Acker weiter an der Mauer entlang, um zu ihrem Wagen zu gelangen.

Sie trat so heftig aufs Gaspedal, dass ein kleiner Stein, der anscheinend unter ihrem Hinterreifen gelegen hatte, gegen seinen Wagen geschleudert wurde. Das war ihm egal, aber ihre Worte hatten ihn mindestens so hart getroffen wie der Kiesel die Karosserie seines Wagens.

Sie war den ganzen Tag nicht zurückgekehrt, und auch heute hatte er sie nicht zu Gesicht bekommen. Da das Fenster auf der Rückseite aber geschlossen war, nahm er an, dass sie zumindest zu Hause sein musste. Am Nachmittag war er endlich fertig mit der Hecke. Während der Arbeit hatte er reichlich Zeit gehabt nachzudenken. Wenn er ehrlich war, musste er eingestehen, dass Harriet nicht ganz unrecht hatte.

Am Anfang hatte er Poppy wirklich nur angeschwindelt, weil er sie hatte schützen wollen. Aber jetzt? Es stimmte schon, es war kein prickelnder Gedanke, sie mit Carol teilen zu müssen oder sie gar an sie zu verlieren. Immerhin war er es, der all die Fortschritte, die Poppy in ihrer Entwicklung gemacht hatte, mit zu verantworten hatte. Er hatte seine Tochter in jeder erdenklichen Form unterstützt. Mit ihr täglich trainiert, um ihre Bewegungen zu stabilisieren, ihr mehr Kraft in der Muskulatur zu verleihen, ihre Feinmotorik zu stärken. Sprachtherapeuten besorgt, die ihre Aussprache verbesserten. Im Gegenzug hatte er Poppys Liebe erhalten, die ihm einfach alles bedeutete. Diese Liebe würde er nicht aufs Spiel setzen, indem er ihr gestand, dass ihre Mutter noch lebte. Wer konnte schon sagen, wie ernst es Carol wirklich damit war, ihre Tochter kennenzulernen? Vielleicht wollte sie bloß wieder Geld von ihm erpressen. Wenn Poppy erfuhr, dass ihre leibliche Mutter nicht an ihr selbst, sondern nur an Geld interessiert war, würde sie das bestimmt zutiefst verletzen. Er hatte es selbst erlebt, wie es war, als Mensch nichts wert zu sein. Verzweifelt nach Anerkennung und Liebe zu buhlen, um sie dann doch nicht zu erhalten. Nein, weder sollte Poppy diese Erfahrung machen müssen, noch würde er sich diese Liebe von Carol wegnehmen lassen. Poppy musste aufgrund ihrer Behinderung schon genug erdulden. Sie hatte nichts als Liebe verdient, und dafür würde er sorgen.

Grimmig warf er die letzte Ladung Schnittgut auf den extra dafür gemieteten Pick-up. Am Ende legte er sein Werkzeug darüber, sicherte die Fuhre und warf einen letzten Blick zurück in den Garten. Ja, er hatte ordentliche Arbeit geleistet und seine Schuldigkeit getan. Natürlich hoffte er irgendwie noch ein klein wenig, dass sich das zwischen ihm und Harriet wieder einrenkte. Aber er wusste auch, dass wenn er nicht bereit war, Poppy die Wahrheit über ihre Mutter zu erzählen, dies immer zwischen ihnen als Paar stehen würde. Zudem war ihm das Risiko zu groß, dass Poppy bei einem weiteren Streit alles mitbekäme. Er setzte sich in den Wagen und hieb frustriert gegen das Lenkrad.

Auch am nächsten Tag hörte Tom nichts von Harriet. Noch nicht mal ein Dankeschön für den aufgeräumten Garten. Okay, sie hatten einen Deal vereinbart, und er war es ihr schuldig gewesen. Aber ein knapper Dank wäre doch nicht zu viel verlangt!

Er war gerade dabei, den Stall auszumisten, als er einen Wagen heranfahren hörte. Rasch stellte er die Mistgabel zur Seite. Das konnte eigentlich nur Harriet sein. War sie doch noch zur Vernunft gekommen? Das hatte ja ganz schön lange gedauert. Mit großen Schritten trat er aus dem Stall, um den gekiesten Weg Richtung Haus und Parkplatz zu gehen. Dabei versuchte er, seine Vorfreude zu bändigen. Natürlich würde er es Harriet nicht schwer machen, sich zu entschuldigen, immerhin hatte sie ja eingesehen, dass sie im Unrecht war. Kaum war er um die Ecke getreten, gefror ihm das Blut in den Adern. Vor der Haustür stand Carol und unterhielt sich mit Poppy. Er hörte gerade noch, wie Carol sagte: „Du musst Pippa sein."

„Was zum Teufel …!" Wie ein rasender Stier schoss Tom vor. „Geh ins Haus!", befahl er seiner Tochter in herrischem Ton.

„Was? Warum?" In Poppys Blick lag Verwirrung.

„Weil ich es sage. Rein mit dir!“ Er schob sie durch die geöffnete Tür und schloss diese hinter ihr. Dann drehte er sich zu Carol herum. „Was zum Teufel machst du hier?!“

„Meine Tochter besuchen. Da du mich nie zurückgerufen hast, stehe ich nun halt unangemeldet da.“ Carols Stimme war ganz ruhig, als sie fortfuhr: „Du magst das Sorgerecht für Pippa haben, aber du kannst mich nicht von ihr fernhalten. Da kannst du deinen Namen noch hundert Mal ändern, ich werde sie immer wieder finden. Sie ist meine Tochter!“

„Die du für ein paar Tausend Pfund verkauft hast“, zischte er leise, damit Poppy ihn von drinnen nicht hören konnte. „Wir haben eine Vereinbarung, Carol!“, erinnerte er sie kalt.

„Das war ein Fehler“, gestand Carol reumütig ein. „Harrison … ich habe mich geändert. Ich nehme keine Drogen mehr.“

„Ach ja? Wie lange schon? Eine oder zwei Wochen?“, spottete er unbeeindruckt. „Glaubst du wirklich, nach dem, was du Pippa angetan hast, lasse ich sie noch mal in deine Nähe? Vergiss es! Verschwinde von meinem Grundstück. Solltest du dich hier wieder blicken lassen, rufe ich die Polizei.“

Verächtlich schüttelte Carol den Kopf und schaute ihm dann direkt in die Augen. „Ich werde gehen, Harrison. Zumindest heute. Aber glaube ja nicht, dass ich so leicht aufgeben werde. Meine Anwältin hat gesagt, dass ich gute Chancen habe, Pippa zurückzuerhalten oder zumindest ein Teilsorgerecht zu erwirken. Du tust gut daran, dich mit mir zu einigen. Ansonsten werde ich eine Schlammschlacht heraufbeschwören, die du dir in deinen Albträumen nicht wünschst. Ich kann den Titel in den Zeitungen schon vor mir sehen: *Kinderbuchautor verweigert seiner behinderten*

Tochter den Kontakt zu ihrer Mutter. Glaubst du wirklich, deine Leserschaft würde das gutheißen?“

Sie fixierte ihn nach wie vor, aber er hielt ihrem Blick stand. Immerhin war er nicht derjenige, der seine Tochter schlecht behandelt hatte und dem sie scheißegal gewesen war.

„Ich hoffe, dir ist klar, Harrison, dass ich wie eine Löwin um meine Tochter kämpfen werde.“ Carol öffnete ihre Handtasche und zog ein Kuvert daraus hervor, das sie ihm entgegenstreckte. „Lies das in Ruhe durch. Du hast zwei Wochen Bedenkzeit, auf meinen Lösungsvorschlag einzugehen, danach lasse ich meine Anwältin tun, was nötig ist. Meine Kontaktdaten findest du ebenfalls in dem Schreiben.“

Tom ignorierte das Kuvert. „Du kannst doch nicht nach all den Jahren einfach daherkommen und wieder Mami spielen wollen. Was denkst du denn, wie das für Poppy ist? Sie weiß ja noch nicht mal, wer du bist!“

„Und wessen Fehler ist das? Hättest du deinen verfluchten Namen nicht geändert oder meine Kontaktversuche über deine Agentur nicht ständig ignoriert, sähe es jetzt anders aus. Ja, ich habe einen Fehler gemacht, einen schlimmen Fehler …“

„Einen?!“, unterbrach er sie vehement. „Du hast ihr Leben mehrmals in Gefahr gebracht und mich auch noch erpresst. Du kannst froh sein, dass ich dich damals nicht angezeigt habe. Zudem hast du doch gar keine Ahnung, was ein Mädchen mit Trisomie 21 überhaupt braucht. Es wäre purer Egoismus, wenn du sie aus ihrem gewohnten Umfeld reißt. Ihr die Stabilität nimmst, die sie braucht. Aber so war es schon immer: Es zählt nur das, was du willst. Alle anderen gehen dir am Arsch vorbei.“

Carol trat einen Schritt auf ihn zu und bohrte ihren Zeigefinger in seine Brust. „Komm du mir nicht mit Egoismus. Aber egal, ich streite mich hier nicht mit dir. Lies meinen Brief und melde dich, wenn du über meine Forderungen nachgedacht hast." Sie drehte sich um und stakste in ihren Pumps Richtung Parkplatz.

„Wie viel willst du denn dieses Mal?", rief er ihr gehässig hinterher. „Fünfzigtausend oder gleich hundert?"

Ohne sich umzudrehen, streckte Carol ihren Mittelfinger in die Luft.

Toms Herz klopfte ihm bis zum Hals. Wie zum Henker hatte sie ihn gefunden?! Die einzigen Personen, die von seiner wahren Identität wussten, waren seine Agentin, Harriet und ihre Familie.

„Dad?" Er hatte gar nicht bemerkt, wie Poppy die Tür hinter ihm wieder geöffnet hatte. „Wer war das?", fragte sie zaghaft.

Tom drehte sich zu ihr herum. Ihre wunderschönen grünen Augen strahlten eine Besorgnis aus, die er kaum ertragen konnte.

„Niemand, Spatz. Niemand, um den du dir Gedanken machen musst." Er zog sie an sich und drückte sie fest.

Poppy befreite sich aus seiner Umarmung und sah ihn trotzig an. „Du lügst, Dad! Die Frau hat mich gefragt, ob ich Pippa bin. Nach dem, was ich gehört habe, ist sie die Mutter von dieser Pippa, und du scheinst sie zu kennen. Immerhin hast du mir erst neulich von dieser Carol erzählt, zu der du keinen Kontakt mehr haben willst. Warum denkt sie, meine Mutter zu sein?"

Verzweifelt versuchte Tom, den Kloß in seiner Kehle herunterzuschlucken. Weiter zu lügen, brachte er nicht übers

Herz. Aber gleichzeitig hatte er Panik, dass alles, was er jetzt sagte, seine Tochter gegen ihn aufbringen würde. Er durfte sie nicht verlieren! „Poppy, es ist nicht so einfach …“ Die Stimme versagte ihm.

„Spuck es aus, sonst verschluckst du dich daran“, sagte sie genau die Worte, die er ihr immer predigte, wenn sie versuchte, ihm etwas zu beichten, und dabei herumstotterte.

Tom setzte sich auf den steinernen Absatz vor dem Eingang und wartete, bis Poppy es ihm gleichtat.

„Was deine Mutter anbelangt“, begann er ganz leise. Die Worte wollten kaum aus seinem Mund kommen, aber es gab keinen Weg daran vorbei: „Liebes, ich muss dir gestehen, dass ich dich angelogen habe.“ So schonend wie möglich erzählte er ihr, wie er Carol kennengelernt hatte und wie Poppy als Baby nur knapp dem Tod entgangen war, weil ihre Mum sich auf einer Party mit Drogen und Alkohol abgeschossen hatte. Wie das Jugendamt ihn ausfindig und über ihre Existenz aufgeklärt hatte. Welche Angst er auch beim zweiten Mal ausgestanden hatte, als Carol sie ihm nicht wie vereinbart zurückgebracht hatte. Was er ihr aber nicht sagte, war, dass Carol sie ihm am Ende verkauft hatte. Poppy sollte nicht wissen, dass sie für ihre Mum nur ein paar Tausend Pfund wert gewesen war. Niemand sollte so etwas über seine Mutter erfahren müssen.

„Ich kann gut verstehen, wenn du jetzt furchtbar wütend auf mich bist, Poppy. Aber du musst mir glauben … bitte“, bat er sie eindringlich. „Ich habe das nur getan, weil ich dich liebe und dich beschützen wollte. Was du als Baby erleben musstest, solltest du niemals wieder durchmachen müssen. Verstehst du?“

Poppy schien darüber nachdenken zu müssen, was er gut verstehen konnte. Eine Weile saßen sie einfach schweigend nebeneinander. Tom traute sich nicht, sie zu berühren. Er wusste, er musste ihr Zeit lassen, das Gesagte zu begreifen. Schließlich verzog sie ihren Mund zu einer schiefen Schnute und rieb sich mit der flachen Hand ihre Stirn. „Dann war das meine Mum, und ich heiße Pippa?"

„Ich fürchte, ja."

„Hast du auch einen anderen Namen?"

Tom presste kurz die Lippen zusammen, bevor er antwortete. „Harrison. Harrison Doyle. Mit der Änderung unserer Namen wollte ich verhindern, dass Carol uns findet. Hat wohl nicht geklappt." Er schaute sie schuldbewusst an. „Das muss alles sehr verwirrend für dich sein."

„Ich mag Poppy lieber als Pippa", wisperte Poppy sichtlich mitgenommen.

Vorsichtig legte Tom seine Hand auf ihren Rücken, um sie zu beruhigen. „Du wirst Poppy bleiben, keine Sorge."

Sie drehte den Kopf zu ihm herum und sah ihn ernst an. „Zu lügen ist falsch, Dad, das hast du mir beigebracht. Du hättest mir die Wahrheit sagen müssen, auch wenn ich ein Kind bin. Du wusstest, wie sehr ich mir eine Mum wünsche, und hast mich trotzdem angelogen. Das ist nicht richtig!" Ärgerlich wischte sie sich eine Träne aus dem Gesicht. Zu sehen, wie tapfer sie versuchte, nicht zu weinen, war zu viel für ihn.

Tom nickte und brachte mit rauer Stimme hervor: „Ich weiß. Je länger ich gewartet habe, mit der Wahrheit herauszurücken, desto größer wurde meine Angst. Ich fürchtete, du könntest so zornig auf mich sein, dass du nie wieder mit mir sprechen würdest. Das Letzte, was ich wollte, war, dich zu verletzen, Poppy. Du bist meine Familie und das Allerwichtigste für mich auf dieser Welt."

Sie schlang ihre Arme um ihn und drückte ihn fest. „Dad, wenn ich Mist gebaut habe, sagst du doch immer, dass jeder Fehler macht. Aber dass man dazu stehen und um Verzeihung bitten soll. Mir hast du immer alles verziehen."

Tom schloss seine Augen, um die Tränen zurückzuhalten. Vergebens, er war nicht so stark wie seine Tochter. „Es tut mir so leid, Poppy", murmelte er in ihr Haar.

„Ist okay. Ich bin froh, dass ich jetzt weiß, dass ich eine Mum habe. Auch wenn es mir gleichzeitig irgendwie Angst macht." Sie wischte ihm die Tränen aus dem Gesicht, was sein Herz wie Butter in der Sonne schmelzen ließ. „Ich will sie kennenlernen, Dad, … uuuund", sagte sie mit energischer Stimme und legte eine effektvolle Pause ein, bevor sie fortfuhr: „Auch wenn ich dir verzeihe, bin ich trotzdem sauer auf dich." Um das zu untermauern, legte sie die Stirn in Falten. „Mächtig sauer."

Das war zu erwarten gewesen. „Okay, habe ich kapiert. Ich verstehe auch, dass du sie kennenlernen möchtest. Aber ehrlich gesagt gefällt es mir nicht. Carol hat zwar gesagt, dass sie sich geändert hat …"

„Aber du glaubst ihr nicht?", beendete Poppy seinen Satz.

Er zuckte mit den Schultern. „Es fällt mir schwer, zumal sie jetzt schon mit Gericht und Presse gedroht hat."

„Bestimmt ist sie bloß sauer auf dich, weil sie mich suchen musste. Hast du Angst, dass in der Zeitung etwas Schlechtes stehen könnte, wie neulich bei Harriet?"

„Das ist mir ehrlich gesagt völlig egal", antwortete er. „Aber ich will nicht, dass du in der Schule deswegen gehänselt wirst oder man Fotos von dir veröffentlicht." Er überlegte kurz. „Ich sage dir was: Ich frage mal Colin, ob er Kontakte bei der Polizei hat, worüber wir mehr über Carol herausfinden können. Wenn sie sich wirklich nichts mehr hat zuschulden kommen lassen, werden wir sie gemeinsam aufsuchen, damit du sie kennenlernen kannst."

Poppy nickte, stand auf und streckte ihm ihre Hände hin, um ihn hochzuziehen. Er machte sich absichtlich schwer, sodass sie ihn nicht hochbekam. „Stell dich nicht so an, Dad!", sagte sie und kicherte.

„Was denn? Ich mache doch gar nichts", tat er unschuldig und zog sie stattdessen zu sich herunter, wo sie giggelnd in seinen Armen landete. Wie hatte er dieses wunderbare Kind nur verdient?

Als Poppy im Bett lag, setzte Tom sich ins Büro und klaubte Carols Brief aus der Schreibtischschublade, in die er ihn zuvor ungeöffnet gesteckt hatte. Er hatte ihn nicht in Poppys Gegenwart lesen wollen, da er Schlimmes befürchtete. Und er behielt recht. Carol schrieb nichts zu ihrer Vergangenheit, oder wie sehr sie ihr Kind in all den Jahren vermisst habe. Nein, sie kam gleich zur Sache. Sie verlangte, ihre Tochter jeweils von Donnerstag bis Sonntag und in der Hälfte der Schulferienzeit bei sich wohnen zu lassen. Bis sie eine geeignete Wohnung in der Nähe gefunden habe, wolle sie jedes zweite Wochenende mit ihrer Tochter bei sich in London verbringen. Sollte Harrison sich damit nicht einverstanden erklären, werde ihre Anwältin das Sorgerecht neu vor Gericht verhandeln lassen. Tom schnaubte und warf den Brief verärgert vor sich auf den Schreibtisch.

Kopfschüttelnd schloss er die Augen. Das war ein einziger Albtraum.

Wieder grübelte er darüber nach, wer seine neue Identität Carol preisgegeben haben könnte. Und auch wenn ihm der Gedanke nicht gefiel, dachte er dabei zuerst an Harriet. Nach ihrem Streit neulich hatte sie womöglich geglaubt, in Poppys Interesse handeln zu müssen. Aber würde sie so etwas wirklich tun? Tom seufzte. Was wusste er schon? Er kannte sie ja noch nicht so lange, und er hatte sich in Menschen oft getäuscht. Hatte sie ihm nicht im Krankenhaus von Lindas Nachricht auf dem Anrufbeantworter erzählt? Wenn Linda da Carols Nummer hinterlassen hatte, hätte sie zumindest die Kontaktdaten gehabt. Am liebsten würde er mit diesem Wisch bei Harriet vorbeigehen und ihr zeigen, was sie angerichtet hatte. Carol war keine liebevolle und besorgte Mutter! Wer das glaubte, kannte sie einfach nicht. Aufgewühlt griff er nach seinem Handy und wählte Colins Nummer.

„Tom, das ist ja eine Überraschung", meldete sich Colin.

„Ähm, ja, entschuldige, dass ich dich um diese Uhrzeit noch störe. Aber ich bin in einer misslichen Lage und könnte deine Verbindungen bei der Polizei brauchen."

„Aha", Colin klang wenig begeistert. „Dir ist aber schon klar, dass ich mittlerweile in Rente bin? Wenn du Mist gebaut hast, kann ich nicht mehr als ein gutes Wort für dich einlegen."

„Keine Sorge, darum geht es nicht", beeilte Tom sich, ihn zu beruhigen. Dann erzählte er Colin seine Geschichte und was vorgefallen war.

„Und wie genau kann ich dir da weiterhelfen?", fragte Colin irritiert.

„Ich hatte gehofft, du könntest deine Kontakte nutzen oder mir zumindest einen guten Privatdetektiv nennen. Ich bezweifle nämlich stark, dass Carol auf einmal clean geworden ist und ein anständiges Leben führt. Damit ich eine einstweilige Verfügung erwirken kann, muss ich aber genau das beweisen können. Das, was heute passiert ist, darf sich nicht wiederholen!"

Am anderen Ende wurde es einen Moment still. „Junge, meinst du wirklich, das ist eine gute Idee? Sie ist Poppys Mutter, und die beiden sollten zumindest eine Chance haben, sich kennenzulernen. Wenn Poppy danach keinen Kontakt mehr möchte, kannst du immer noch aktiv werden."

„Dann ist es zu spät, Colin! Du kennst Carol nicht. Es ist meine verdammte Pflicht als Vater, auf meine Tochter aufzupassen. Und wenn du mir nicht hilfst, werde ich allein …"

„Natürlich helfe ich dir. Beruhige dich erst mal, Tom. Ich werde mich gleich morgen ans Telefon setzen und ein paar Anrufe tätigen. Und falls du einen guten Rechtsbeistand brauchst, weiß ich auch schon jemanden."

„Danke, Colin. Das bedeutet mir wirklich viel."

Colin gab einen undefinierbaren Laut von sich und fragte dann: „Hat Harriet schon Bescheid bekommen, wie es in ihrem Fall weitergeht? Sarah macht sich ziemliche Sorgen."

„Ähm, ehrlich gesagt habe ich keine Ahnung. Wir haben uns ein wenig gezofft, und nun herrscht Funkstille."

„Oh. Das wird Sarah nicht gefallen. Sie hat gerade zwanzig Pfund an mich verloren."

„He? Wieso das denn?"

Colin räusperte sich und schien etwas verlegen. „Wir haben nach der Geburtstagsfeier darauf gewettet, ob ihr ein Paar werdet. Ich hoffe, du bist nicht sauer deswegen."

„Nein, aber so ganz falsch lag Sarah nicht“, gab Tom zu. „Es ist nur etwas komplizierter. Wir waren kurz zusammen, aber dann kam es zu diesem blöden Streit wegen Poppys Mutter. Vermutlich war es auch Harriet, die Carol unsere Adresse gegeben hat.“

„Bist du dir da sicher?“, fragte Colin. Sein Zweifel war nicht zu überhören.

„Ich weiß nicht, wer es sonst gewesen sein könnte, denn außer meiner Agentin, Sarah, Harriet und dir wusste niemand von meiner wahren Identität. Bei dir und Sarah bin ich mir sicher, da ihr nichts von Carol wusstet. Aber Harriet …“, Tom ließ das Ende unausgesprochen. „Sie war überzeugt davon, dass mein Handeln gegenüber Poppy falsch war. Hilfst du mir trotzdem?“

Colin zögerte nur kurz, bis er sagte: „Sicher, auch wenn ich mir nicht vorstellen kann, dass Harriet hinter deinem Rücken mit dieser Carol Kontakt aufgenommen haben soll.“

Nachdem Tom das Gespräch beendet hatte, streichelte er sanft Maisies Kopf, der auf seinem Oberschenkel lag. „Bist ein feines Mädchen“, murmelte er. Ein knarzendes Geräusch von der Treppe drang durch die offene Bürotür. Vorsichtig schob Tom Maisies Kopf beiseite, stand auf und schaute nach. Doch außer in seinem Büro war es im ganzen Haus zappenduster. Beruhigt kehrte er zurück an seinen Schreibtisch, wo er den Brief wieder in der Schublade verstaute. Daraufhin ging er nach oben und steckte leise den Kopf in Poppys Zimmer. Sie lag friedlich schlafend in ihrem Bett. Zeit, diesem bescheuerten Tag ein Ende zu setzen und selbst schlafen zu gehen.

19. Kapitel

Am nächsten Morgen griff Harriet in den Briefkasten und zog ihre Zeitung heraus. Gleich als Erstes sprang ihr der Titel *Helden der Lüfte* ins Auge, der den ausführlichen Artikel auf Seite vier anpries. Darunter war ein Foto von Nick abgedruckt. Was die sich jetzt wohl wieder hatten einfallen lassen? Der Titel klang für ihren Geschmack viel zu reißerisch. Sie waren keine Helden, sie machten einfach ihren Job.

Mit einer Tasse Tee setzte sich Harriet an den Frühstückstisch und blätterte die Zeitung an der entsprechenden Stelle auf. Wie zuvor die Klatschpresse, hatte die Lokalzeitung Porträtfotos von ihr und Andrew von der offiziellen Webseite der GNAA verwendet. Neu war einzig das Bild der älteren Dame. Harriet erkannte darauf die Amerikanerin, die sie am Tag, als Nick gestorben war, gerettet hatten. Misstrauisch begann Harriet zu lesen. Schon nach den ersten Zeilen stellte sie erleichtert fest, dass der Journalist sachlicher recherchiert hatte, als der Titel vermuten ließ. Es wurde vom tragischen Tod ihres Piloten berichtet, während sie und Andrew im Einsatz gewesen waren, um der verunfallten Amerikanerin zu helfen. Sowohl die Bergrettung wie auch ihre Patientin äußerten sich lobend über die GNAA. Auch andere ehemalige Patienten kamen zu Wort. „Es ist unfair, den beiden einen Vorwurf zu machen", meinte einer der Befragten. „Heutzutage wird immer jemandem die Schuld in die Schuhe geschoben. Man kann nicht akzeptieren, dass schlimme Dinge einfach mal geschehen." Ein Arzt aus dem Krankenhaus Carlisle meinte weiter: „Die GNAA ist ein wichtiger Teil unseres Gesundheitssystems. Würde sie wegfallen, erhielten einige Patienten nicht rechtzeitig die Versorgung, die sie brauchen. Die Mitarbeitenden der GNAA dokumentieren alles vorbildlich. Würde irgendwo ein Fehler unterlaufen, könnte man das den Aufzeichnungen entnehmen. Zudem gab es ja Zeugen zu diesem Fall. Die GNAA braucht unsere Unterstützung und nicht Misstrauen und Verleumdung."

Der Stein auf Harriets Brustkorb begann sich langsam in einen Kieselstein zu verwandeln. Er pikste noch, hatte aber deutlich an Gewicht verloren. Blieb zu hoffen, dass sie auch bald positiven Bescheid von den Behörden erhielten, damit sie wieder arbeiten durften. Das Herumsitzen machte Harriet wahnsinnig. Gerade jetzt, wo der Streit mit Tom ihr einfach nicht aus dem Kopf gehen wollte. Wie hatte er sie gleich noch mal genannt? Arrogant? Was für eine bodenlose Frechheit! Der einzige arrogante Mensch in diesem Zwist war er! Vermutlich würde ihm ein Zacken aus der Krone brechen, wenn er mal zugeben müsste, im Unrecht zu sein. Ständig behauptete er, nur das Beste für seine Tochter zu wollen. Dennoch hatte er über den Kopf von Poppy hinweg entschieden, dass sie ihre Mutter nie kennenlernen sollte. War das etwa nicht arrogant? Hatte nicht jeder das Recht zu erfahren, wer seine Eltern waren?

Gottlob würde Giles heute ankommen, das würde sie bestimmt von diesem überheblichen Blödmann ablenken. Wie hatte sie ihr Herz nur an Tom verschwenden können? Ein tiefer Seufzer entwich ihr, weil sie sich nur zu gut daran erinnerte, weshalb. Nein, Schluss damit! Vergeude keinen Gedanken mehr daran, sonst wirst du am Ende noch rückfällig, schimpfte sie mit sich. Zum Glück klingelte in diesem Moment ihr Handy, und Sarahs Nummer leuchtete auf. „Mum, wie schön, von dir zu hören. Geht es dir gut?“, meldete sie sich prompt.

„Ja, aber Colin hat mir gerade so eine absurde Geschichte erzählt. Sag mir bitte, dass es nicht wahr ist.“

„Was denn? Also falls du auf den Bericht in der Zeitung anspielst, der war doch nett.“

„Das meine ich nicht.“ Ihre Mutter hatte einen strengen Ton angeschlagen, den Harriet seit ihrer Kindheit nicht mehr zu hören bekommen hatte. „Colin hat gestern Abend mit Tom telefoniert. Anscheinend ist Poppys Mutter bei ihnen aufgekreuzt, nachdem du ihr die Adresse der beiden verraten haben sollst.“

„Wie bitte?!“ Harriet glaubte, sich verhört zu haben.

„Weißt du, Liebes, es ist eines, wütend auf einen Kerl zu sein, aber das hier geht zu weit. Diese Carol scheint ein Miststück zu sein. Ich kann Tom gut verstehen, dass er sie nicht in der Nähe von Poppy haben will. Du hättest das respektieren sollen.“

„Mum! Das habe ich selbstverständlich getan. Du kennst mich doch, Himmel noch mal! Ja, ich habe mich mit Tom darüber gestritten. Aber wie käme ich dazu, Carol Toms Adresse zu geben? Überhaupt, wie hätte ich das denn anstellen sollen? Ich habe ja noch nicht mal ihre Telefonnummer.“

Harriet rieb sich mit dem Daumen und Zeigefinger die Stirn. „Das ist völlig absurd."

Am anderen Ende hörte sie ihre Mutter erleichtert aufatmen. „Bin ich froh, das zu hören, Liebes. Tom meinte aber, dass nur wir drei und seine Agentin es Carol hätten verraten können."

„Tja, da wir es nicht gewesen sind, muss sich der Herr Schriftsteller wohl eine andere Theorie zurechtlegen", schnaubte Harriet empört. „Weißt du, ob Poppy von dem ganzen Desaster etwas mitbekommen hat und wie es ihr geht?"

„Nein, leider nicht. Aber Colin wird heute noch mal mit Tom sprechen. Ich sage ihm, dass er sich nach ihr erkundigen soll." Doch dann kam Sarah anscheinend eine bessere Idee: „Warum rufst du ihn nicht gleich selbst an?"

„Tom? Nur über meine Leiche", fauchte Harriet. „Erst soll er mit einer anständigen Entschuldigung angekrochen kommen."

Zu ihrer Verwunderung lachte ihre Mutter. „Lass ihn bloß nicht zu lange schmoren, Harriet. Männer bringen uns nun mal von Zeit zu Zeit auf die Palme. Aber Tom ist einer von den Guten, da bin ich mir ganz sicher."

„Aha, und woran willst du das erkennen? Etwa, weil er so gut mit der Wahrheit umgehen kann?", meinte sie schnippisch.

„Harriet Watts! Habe ich dir etwa beigebracht, so zynisch zu sein?"

„Nein, Mum, aber hätte Poppy nicht darunter zu leiden, würde ich es diesem … diesem … Idioten wirklich gönnen, dass seine Ex ihm in den Hintern tritt."

Als Tom Poppy die Treppe hinunterkommen hörte, stellte er gerade einen Teller mit Waffeln auf den Tisch. Er wusste, dass er einiges wiedergutzumachen hatte. Die halbe Nacht hatte er wach gelegen und überlegt, wie er Carol dazu bewegen konnte, wieder zu verschwinden. Gebracht hatten die schlaflosen Stunden allerdings lediglich einen vor Müdigkeit schmerzenden Körper. Tom blickte auf, als seine Tochter zur Küchentür hereinkam. Auch sie sah blass und erschöpft aus. „Guten Morgen, Liebes. Schaut aus, als hättest du auch nicht viel geschlafen. Soll ich dich heute ausnahmsweise krankschreiben?"

Der Blick, mit dem Poppy ihn bedachte, verhieß nichts Gutes. „Ich gehe zur Schule, und nur damit du es weißt: Ich habe dich gestern telefonieren gehört. Du hast mich schon wieder angelogen! Du willst gar nicht, dass ich meine Mutter kennenlerne."

Ertappt senkte er den Blick. „Das stimmt", gestand er leise. „Es wäre mir wirklich lieber. Sie ist keine nette Person."

Wortlos setzte Poppy sich an den Tisch.

„Poppy, als dein Dad ist es meine Aufgabe, auf dich aufzupassen. Um das zu tun, muss ich manchmal Entscheidungen treffen, die du nicht gut findest. So was müssen Eltern nun mal tun. Komm, nimm eine Waffel und frühstücke erst mal."

Seine Freude, dass sie sich tatsächlich eine Waffel auf den Teller lud, wurde gleich durch ihre Worte ausgebremst: „Die Waffeln ändern nichts daran, dass ich total wütend auf dich bin. Damit machst du nichts wieder gut."

„Wie denn dann?", fragte er und reichte ihr den Honig, den sie großzügig über der Waffel verteilte.

„Du sollst endlich ehrlich zu mir sein, und ich will, dass du dich mit Harriet versöhnst."

„Ersteres kriege ich hin, aber Harriet hat mein Vertrauen missbraucht ..."

„Und du meines!“, explodierte Poppy und sprang von ihrem Stuhl auf. „Wenn ich dir verzeihen soll, dann tust du das bei Harriet auch.“ Damit rauschte sie aus der Küche in ihr Zimmer hinauf, wo sie die Tür krachend zuschlug.

Na super! Missmutig schob auch er seinen Teller von sich. Der Appetit war ihm gründlich vergangen. Er hatte absolut keine Lust, sich mit Harriet zu versöhnen. Schon gar nicht, nachdem er vermutete, dass sie mit Carol Kontakt aufgenommen haben könnte. Einen Teufel würde er tun und da bei ihr angekrochen kommen! Sollte sie ihren Fehler allerdings einsehen und sich ernsthaft bei ihm entschuldigen, dann könnte er noch mal darüber nachdenken, ihr zu verzeihen. Aber bestimmt würde er unter diesen Umständen nicht den ersten Schritt machen. Poppy würde sich schon irgendwann wieder einkriegen. So lange musste er eben ihr Schmollen aushalten. Tief seufzend warf er einen Blick zu Maisie, die auf ihrer Decke lag, ihn aber dennoch nicht aus den Augen ließ. Hatte sie schon immer so einen herablassenden Blick, oder bildete er sich den gerade nur ein? Die Hündin schnaubte und legte ihren Kopf auf die Vorderpfote.

„Was?! Habt ihr Weibsbilder euch alle gegen mich verschworen?“, knurrte Tom. Kurz darauf hörte er polternde Schritte auf der Treppe. Dann wurde die Haustüre aufgerissen und so laut wieder zugeknallt, dass Tom zusammenzuckte. Die Kleine würde doch nicht, ohne Tschüs zu sagen, einfach zur Schule abrauschen? Tom rannte zur Tür hinaus. Tatsächlich, da ging sie. Zielstrebig, ohne einen Blick zurück. Den Schulranzen auf dem Rücken und die Sporttasche in der Hand. „Du hast erst morgen Sportunterricht“, rief er ihr zu.

„Mrs Fairchild hat uns gesagt, dass wir heute einen Spielnachmittag in der Halle haben und Sportklamotten brauchen.“

„Hast du denn auch alles?“, konnte er sich nicht verkneifen zu fragen.

„Dad, du nervst!“ Auch wenn sie ihm den Rücken zugewandt hatte, konnte er buchstäblich sehen, wie sie die Augen verdrehte.

„Entschuldige. Hab einen schönen Tag.“

Sie antwortete nicht. Noch nie war sie zur Schule gegangen, ohne sich zuvor bei ihm mit einer Umarmung zu verabschieden. Allem Anschein nach war sie mehr als nur ein bisschen wütend auf ihn. Blieb zu hoffen, dass sie sich bis zu ihrer Rückkehr wieder einkriegte. Er ging zurück in die Küche und begann, das fast unberührte Frühstück wegzuräumen, bevor er seinen Frust im Stall beim Ausmisten abreagierte.

Colin meldete sich erst am frühen Nachmittag und wollte als Erstes wissen, wie es Poppy ging.

„Geht so. Sie ist ziemlich aufgebracht, weil ich nicht möchte, dass sie ihre Mum trifft.“

„Irgendwie verständlich, oder?“, meinte Colin.

„Komm du mir nicht auch noch so! Bestimmt hast du inzwischen rausgefunden, dass Carol nicht die Mutter Teresa ist, die sie vorgibt zu sein.“

„Na ja, gegen sie liegt im Moment nichts vor. Ich habe ein wenig im Netz recherchiert und herausgefunden, dass sie einen Job und eine Wohnung in London hat. Wenn du mich fragst, schaut es so aus, als hätte sie doch noch die Kurve gekriegt.“

„Hast du ihr Strafregister überprüft?“, fragte Tom skeptisch.

„Das darf ich nicht, Tom. Da gibt es klare Datenschutz- und Zugriffsregelungen. Ich würde mich strafbar machen. Schon dass ich nachgefragt habe, ob im Moment gegen sie ermittelt wird, ist grenzwertig. Mein Kollege hat aber trotzdem nachgeschaut, und wie gesagt, es liegt nichts vor. Vielleicht solltest du in Erwägung ziehen, dass sie zur Vernunft gekommen sein könnte und einfach nur Zeit mit ihrer Tochter verbringen möchte."

„Mit welchem Recht? Sie hat Poppy völlig vernachlässigt, durch sie wäre sie fast gestorben! Jahrelang ist sie ihr am Hintern vorbeigegangen."

„Durch sie ist Poppy überhaupt erst auf dieser Welt", rief Colin ihm unbeeindruckt und ganz gelassen in Erinnerung. „Tom, als Vater verstehe ich deine Sorge durchaus. Aber es gibt Mittel und Wege, ein geordnetes Kennenlernen zu ermöglichen. Und ja, ich habe dir auch eine gute Anwältin für Familienrecht herausgesucht, deren Adresse ich dir gleich geben werde. Bitte denk einfach daran: Je heftiger man um sich schlägt, je mehr geht dabei zu Bruch. Manchmal macht es mehr Sinn, nach einem Kompromiss zu suchen, der für alle Parteien stimmt."

Genervt stieß Tom die Luft aus. „Ich weiß deine Hilfe wirklich zu schätzen, Colin. Aber wenn es um deine Tochter ginge und du Carol kennen würdest, würdest du keinen solchen Vorschlag machen, glaube mir."

Gleich nach dem Telefonat mit Colin vereinbarte Tom einen Termin mit der Anwältin für die kommende Woche. Das Gespräch mit ihr noch in den Ohren, ging Tom anschließend in den Garten und köpfte die verblühten Rosen. Unnötig, zu sagen, wen er sich dabei vor Augen hielt.

Kurz vor vier entschied er sich, zusammen mit Maisie Poppy von der Bushaltestelle abzuholen. Der Spaziergang tat ihm gut, und er überlegte bereits, wie er Poppy milder stimmen konnte. Verwirrt schaute er Minuten später dem Schulbus hinterher, der, ohne anzuhalten, an ihm vorbeirauschte. Hatte Poppy wegen des Spielnachmittags länger Schule und hatte vergessen, es ihm zu sagen? Er zog sein Handy aus der Gesäßtasche seiner Jeans und wählte die Nummer von Mrs Fairchild.

„Schön, dass Sie anrufen, Mr Bishop. Ich hätte mich auch noch gemeldet, um Poppy ihre Hausaufgaben durchzugeben. Geht es ihr denn schon besser?"

„Was? Warum? Poppy ist nicht krank. Ich wollte Sie gerade anrufen, um zu fragen, ob der Unterricht länger dauert, da sie nicht im Bus war." Ein ungutes Gefühl kroch mit eisiger Hand seinen Nacken hoch.

„Das verstehe ich jetzt nicht. Sammy, ein Junge, der mit ihr im Bus fährt, hat mir heute Morgen Ihr Entschuldigungsschreiben abgegeben. Stimmt etwas bei Ihnen zu Hause nicht?"

„Ähm, ja … ich muss Ihnen das ein anderes Mal erklären." Damit legte er auf und rannte nach Hause in sein Büro. Irgendwo hatte er doch diese verdammte Telefonliste von Poppys Klasse. Er zog die Schublade mit den Hängemappen auf und schnappte sich jene, die mit *Schule* beschriftet war. Kaum hatte er die Liste in der Hand, tippte er die Nummer von Sammys Eltern ein. „Ja, Sammy ist zu Hause. Was ist denn los, Tom?", fragte Kate, die Mutter.

„Poppy ist nicht nach Hause gekommen. Anscheinend hat sie Sammy der Lehrerin ein Entschuldigungsschreiben von mir aushändigen lassen und ist gar nicht erst zur Schule gegangen. Kannst du mir Sammy bitte ans Telefon holen? Vielleicht weiß er irgendwas."

„Sie hat nur gesagt, dass sie heute keine Zeit für Schule hat und dass Sie damit einverstanden wären", erklärte Sammy kurz darauf. „Sonst hätten Sie ihr ja auch dieses Schreiben nicht mitgegeben, nicht wahr, Mr Bishop?"

Oje, Poppy hatte recht. Dieser Junge war wirklich nicht die hellste Kerze auf der Torte. Wie konnte er auch nur glauben, dass er seine Tochter allein irgendwohin fahren ließe? Plötzlich erinnerte Tom sich an die Sporttasche. „Sag mal, Sammy, hattet ihr heute einen Spielnachmittag in der Schule?"

„Nö, wir hatten einen blöden Mathetest", stöhnte der Junge. „Poppy hatte echt Glück, dass sie den nicht machen musste, der war sauschwer."

„Danke, Sammy." Von dem Jungen würde er nicht mehr erfahren, daher legte er auf. Er ahnte, was Pops vorhatte. Sein Blick wanderte zu der obersten Schreibtischschublade. Der Schlüssel steckte. Ungut. Die Schublade hielt er immer unter Verschluss, weil er dort heikle Dinge aufbewahrte, die Poppy nicht zu Gesicht bekommen sollte, wie etwa ihre Geburtsurkunde und seinen Reisepass. Den Schlüssel bewahrte er gut versteckt zuoberst auf dem Regal an der Wand auf. Hatte er gestern Abend vergessen abzuschließen, nachdem er den Brief mit Carols Forderungen dort hineingeworfen hatte? Er konnte sich nicht mehr genau erinnern. Mit einem dicken Kloß im Hals zog er die Schublade auf. Der Brief war weg. „Verfluchte Scheiße!", schimpfte er laut. Warum hatte er sich nicht wenigstens Carols Handynummer abgespeichert? Er wusste ja noch nicht mal, in welchem Hotel sie untergekommen war. Irgendwo in Carlisle, daran erinnerte er sich vage. Aber bevor er jetzt jedes einzelne in der Stadt anrief, wollte er bei Linda nachfragen, ob sie allenfalls Carols Nummer irgendwo notiert hatte.

Harriet lud gerade ihre Einkäufe aus dem Wagen, als ein Taxi die kleine Straße zu ihrem Cottage herauffuhr. Giles. Sie hatte ihn eigentlich erst gegen Abend erwartet und wollte ihn vom Bahnhof in Penrith abholen. Voller Vorfreude ließ sie die Einkäufe stehen und ging auf das Taxi zu. Als er aus dem Wagen stieg, bemerkte sie erstaunt, dass er keine Uniform trug wie die anderen Male, wenn er auf Heimaturlaub gewesen war. Meistens zog er sich erst um, wenn er zu Hause war. Wie auch immer, die braune Cargohose und das dunkelblaue T-Shirt standen ihm eh viel besser. Ein müdes Lächeln lag auf seinem Gesicht, als er die Arme ausbreitete. „Schwesterchen, du schaust noch hübscher aus als beim letzten Mal."

„Alter Charmeur." Sie umarmte ihn herzlich. „Schön, dass du da bist, Giles. Warum hast du nicht angerufen, ich hätte dich abgeholt."

Er ließ sie los, um sein Gepäck dankend vom Fahrer entgegenzunehmen. Dann wandte er sich wieder Harriet zu. „Ich dachte, du wärst noch bei der Arbeit. Hast du heute frei?", fragte er.

„Im Moment bin ich vom Dienst suspendiert. Aber das ist eine lange Geschichte. Komm, ich bringe nur rasch die Einkäufe in die Küche, dann mache ich dir einen Tee und was zu essen."

Gemeinsam am Küchentisch sitzend, aßen sie Toast mit gebackenen Bohnen und Eiern. Dabei erzählte sie ihm die Kurzfassung von dem, was zu ihrer Suspendierung geführt hatte. Giles hörte aufmerksam zu.

„Ja, und nun hoffe ich, dass die Ermittler einsehen, dass wir unser Möglichstes getan haben."

Giles legte die Gabel hin und sah Harriet ernst an. „Ich hoffe, du verstehst das jetzt nicht falsch und dass es nicht pietätlos rüberkommt. Verstehe ich es richtig: Bei euch ist eine Stelle als Pilot neu zu besetzen?“

Harriet hätte sich an ihren Bohnen beinahe verschluckt. „Was? Ähm … ja. Hast du etwa Interesse?“ Ihr war schon bei seiner Ankunft aufgefallen, dass er irgendwie niedergeschlagen wirkte. Auch klopfte er nicht wie sonst lockere Sprüche, um sie auf die Palme zu bringen. Aber sie hatte gedacht, dass er eine anstrengende Reise hinter sich hätte und einfach nur müde wäre. Ihr Blick wanderte prüfend über sein schmales Gesicht, das er neuerdings hinter einem Dreitagebart versteckte.

„Kann sein“, antwortete er vage und schaufelte weiter Essen in sich hinein.

„Ist alles in Ordnung bei dir?“, hakte sie nach und ließ ihn dabei nicht aus den Augen.

Er schaute sie nicht an, als er nickte. „Yep, aber ich bin nicht mehr bei der Army.“

„Was ist passiert?“

„Einiges, über das ich im Moment nicht reden darf und auch nicht reden will. Nur so viel: Ich wurde unehrenhaft entlassen.“

„Wow“, schnaubte Harriet. „Das knallst du einfach so raus und glaubst, ich würde nicht wissen wollen, was genau geschehen ist?“

„Harry, gib mir etwas Zeit, ja?“, bat er und wich ihrem Blick dieses Mal nicht aus. Seine Augen wirkten irgendwie stumpf. Es fehlte das spitzbübische Funkeln darin, das sie so gern an ihm mochte.

„Klar“, sagte sie leise und legte ihre Hand auf seine, die noch immer die Gabel festhielt. „Aber du weißt, dass du mit mir über alles reden kannst, Giles. Wenn du möchtest, stelle ich gern den Kontakt zu Matt her. Aber wenn er erfährt, dass du entlassen wurdest, will er bestimmt auch wissen, was vorgefallen ist. Du solltest für ihn besser eine Antwort bereit haben."

„Schon klar. Keine Sorge, es hat nichts mit meinen Fähigkeiten als Pilot zu tun. Aber lassen wir das jetzt. Erzähl mir lieber mehr von diesem Kinderbuchautor, den du laut Mum aufgegabelt hast."

Harriet verdrehte die Augen. Dann erzählte sie ihm alles … na ja, fast alles. Er musste ja nicht gleich erfahren, dass sie mit ihm die tollste Nacht ihres Lebens verbracht hatte. „Leider ist er aber auch nur ein Idiot", stellte sie trocken fest, stand auf und trug ihren Teller zur Spüle. „Er nennt mich arrogant", echauffierte sie sich erneut. „Mich?! Dabei hält er sich für allwissend und lügt seine Tochter an. Er ist völlig beratungsresistent." Wütend drehte sie sich herum und sah in Giles' grinsendes Gesicht. „Was? Ist doch so. Oder findest du es okay, wenn er Poppy gegenüber behauptet, ihre Mutter sei tot?"

„Na ja, er wird vermutlich seine Gründe gehabt haben. Aber", Giles hob abwehrend die Hände, „ich will nicht zwischen die Fronten geraten, denn ich habe gerade genug Feuergefechte hinter mir. Hast du was dagegen, wenn ich mich einen Moment hinlege? Ich bin noch ziemlich k. o. von der Reise."

„Nein, mach ruhig. Du kannst Grannys ehemaliges Zimmer haben."

„Und wo schläfst du?"

„Auf dem Dachboden. Ich habe mir neulich eine aufblasbare Matratze besorgt. Das passt schon."

„Nichts da. Wenn schon jemand auf der Luftmatratze schläft, dann ich."

Linda konnte Tom Carols Handynummer nicht geben, da sie sich diese nicht abgespeichert hatte. Immerhin habe Tom selbst gesagt, es handle sich nur um einen durchgeknallten Fan. Sie meinte aber, dass er die Nummer bestimmt in einer ihrer letzten Mails finden würde. Als er Carol nun endlich an der Strippe hatte, war er bereits auf hundertachtzig. „Ist sie bei dir?", schoss es aus ihm heraus, ohne Zeit an eine Begrüßung zu verschwenden.

„Hallo, Harrison." Er konnte ihr selbstgefälliges Gesicht förmlich vor sich sehen. „Ja, Pippa ist hier."

Erleichtert schloss er die Augen, zumindest wusste er nun, wo sie steckte. „Sie heißt Poppy. Gibst du mir sie bitte ans Telefon?"

„Sie will gerade nicht mit dir reden. Aber es geht ihr gut."

„Warum hast du mir nicht wenigstens Bescheid gegeben, als du sie von der Schule abgeholt hast?" Nur mit Mühe konnte er seinen Ärger im Zaum halten.

„Ich habe sie nicht abgeholt. Sie hat den Weg mit Bus und Bahn selbst zurückgelegt. Es schien ihr wichtig zu sein, mich kennenzulernen. Zudem, warum sollte ich ausgerechnet dir Bescheid geben? Du hast mich all die Jahre im Ungewissen gelassen, wie es ihr geht. Sogar ihren Namen hast du geändert, Herrgott noch mal! Wie konntest du sie nach einer Pflanze benennen?!"

Tom schwieg, denn alles, was er dazu zu sagen hätte, würde nicht zur Beruhigung der Situation beitragen. „In welchem Hotel seid ihr?"

Einen Moment war es still am Telefon.

„Carol, ich habe das alleinige Sorgerecht für Poppy, nicht du", erinnerte er sie aufgebracht.

„Noch, mein Lieber. Poppy hat mir heute Nachmittag etwas Wichtiges gesagt. Sie hat in meinem Brief gelesen, dass ich um das Sorgerecht kämpfen will, und meinte, sie und ich würden uns ja noch nicht mal kennen. Wie ich überhaupt wissen wolle, dass ich sie mögen würde und sie mich? Zudem wolle sie mitreden, wenn es darum geht, bei wem sie künftig leben soll."

Obwohl ihm das Gesagte gar nicht gefiel, flackerte etwas Stolz in ihm auf. Das war sein Mädchen. Sie ließ sich nicht einfach irgendwohin platzieren.

„Der Hund, also diese Maisie, müsste allerdings bei dir bleiben. So ein sabberndes Riesenvieh will ich nicht in meiner Nähe."

Toms Zorn loderte erneut auf. „Sie werden beide bei mir bleiben! Und jetzt sag mir, in welchem verfluchten Hotel du abgestiegen bist, damit ich sie abholen kann."

„Beruhige dich mal wieder. Du hattest Pippa die ganze Zeit über. Bis morgen bleibt sie bei mir. So kann sie mich zumindest mal ein wenig kennenlernen. Deswegen ist sie ja hergekommen. Das solltest du respektieren. Morgen Abend bringe ich sie dir wieder zurück."

„Du meinst, nachdem du ihr eingeimpft hast, wie supertoll es bei dir ist? Und dass sie es viel besser bei dir als bei mir hat?", ereiferte er sich.

Carol lachte schnippisch: „Hast du solche Angst, sie könnte sich für mich entscheiden? Mann, Mann, da würde ich mir mal an deiner Stelle überlegen, was ich die letzten Jahre über falsch gemacht habe." Damit legte sie einfach auf.

Ratlos blicke er auf sein Telefon. Was sollte er jetzt tun? Einfach tatenlos bis morgen warten? Bis Carol gnädigerweise seine Tochter wieder zurückbrachte? Darauf hoffen, dass sie sie überhaupt zurückbrachte? Mit einem leisen Winseln legte Maisie ihren schweren Kopf auf seinen Oberschenkel. Gedankenverloren kraulte er ihre Ohren. Schließlich schob er ihren Kopf sanft zur Seite und stand auf. Er wusste, wem er diese Misere zu verdanken hatte. Er schnappte sich seine Autoschlüssel, ließ Maisie in der Wohnung zurück und setzte sich in seinen Wagen.

In solch kurzer Zeit hatte er die Strecke zu Harriets Cottage noch nie zurückgelegt. Während der ganzen Fahrt nahm er sich vor, ruhig und sachlich zu bleiben. Doch je länger er über ihren Verrat nachdachte, desto wütender wurde er. Daher knallte er die Wagentür mit voller Wucht zu, kaum dass er an der Mauer vor ihrem Haus geparkt hatte. Seine Ankunft war definitiv unüberhörbar. Harriet trat auch schon aus dem Cottage, als er durch das Gartentürchen trat.

„Tom", begrüßte sie ihn knapp.

„Wie konntest du nur!", spie er ihr voller Verachtung entgegen.

Harriet sog die Luft hörbar ein. „Meine Mum hat mir bereits erzählt, dass du denkst, ich hätte euch bei Carol verraten. Aber ich muss dich enttäuschen: Ich bin nicht die Böse. Ich war das nicht. Obwohl es vermutlich gut ist, dass letztlich die Wahrheit ans Licht gekommen ist."

Tom stemmte die Hände in die Seiten. „Ach ja? Dann findest du es wohl auch gut, dass Carol das Sorgerecht neu verhandeln lassen will? Dass sie Poppy bereits in ihren Fängen hat?"

„Warum schreist du hier so rum, Tom? Mit all diesem Mist habe ich nichts zu tun. Ich bin nicht diejenige, die Poppy ihr Leben lang angelogen hat." Harriet stutzte einen Moment. „Was willst du damit sagen: Sie hat Poppy in ihren Fängen?"

„Nachdem Poppy erfahren hat, wer Carol ist, ist sie allein mit dem Zug nach Carlisle gefahren, um sie zu treffen. Ohne mir etwas zu sagen! Ihr hätte weiß Gott was passieren können."

„Hat sie sich gemeldet? Geht es ihr gut?", fragte Harriet alarmiert.

„Daran hättest du vielleicht denken sollen, bevor du Carol unsere Adresse gegeben hast." Obwohl er selbst wusste, dass er sich mäßigen sollte, konnte er sich einfach nicht beherrschen und brüllte immer noch herum. Er war völlig durch den Wind vor lauter Panik, seine Tochter zu verlieren.

„Zum hundertsten Mal: Ich war das nicht."

Hinter Harriet tauchte plötzlich ein Kerl in Boxershorts und T-Shirt auf, so, als ob er gerade aus dem Bett käme.

„Was brüllt der hier so rum, Harry? Soll ich ihn von deinem Grundstück bugsieren?" Der Typ trat an Harriet vorbei und stellte sich mit knallhartem Blick vor ihn hin.

„Nein, lass nur. Tom wollte eh gerade gehen", knurrte Harriet und zog den Kerl am Arm zurück.

Herablassend schaute Tom Harriet an. „So schnell hüpfst du mit dem Nächsten ins Bett. Wenn ich das gewusst hätte … Aber ja, nimm deinen Pitbull besser an die Leine."

Der Kerl machte Anstalten, auf ihn loszugehen, aber Harriet hielt ihn zurück. Ihre Augen zu schmalen Schlitzen zusammengekniffen, baute sie sich vor Tom auf und bohrte ihm ihren Zeigefinger in den Brustkorb. Mit eisiger Stimme zischte sie: „Tom Bishop, du bist der größte Idiot auf Erden. Sei froh, dass du mildernde Umstände geltend machen kannst, wegen deiner Sorge um Poppy. Ansonsten würde ich Giles gerne gestatten, dich so in den Hintern zu treten, dass du nach Hause fliegst. Und jetzt verschwinde! Solltest du hier noch mal mit solch lächerlichen Anschuldigungen auftauchen, werde ich das Hinterntreten auch gern selbst übernehmen."

Giles?! Innerlich fluchend, erinnerte er sich an Harriets jüngeren Bruder, der in dieser Woche bei ihr eintreffen sollte. Verdammt, das hatte er komplett vergessen. Was für ein Scheißtag! „Entschuldige, Harriet. Das ... war völlig daneben. Ich ..." Er schüttelte den Kopf, in dem ein einziges Durcheinander herrschte, und trat den Rückzug an, ohne auf eine Antwort von ihr zu warten.

Zu Hause tigerte er unruhig in seinem Büro umher. Wenn Harriet es nicht gewesen war, wer denn dann? Erneut griff er zum Handy und rief Linda an.

„Hey, Harrison. Der Einbruch in meinem Büro kostet mich noch meine letzten Nerven", stöhnte sie gereizt, kaum dass sie seinen Anruf entgegengenommen hatte. „Polizei, Handwerker, Versicherung ... boah, ich sage dir, wenn die den Einbrecher erwischen, werde ich ihm eigenhändig den Hals umdrehen."

„Warum bist du dir so sicher, dass es ein Er war?", fragte Tom und wunderte sich selbst, nicht früher an diese Möglichkeit gedacht zu haben. Was, wenn Carol so dreist gewesen war, in Lindas Agentur einzubrechen?

„Die Polizei hat vor dem Fenster Fußabdrücke gefunden, die eher zu einem Männerschuh passen. Aber wie kann ich dir helfen, mein Guter? Hast du Carol erreichen können?“

„Ja, deswegen rufe ich nicht an. Sag mal, wäre es rein theoretisch möglich, dass der Einbrecher bei dir meine Adresse gefunden haben könnte?“

„Theoretisch ja. Warum fragst du?“

Tom erzählte ihr von Carols plötzlichem Auftauchen.

„Na ja“, meinte Linda, nachdem er geendet hatte, „wie gesagt, möglich wäre es. Aber jetzt mal ehrlich: Ist Poppy wirklich nicht Carols Tochter?“

Tom seufzte, jetzt spielte es auch keine Rolle mehr: „Ich habe das Sorgerecht für Poppy, aber Carol ist ihre leibliche Mutter“, gestand er zähneknirschend. „Ich werde dir alles mal in Ruhe erklären, aber im Moment habe ich andere Sorgen. Carol droht, vor Gericht zu gehen, damit das Sorgerecht neu verhandelt wird. Sie will Poppy, und im Moment ist Poppy auch bei ihr.“

„Habe ich es doch geahnt“, sagte Linda und klang erstaunlich gefasst. „Du wirst deine Gründe gehabt haben, warum du versucht hast, diese Frau von euch fernzuhalten. Aber glaubst du echt, sie ist so krass drauf, dass sie selbst einen Einbruch in Auftrag geben würde?“

„Ja“, schnaubte Tom. „Ihr ist alles zuzutrauen.“

„Okay.“ Linda sprach es so lang gezogen aus, als ob sie ihre Zweifel daran hätte. „Ich werde deine Theorie mal dem untersuchenden Beamten weiterleiten.“

20. Kapitel

„Hattest du wirklich was mit dem?“, fragte Giles und schloss mit einem missbilligenden Gesichtsausdruck die Haustür.

„Nicht, dass es dich was anginge, aber ja. Allerdings nur kurz.“ Harriet ging in die Küche. Sie sollte sich langsam um das Abendessen kümmern.

„Seit wann stehst du auf Choleriker?“

„So ist er normalerweise nicht.“ Sie griff zu einem Topf und setzte Wasser auf. „Hast du Hunger?“

„Immer. Aber lenk nicht ab. Erzähl mir lieber, warum du ihn jetzt auch noch in Schutz nimmst.“

Harriet griff nach einem Gemüsebrett, einem Messer, Knoblauch und einer Zwiebel und legte alles auf den Küchentisch. „Wenn du mich schon verhören willst, dann kannst du mir dabei auch gleich beim Kochen helfen. Schälen und klein schneiden, bitte“, wies sie ihren Bruder an. Zu ihrem Erstaunen setzte Giles sich tatsächlich an den Tisch und griff nach dem Messer. Sie selbst entnahm dem Geschirrschrank zwei Gläser und füllte diese mit Wein. Eines davon stellte sie vor Giles hin. „Cheers!“, prostete sie ihm zu.

Auch Giles hob sein Glas. „Cheers. Aber nun komm schon, Schwesterchen, erzähl mir, warum der Typ dir nicht am Arsch vorbeigeht."

„Warum sollte ich?", erwiderte sie und grinste keck. „Du erzählst mir ja auch nicht, warum du unehrenhaft entlassen wurdest."

„Hat er dir wehgetan?", hakte Giles nach und ignorierte ihre Frage einfach.

„Nein … zumindest nicht körperlich." Sie erzählte ihm nun doch, wie sie Tom kennengelernt hatte und auf sein Geheimnis gestoßen war. „Eigentlich ist er schon okay. Er kann sogar sehr einfühlsam sein. Aber was seine Tochter anbelangt, ist er einfach so was von verbohrt." Ärgerlich schüttelte sie den Kopf. „Hoffentlich geht es Poppy gut. Es muss ein ziemlicher Schock für sie gewesen sein zu erfahren, dass ihre Mutter gar nicht tot ist."

„Die beiden scheinen dir sehr wichtig zu sein." Giles legte das Messer zur Seite. Er hatte das Gemüse bereits ordentlich klein geschnitten, so wie ihre Mum es ihnen beigebracht hatte.

„Poppy schon …" Harriet gab nacheinander Salz und Nudeln in das mittlerweile kochende Wasser. „Aber Tom … Ich hätte echt nicht gedacht, dass er so ein Vollidiot ist." Scheppernd holte sie einen weiteren Topf aus dem Küchenschrank, in den sie etwas Öl gab. Zu ihrem Erstaunen hörte sie Giles hinter sich lachen. „Lach nicht so frech!", schimpfte sie.

„Du solltest dich sehen, Harry. Du versuchst krampfhaft, wütend auf diesen Kerl zu sein, obwohl du total verschossen in ihn bist."

„Bin ich nicht!" Sie griff nach dem von Giles geschnittenen Gemüse und pfefferte es heftiger als geplant in den Topf mit dem bereits erhitzten Fett. Es zischte, und augenblicklich verbreitete sich ein herrlicher Duft nach Zwiebeln und Knoblauch.

„Oh doch, Harry. Du vergisst, dass ich dich von klein auf kenne. Deine Augen haben dich noch immer verraten. Wenn ich du wäre, würde ich mir aber gut überlegen, ob du wirklich einen Typen mit Kind willst. So was bedeutet meist nur Ärger."

„Die Frage stellt sich längst nicht mehr", erwiderte Harriet trocken. Sie gab eine tiefgekühlte asiatische Gemüsemischung mit in den Topf und fügte Kokosmilch, Ingwer, scharfes Currypulver und Kurkuma hinzu. „Er glaubt mir ja noch nicht mal, dass ich nichts mit Carols Auftauchen zu tun habe. Ich will keinen Mann, der mir nicht vertraut." Etwas zu schwungvoll fügte sie dem Gericht getrocknete Jalapeños hinzu. Oha, das würde vermutlich etwas zu scharf werden.

„Harry", Giles war inzwischen aufgestanden und trat neben sie. Brüderlich legte er den Arm um ihre Schultern und drückte ihr einen Kuss aufs Haar. „Du weißt so gut wie ich, dass Männer und Frauen nicht gleich ticken. Wir Männer konzentrieren uns meist auf das Naheliegendste und fallen gleich mal mit der Tür ins Haus. So wie du mir erzählt hast, hast du Tom immer wieder in den Ohren gelegen, mit der Wahrheit rauszurücken. Was soll er da denken, wenn diese Schlange plötzlich auftaucht? Wenn du ihn und Poppy wirklich in deinem Leben haben willst, solltest du vermutlich deinen Stolz herunterschlucken und versuchen, den beiden zu helfen. Das kannst du doch so gut." Er sah sie so treuherzig an, dass sie schmunzeln musste.

„Komm du mir nicht auch noch so. Dein Bruder denkt schon, ich hätte ein Helfersyndrom."

„Hast du doch auch. Aber das ist nichts, wofür du dich schämen müsstest, Harry, du bist ganz wunderbar und meine liebste Schwester."

„Ich bin auch deine einzige Schwester", rief sie ihm gutmütig in Erinnerung. „Aber es ist trotzdem nett, dass du das sagst. So, genug von mir. Sprechen wir lieber darüber, warum du nicht endlich den blöden Streit zwischen dir und Gregg beendest?"

Giles stöhnte.

„Ich bin deine Lieblingsschwester, schon vergessen?", sie grinste und setzte sich mit ihrem Weinglas an den Küchentisch. „Schon um Mums willen: Rauft euch zusammen!"

„Ach komm, Mum interessiert das bestimmt gerade herzlich wenig. Sie hat doch jetzt diesen Colin. Der lässt ihr bestimmt keine Zeit, sich über ihre Söhne zu ärgern." Giles wackelte vielsagend mit den Augenbrauen und setzte sich ihr gegenüber. „Was denkst du eigentlich über ihn?"

„Colin ist toll, aber du lenkst ab, Giles." So wie sie selbst zuvor. Egal, ihr war jedes Mittel recht, um nicht ständig über Tom und Poppy nachdenken zu müssen.

Giles trank den letzten Schluck Wein aus seinem Glas und lehnte sich mit einem tiefen Seufzer in seinem Stuhl zurück. „Gregg hat mir die einzige Frau ausgespannt, die mir wirklich etwas bedeutet hat. Ich habe die beiden in flagranti erwischt, und das, obwohl ich damals schon mit Rebecca zusammen war. Sie war ihm eigentlich völlig egal, trotzdem konnte er die Hose nicht zu behalten. Ein Bruder tut so etwas nicht."

„Eine Frau, die dich wirklich liebt, auch nicht", rief Harriet ihm sanft in Erinnerung. „Wenn es die Rebecca ist, von der

Gregg mir mal erzählt hat, ist das alles doch schon eine Ewigkeit her. Zudem ist es vielleicht ganz gut, dass du frühzeitig erfahren hast, wie sie wirklich drauf ist."

„Ach, und das entschuldigt, dass Gregg mit ihr ins Bett gestiegen ist?" Mit grimmiger Miene wischte Giles ihre Argumentation beiseite.

„Nein, natürlich nicht. Aber das alles ist doch schon zig Jahre her. Denkst du nicht, es wäre langsam angebracht, nach vorne zu schauen? Deinem Bruder zu vergeben, dass er sich wie ein Neandertaler benommen hat?"

„Wie gesagt, wenn Gregg sich bei mir entschuldigt, sehen wir weiter."

„Ihr seid beide echte Sturköpfe", stöhnte Harriet. „Aber ich werde mit Gregg reden. Einer von euch beiden muss den ersten Schritt machen. Wir sind eine Familie und müssen zusammenhalten."

Giles lehnte sich in seinem Stuhl zurück und verschränkte die Arme vor der Brust. „Gregg hält so lange zu dir, bis du ihm den Rücken zuwendest. Dann zückt er das Messer."

„Du bist unfair, Giles! Hast du eigentlich jemals seine Sicht der Dinge angehört?"

„Wozu? Seine Sicht der Dinge war ziemlich eindeutig, als ich ihn mit heruntergelassener Hose auf ihr erwischt habe."

Harriet stand auf und holte Teller aus dem Geschirrschrank. „Ich finde es nur seltsam, dass die beiden nie ein Paar geworden sind. Du nicht?"

„Nein. Er wollte mir damit nur eins auswischen. Gregg sah mich immer als Konkurrenten, egal, ob es um sportliche Dinge oder um Frauen ging. Immer musste er beweisen, dass er der Stärkere, der Schnellere war und dass er jede haben konnte, die er wollte. Ehrlich, Harry, ich bin es echt leid, darüber zu reden. Können wir das Thema wechseln?"

Harriet stand auf, griff nach ihrer Gabel und wickelte eine Nudel auf, um zu testen, ob sie bereits al dente war. Perfekt. Dann schob sie sich eine Gabel voll Gemüse in den Mund. Verflucht, war das scharf! Ihr traten die Tränen in die Augen. Sie wollte nach ihrem Weinglas greifen, doch Giles zog es beiseite.

„Nicht. Milch hilft besser." Er sprang auf, nahm die Packung aus dem Kühlschrank und goss ihr ein Glas ein. Während sie den Brand in ihrem Mund löschte, griff Giles selbst nach einer Gabel und kostete ebenfalls. „Mmmmmh, genau richtig."

„Du spinnst! Das ist viel zu scharf. So leid es mir tut, aber das hier ist für den Eimer." Sie wollte schon nach dem Topf greifen, doch Giles hielt sie auf.

„Nicht! Es ist wirklich lecker." Giles mischte die Nudeln mit dem Gemüse und gab sich eine große Portion auf den Teller. Damit setzte er sich zurück an den Tisch und langte kräftig zu. Sie selbst nahm sich eine deutlich kleinere Portion und goss sich noch ein Glas Milch nach. Eine Weile aßen sie wortlos.

„Sag mal", unterbrach sie die Stille. „Hast du Mum eigentlich schon gesagt, dass du vorhast, länger zu bleiben?"

„Noch nicht. Ich bin aber morgen mit ihr zum Frühstück verabredet. Es ist ja auch noch überhaupt nicht sicher, ob ich in der Gegend bleiben werde. Erst mal muss ich einen Job finden."

„Sie wird trotzdem außer sich vor Freude sein, wenn sie hört, dass du nicht mehr bei der Army bist", meinte Harriet. Das darauffolgende Schweigen ihres Bruders ließ sie die Hand nach ihm ausstrecken. „Ganz egal, was der Grund dafür ist, Giles. Ich bin froh, dass du hier bist."

Mittlerweile war die Sonne hinter den Hügeln des Lake District verschwunden. Tom hatte alle Tiere versorgt und saß nun allein in der Küche, mit einem Stück Brot und Käse vor sich. Doch er starrte den Teller bloß an, ohne etwas zu essen. Seine Gedanken kreisten einzig darum, wie es Poppy bei Carol ging. Dass er nichts tun konnte, außer zu warten, machte ihn halb wahnsinnig. Er blickte zu Maisie, die auf ihrer Decke lag, ihn aber nicht aus den Augen ließ. „Du findest das auch nicht richtig, oder?"

Maisie reagierte nicht. Toms Handy klingelte. Auf dem Display erschien Colins Nummer. „Wollte nur mal hören, ob die Anwältin dir einen Termin geben konnte. Ansonsten hätte ich da noch eine andere Adresse."

„Danke, Colin, das ist nicht nötig. Ich kann nächste Woche zu ihr, sie nimmt sich der Sache an. Inzwischen hat sich die Situation leider verändert. Carol hat Poppy."

„Wie bitte? Hat sie sie entführt?"

„Nein … nein", seufzte Tom. Er rieb sich die Stirn, hinter der sich ein lästiger Kopfschmerz anbahnte. „Poppy hat gestern mitbekommen, dass ich ein Kennenlernen verhindern wollte. Da hat sie die Dinge selbst in die Hand genommen. Statt zur Schule ist sie zu Carol nach Carlisle gefahren."

„Ganz allein?", fragte Colin verblüfft.

„Ja, verfluchter Mist! Poppy sagt mir ständig, dass ich ihr zu wenig zutraue. Dass sie schon erwachsener sei, als ich denken würde. Aber sie kennt die Gefahren nicht, die da draußen lauern."

„Hast du wenigstens Gewissheit, dass sie sicher bei ihrer Mutter angekommen ist?"

„Ich habe mit Carol telefoniert. Angeblich wollte Poppy nicht mit mir reden. Also, nein, ich weiß nicht mit Sicherheit, dass es ihr gut geht. Carol meinte, ich solle ihnen beiden bis morgen Zeit geben. Anschließend würde sie Poppy nach Hause bringen. Aber was, wenn nicht? Was, wenn ich wertvolle Zeit vertrödle und Carol mit ihr irgendwohin verschwindet? Ich weiß einfach nicht, was ich tun soll, Colin."

„Erst mal die Nerven bewahren, Junge. Weißt du, in welchem Hotel sie untergekommen ist?"

„Nein, das wollte sie mir nicht sagen, und ich Idiot habe mir die Adresse in dem Brief, den jetzt Poppy bei sich hat, nicht genau angesehen. Inzwischen habe ich schon alle Hotels in der Stadt abtelefoniert, aber sie muss irgendwo anders untergekommen sein."

„Okay, das finde ich heraus. Dann schauen wir weiter. Ich habe übrigens noch mit einer befreundeten Familienrichterin gesprochen. Sie meinte, wenn Poppy bei dir aufgewachsen ist und ihr ein gutes Verhältnis habt, ist es unwahrscheinlich, dass Carol das vollumfängliche Sorgerecht erhält. Vor allem nicht mit ihrer Vergangenheit. Ein geteiltes Sorgerecht ist allerdings nicht auszuschließen. Dazu solltest du bedenken, dass es nicht gerade förderlich ist, wenn du Carol weiterhin das Besuchsrecht verweigerst."

Tom stöhnte. „Alle glauben, Carol hätte sich geändert, aber ich habe so meine Zweifel. Bei meiner Agentin wurde vor ein paar Tagen eingebrochen. Jede Wette, dass sie dahintersteckt."

„Wie meinst du das? Weshalb sollte sie so etwas tun?"

„Um an meine Adresse zu gelangen. Linda, meine Agentin, meinte, außer ihrem Laptop sei nichts weggekommen. Warum sollte ein Einbrecher alles stehen lassen und wieder gehen, ohne Wertsachen mitzunehmen? Das ergibt doch keinen Sinn."

„Hast du das dem ermittelnden Beamten gesagt?", fragte Colin hellhörig.

„Linda wollte das tun, da sie mit ihm in Verbindung steht." Tom fuhr sich mit der freien Hand durchs Haar. „Ich drehe noch durch, Colin."

„Solltest du recht haben und Carol steckt wirklich hinter der Sache, so wird sich das in einem Sorgerechtsprozess nicht gerade zu ihren Gunsten auswirken", versuchte Colin, ihn zu beruhigen.

„Wenn es überhaupt zu einem Prozess kommt und Carol nicht einfach mit ihr abhaut." Dieser Gedanke spukte in seinem Kopf herum, seit er wusste, dass Poppy bei ihr war.

„Nun mal den Teufel nicht an die Wand, Junge. Hast du Carols Handynummer? Wenn sie die Ortungsfunktion nicht ausgeschaltet hat, kann ich versuchen, sie zu lokalisieren."

Tom nannte sie ihm, und Colin versprach, sich so schnell wie möglich wieder zu melden.

Rastlos tigerte Tom in der Küche umher. Immer wieder blickte er zur Uhr. Mittlerweile war schon fast eine Stunde seit Colins Anruf vergangen. Das konnte nur bedeuten, dass sein Plan nicht funktioniert hatte. Toms Handy klingelte. Endlich! „Colin, hast du sie?"

„Ja. Sie hat sich in einem Ferienhaus im südlichen Stadtteil eingemietet. Ich habe meine Kollegen gebeten, mal eine Streife vorbeizuschicken, um zu sehen, ob dort alles okay ist.

Anscheinend brannte Licht im Haus, und sie hätten von der Straße aus ein Mädchen und eine Frau ausmachen können. Sie meinten, es habe alles friedlich gewirkt. Du brauchst dir also keine Sorgen zu machen."

„Danke, Colin." Ihm fiel ein Stein vom Herzen. „Vielen, vielen Dank … wirklich. Hast du die Adresse für mich?"

Colin zögerte.

„Ich werde auch nichts Unüberlegtes tun, versprochen", beteuerte Tom.

„Manchmal ist auch etwas Überlegtes nicht besonders clever. Was hast du vor?", fragte Colin misstrauisch.

„Nur auf meine Tochter achtgeben. Sie kann meinetwegen die Nacht bei Carol verbringen. Aber morgen früh hole ich sie nach Hause."

„Okay. Aber wenn die Polizei ausrücken muss, weil du austickst, dann war's das mit unserer Freundschaft. Kapiert?" Colin nannte ihm die Adresse und beendete danach das Gespräch.

Ja, er hatte Colin sein Wort gegeben, und er würde sich auch daran halten. Aber einfach hier sitzen bleiben, das konnte er nicht. „Komm, Maisie!" Er schnappte sich seine Autoschlüssel, ließ die Hündin im Heck einsteigen und brauste los. Mit Hilfe seines Navis fand er das Ferienhaus auf Anhieb. Es war bereits halb elf Uhr nachts, als er den Wagen am Straßenrand parkte. Von hier aus hatte er einen guten Blick auf die Vorderseite des Hauses. Im oberen Stock brannte in einem Raum noch Licht. Tom ging davon aus, dass dies Carols Zimmer sein musste. Um diese Zeit schlief Poppy normalerweise längst. Er lehnte sich in seinem Sitz zurück und fühlte zum ersten Mal an diesem Tag, wie etwas Ruhe in ihn einkehrte. Immerhin war er jetzt in Poppys Nähe. Wenn Carol irgendwas plante, war er da und konnte dazwischengehen. Tom lauschte den Schnarchgeräuschen seines Hundes, schloss die Augen und versuchte, die Kopfschmerzen, so gut es ging, zu ignorieren.

Das Gezeter einer Amsel weckte Tom in aller Früh. Er streckte sich und stöhnte, als sein Rücken sich über das unbequeme Nachtlager beklagte. Sein Schädel brummte nach wie vor. Ein Blick auf sein Handy verriet ihm, dass es erst kurz nach halb sechs Uhr war. Der Morgen graute nur zaghaft. Toms Laune entsprach in etwa der düsteren Wolkendecke, hinter der sich der Himmel verbarg. Ein leises Winseln ließ ihn sich nach Maisie umdrehen. „Okay, okay, wir drehen eine Runde", versprach er ihr und stieg aus dem Wagen. Es war sowieso noch zu früh, um bei Carol auf der Matte zu stehen.

Die Luft war kühl und tat seinem benebelten Kopf gut. Unterwegs mit Maisie versuchte er, seine Wut auf Carol zu zügeln. Denn auch wenn es ihm nicht passte, so war Poppys Handeln eigentlich nicht ihr Verschulden. Wenn er selbst nicht so kompromisslos gewesen wäre, hätte es nicht so weit kommen müssen. Verärgert über sich selbst, kickte er einen Stein vom Weg. Poppy verdiente von ihm eine dicke, fette Entschuldigung. Dass sie ihre Mutter treffen wollte, war ja irgendwie verständlich. Er hätte dem nicht im Weg stehen dürfen. Trotzdem, abhauen, ohne jemandem Bescheid zu geben, war keine Lösung. Das war einfach zu gefährlich für ein Mädchen wie sie. Zurück beim Wagen, zwang Tom sich zu warten, bis es zumindest acht Uhr war. Das musste nun aber auch reichen. Zur Unterstützung nahm er Maisie mit, um wenigstens Poppy milder zu stimmen.

Da er keine Klingel fand, klopfte Tom an der weiß lackierten Tür. Keine Reaktion. Energisch klopfte er ein weiteres Mal. Endlich hörte er, wie sich jemand von drinnen näherte. Kurz darauf wurde der Schlüssel gedreht. Die Tür öffnete sich einen Spalt, und noch bevor Carol diese wieder schließen konnte, stellte Tom seinen Fuß dazwischen. „Warte, lass uns reden", forderte er.

„Ach, jetzt willst du reden?!", sagte sie spöttisch, ohne die Tür weiter zu öffnen. „Sorry, kein Bedarf. Wie ich dir gestern gesagt habe: Ich frühstücke jetzt erst mal mit meiner Tochter, und wenn sie mag, fahre ich sie gegen Abend zu dir zurück."

Ohne Vorwarnung drückte Tom die Tür nun ganz auf und ließ Carol dadurch etwas zurückstolpern. „Du vergisst dabei ein kleines Detail, Carol: Ich habe das Sorgerecht", rief er ihr ruhig in Erinnerung und trat ungefragt ein. „Lass uns gemeinsam frühstücken. Danach fahre ich mit Poppy nach Hause, und wir beide telefonieren später, um nach einer Lösung zu suchen." Tom musterte Carol. Sie trug ein knappes Nachthemd und hatte sich in der Eile lediglich einen Morgenmantel übergezogen. Da sie noch ungeschminkt war, konnte man an ihrem Gesicht die Spuren eines Lebens erkennen, das es nicht nur gut mit ihr gemeint hatte. Dunkle Schatten umgaben ihre Augen, und erste Falten zeichneten sich neben ihrem Mund und auf der Stirn ab. Ob sie noch dieselbe verantwortungslose Person war, die Poppy und ihm damals so zugesetzt hatte?

„Was?! Was glotzt du so?", giftete sie ihn an. „Wenn du glaubst, hier eine schnelle Nummer schieben zu können, dann täuschst du dich gewaltig."

„Meine Tochter könnte jeden Moment hinter dir auftauchen. Glaubst du wirklich, ich käme da auf solche Gedanken?! Du bist echt …“ Tom bremste sich, das brachte nichts. Wenn es bloß in seinem Kopf nicht so hämmern würde. „Zwischen uns wird nie wieder was laufen, Carol“, stellte er klar. „Warum ziehst du dir nicht was über und ich mache Frühstück, falls du überhaupt was dahast.“

„Okay, aber deinen Hund lässt du im Wagen. Dieses Mondkalb brauche ich echt nicht in der Küche.“ Mit wehendem Morgenmantel drehte sich Carol herum und ging die Treppe hinauf.

Poppy würde sich freuen, ihre vierbeinige Freundin zu sehen, daher dachte Tom nicht im Traum daran, Maisie in den Wagen zurückzubringen. Wenn Carol künftig am Leben von Poppy teilhaben wollte, musste sie sich mit Maisie arrangieren. Der Gedanke, Carol in Poppys Leben zu lassen, gefiel ihm gar nicht. Wenn es aber das war, was seine Tochter wollte, dann war es eben so.

Zusammen mit Maisie suchte er nach der Küche und fand sie schließlich im hinteren Teil des Hauses. Viel hatte Carol wirklich nicht zum Frühstücken hier. Etwas Toast und Butter, keine Milch, aber zumindest Tee. Er setzte den Kessel auf und holte drei Tassen aus einem Schrank. Während er zum Warten verdonnert war, gab er die Brotscheiben schon mal in den Toaster. „Du musst dich noch ein bisschen gedulden, Maisie. Sobald wir wieder zu Hause sind, bekommst du auch was, versprochen. Aber jetzt müssen wir zwei da erst mal durch. Ich werde mich beherrschen, und du wirst dich ebenfalls von deiner besten Seite zeigen, ja? Kein Sabbern, kein Jammern, kein Pöbeln. Dann sind wir hier schnell wieder raus … mit unserer Kleinen.“

Plötzlich hörte er einen ziemlich undamenhaften Fluch von der oberen Etage. Kurz darauf kam Carol mit einem Zettel in der Hand nach unten gerannt. „Pippa ist weg", keuchte sie.

„Was?!" Er schnappte sich den Zettel und las in Poppys fein säuberlicher Handschrift:

Danke, dass ich dich kennenlernen durfte. Ich muss nachdenken. Aber ich habe ja deine Telefonnummer und werde mich melden. Versprochen.

Poppy (das ist mein Name, nicht Pippa)

„Das Bett ist unberührt. Vermutlich ist sie noch gestern Nacht abgehauen", überlegte Carol kleinlaut.

Tom fühlte, wie die Angst seinen Nacken hochkroch, aber er durfte nicht zulassen, dass sie seine Gedanken lähmte. „Wann hast du sie zuletzt gesehen?"

„Kurz nach zehn, als Pippa … ich meine Poppy, schlafen gehen wollte. Ich war noch eine Weile auf, habe aber nichts gehört. Allerdings habe ich ferngesehen", erinnerte sich Carol. „Theoretisch hätte sie sich bereits dann rausschleichen können. Wir müssen die Polizei rufen."

„Ich will zuerst checken, ob sie nicht doch schon zu Hause ist."

Carol schüttelte abfällig den Kopf. „Das hättest du doch gemerkt."

„Ich war schon die ganze Nacht vor eurem Haus", gestand Tom.

„Was?! Wieso das denn? Dachtest du etwa, ich würde ihr etwas antun? Sie ist auch meine Tochter, falls du das vergessen haben solltest."

„Der du schon mal einiges zugemutet hast", erwiderte Tom nüchtern. „Ich wollte einfach sichergehen, dass es ihr gut geht."

„Hat ja super geklappt. Du hast ja noch nicht mal mitbekommen, wie sie sich aus dem Haus geschlichen hat."

„Aber du, ja?" Tom hatte Mühe, sich zu beherrschen. „Hast du sie irgendwie unter Druck gesetzt?"

„Nein, verdammt noch mal!"

Aber richtig glaubwürdig klang das in Toms Ohren nicht. „Ich verstehe einfach nicht, warum sie noch in der Nacht abgehauen ist. Du wolltest sie doch am nächsten Tag zu mir zurückfahren. Hast du ihr das nicht gesagt?"

„Wir sollten jetzt nicht noch mehr Zeit mit Streiten vergeuden. Los, geh lieber nachschauen, ob sie nicht schon zu Hause ist!", forderte sie ihn harsch auf. Doch Tom griff stattdessen zum Handy und wählte Harriets Nummer. Hoffentlich war sie nicht so sauer auf ihn, dass sie nicht ranging.

„Hey, Tom", meldete sie sich und klang etwas verschlafen. „Es ist noch zu früh am Morgen, um mich wieder von dir beschimpfen zu lassen."

„Wie ich mich gestern benommen habe, tut mir wirklich aufrichtig leid, Harriet." Beschämt rieb er sich die schmerzende Stelle zwischen seinen Augenbrauen. Dann kam er gleich zur Sache: „Poppy ist von Carols Cottage abgehauen."

„Was?! Wisst ihr, wo sie sein könnte?", fragte Harriet und klang plötzlich hellwach.

„Eben nicht. Eventuell ist sie schon zu Hause, aber da ich selbst in Carlisle bin, wollte ich dich bitten, ob du kurz nachsehen könntest, bevor ich die Polizei verständige. Ich weiß, es ist viel verlangt, nachdem ich mich wie ein Arsch benommen habe. Aber ich möchte nicht noch mehr Zeit verlieren mit der Rückfahrt …"

„Schon gut, Tom. Ich fahre hin und gebe dir gleich Bescheid. Versuche, ruhig zu bleiben, ja? Poppy ist ein kluges Mädchen."

Sicher, doch auch kluge Mädchen konnten manchmal etwas Dummes tun und sich in Gefahr bringen. „Ich weiß", zwang er sich dennoch zu sagen. „Danke, Harriet." Tom steckte sein Handy weg und überlegte, was er als Nächstes tun sollte. „Ich fahre zum Bahnhof und schaue, ob sie dort auf den Zug wartet. Nachts gibt es ja keine Verbindung zu uns raus."

„Warte", hielt Carol ihn auf. „Ich muss nur noch mal schnell ins Bad, dann komme ich mit."

„Nein, besser, du bleibst hier, für den Fall, dass sie zurückkommt. Ich melde mich."

Auf dem Weg zum Bahnhof fragte er sich immer wieder, warum Poppy abgehauen war. Hatte Carol irgendwas gesagt, was sie beunruhigt haben könnte? Oder war ihr die Nähe zur plötzlich aufgetauchten Mutter auf einmal zu viel geworden? Und warum zum Teufel hatte er nicht mitbekommen, wie sie aus dem Haus geschlichen war?! Er war doch in seinem Wagen nur kurz eingenickt.

Als er sich durch den zähen Morgenverkehr gequält hatte und beim Bahnhof angekommen war, schaute er zuerst nach, auf welchem Gleis die Züge Richtung Penrith abfuhren. Er kaufte sich sogar einen Fahrschein, damit er die Plattform absuchen konnte. Ohne Erfolg. Sein Handy klingelte. Auf dem Display leuchtete Harriets Name auf.

„Ist sie zu Hause?", fragte er, ohne zu warten, bis sie sich meldete.

„Nein, leider nicht", zerschlug Harriet seine Hoffnung. „Soll ich zur Sicherheit hierbleiben?"

„Das wäre nett. Ich bin am Bahnhof von Carlisle, aber hier ist sie auch nicht." Die Angst um Poppy schnürte ihm schier die Kehle zu. „Ich … ich muss jetzt die Polizei einschalten."

„Mach das. Man wird sie finden, Tom. Bestimmt geht es ihr gut", versicherte sie ihm mit fester Stimme.

Genau das versuchte er sich auch die ganze Zeit einzureden, nur klappte es nicht. „Außer auf dem Schulweg war sie noch nie allein unterwegs. Da draußen laufen so viele Irre herum …"

„Jetzt mach dich nicht verrückt, Tom. Es sind auch viele Menschen unterwegs, die helfen. Poppy wird bestimmt bald zu Hause sein."

„Ich bete, dass du recht hast. Ähm, könntest du vielleicht noch unsere Tiere füttern? Ich war seit gestern nicht mehr zu Hause."

„Klar. Gib mir bitte Bescheid, wenn es Neuigkeiten gibt, ja?"

„Sicher. Danke, Harriet … einmal mehr." Er stand so was von knietief in ihrer Schuld.

„Nicht dafür. Das ist doch selbstverständlich."

Nein, das war es nicht, das war Tom klar. Nicht nach all dem, was er ihr an den Kopf geschleudert hatte. Er steckte sein Handy weg und schaute schuldbewusst zu Maisie, die brav neben ihm wartete. Sie brauchte Futter und er dringend eine Kopfschmerztablette.

Zielstrebig verließ er mit seiner Hündin das altehrwürdige Bahnhofsgebäude und kehrte zum Parkplatz zurück. Auf dem Weg zur Polizei hielt er bei einem Supermarkt an und kaufte einen Sack Trockenfutter und einen Napf für Maisie.

Für sich selbst besorgte er eine Packung Panadol und eine Flasche Wasser. Während Maisie ihr Futter verschlang, warf er sich gleich zwei Pillen ein. Er konnte jetzt keine Kopfschmerzen brauchen. Um seine Tochter zu finden, musste er klar denken können.

„Es kommt immer mal wieder vor, dass Teenager verschwinden, Sir", versuchte der Beamte hinter dem Schalter, ihn zu beruhigen, als er bei der Polizei die Vermisstenanzeige aufgab.

„Poppy macht so was nicht."

„Aha", sagte er sichtlich unbeeindruckt. „Hatten Sie Streit?"

„Nein … ja, na ja, nicht so richtig. Aber sie war schon sauer auf mich."

„Sehen Sie. Sobald sie sich beruhigt hat, wird sie bestimmt nach Hause kommen. Manchmal dauert es nur wenige Stunden."

Aufgebracht hieb Tom mit der flachen Hand auf die Schalterkonsole. „Herrgott noch mal! Ein zwölfjähriges Mädchen mit Downsyndrom ist seit gestern Abend verschwunden, und Ihnen fällt nichts Besseres ein, als zu sagen, sie taucht schon wieder auf?!"

„Sir, beruhigen Sie sich. Selbstverständlich werden wir die Vermisstenmeldung aufnehmen und nach Ihrer Tochter suchen. Aber es ist auch eine Tatsache, dass die meisten vermissten Kinder wieder völlig unversehrt auftauchen."

„Und was sagen Sie den Eltern jener Kinder, die nicht zu den meisten gehört haben? *Tut uns leid, dass wir nicht alles darangesetzt haben, Ihnen zu helfen?*"

„Bill, ich übernehme." Ein stämmiger Kerl in Polizeiuniform trat neben seinen Kollegen. „Ich bin Constable Steven

Parish“, stellte sich der blonde Polizist vor. „Kommen Sie da drüben durch die Tür.“ Parish führte ihn anschließend in ein kleines Besprechungszimmer. „Tee?“, fragte er, und als Tom zögerte, fügte er an: „Es ist nicht der beste, aber er hält einen am Leben.“

Tom nickte leicht. „Danke.“

„Entschuldigen Sie bitte Bills Reaktion. Er ist noch neu und hat selbst keine Kinder. Vermutlich fällt es ihm schwer, sich in Ihre Ängste hineinzuversetzen. Selbstverständlich nehmen wir Ihre Anzeige auf.“

Parish stellte einen Pappbecher mit einer Brühe, die fast wie Kaffee aussah, vor ihn hin. „Milch und Zucker? Ich kann Ihnen beides nur ans Herz legen, das macht es trinkbarer.“

„Gern.“

Danach setzte Parish sich Tom gegenüber auf den dunkelgrauen Plastikstuhl und klappte seinen Laptop auf, um die relevanten Angaben zu erfassen. Zwischen zwei Fragen griff Tom zum Becher und nahm einen kräftigen Schluck. Obwohl das Gebräu ziemlich bitter schmeckte, war es zumindest heiß und tat allein deshalb schon gut. „Meine Tochter ist noch nie abgehauen. Sie tut so was nicht“, sagte Tom leise.

Parish blickte von dem Laptop auf. „Manchmal tun unsere Kinder Dinge, die wir nicht haben kommen sehen. Haben Sie ein Foto von ihr auf dem Handy?“

Tom nickte und suchte ein Bild heraus. „Geht das?“

„Ja, das ist perfekt. Schicken Sie es mir bitte, dann kann ich es gleich an alle Streifenwagen weiterleiten.“ Als das erledigt war, wandte sich Parish wieder ihm zu. „Und nun erzählen Sie mir genau, wann Sie Poppy zuletzt gesehen haben und was dabei vorgefallen ist.“

„Ich weiß, dass es nicht das Klügste gewesen ist, Poppy über ihre Mutter anzulügen“, sagte Tom am Ende schuldbewusst. „Aber diese Frau hat ihr bisher immer nur geschadet.“

„Können wir mit Mrs Briggs sprechen?“, fragte Parish.

„Ja, klar. Sie wartet im Cottage. Wir dachten, vielleicht kehrt Poppy dorthin zurück.“

„Das war klug. Und bei Ihnen zu Hause ist auch jemand?“

„Ja.“

„Gut, dann lassen Sie uns jetzt zu Mrs Briggs fahren.“

Dieses Mal öffnete Carol die Haustür schneller, als Tom klopfte. „Hast du sie gefunden?“, schoss es gleich aus ihr heraus. Dann erst sah sie den Polizisten hinter Tom.

„Nein. Ich habe inzwischen eine Vermisstenanzeige aufgegeben. Constable Parish möchte dich dazu ebenfalls befragen.“

Der Constable tippte kurz zur Begrüßung an seinen Hut. „Madam.“

„Okay“, willigte Carol ein. „Aber du und diese Töle bleiben draußen. Ich möchte allein mit Constable Parish sprechen.“

„Warum? Verheimlichst du mir irgendwas? Hast du Poppy irgendwas getan?“ Nur mit Mühe konnte Tom sich zurückhalten, ihr nicht gleich an die Gurgel zu gehen.

Der Beamte legte ihm beschwichtigend die Hand auf die Schulter. „Sir, vergeuden wir nicht noch mehr Zeit. Lassen Sie mich mit Mrs Briggs sprechen. Warten Sie in Ihrem Wagen.“

Zähneknirschend folgte Tom Parishs Anweisung. Er ließ Maisie ins Heck des Land Rovers springen und setzte sich selbst auf die Kante des Kofferraums. Irgendetwas stimmte hier nicht. Vielleicht war Poppy gar nicht weggelaufen, und

Carol hatte sie nur irgendwohin gebracht, wo er sie nicht mehr finden konnte. Ihm wurde speiübel bei dem Gedanken.

Nach einer gefühlten Ewigkeit trat Parish durch das Gartentor. Sofort stieß Tom sich von der Ladefläche ab und ging auf ihn zu. „Was hat sie getan?"

Parish seufzte tief. „Das wird Ihnen vermutlich nicht gefallen. Mrs Briggs hatte gestern Abend Poppy gesagt, dass sie heute gemeinsam nach London fliegen würden."

„Sie hat was?!"

„Im Nachhinein sieht sie selbst ein, dass das wohl zu früh gewesen ist. Aber sie wollte sich und Poppy Zeit geben, sich richtig kennenzulernen. Und sie wollte ihr zeigen, wie sie lebt."

„Ich wusste, sie führt etwas im Schilde", knurrte Tom. „Carol hält sich nie an Abmachungen. Können wir wirklich sicher sein, dass sie Poppy nicht doch hat und das alles nur inszeniert? Vielleicht versteckt sie Poppy im Keller."

„Nein, sie hat mich überall im Haus nachsehen lassen. Trotzdem werde ich ihre Aussage überprüfen lassen. Mrs Briggs … und ich übrigens auch, denken eher, dass Poppy die Vorstellung, von Ihnen wegzumüssen, Angst eingejagt hat und sie daher versucht, nach Hause zu gelangen. Wir sollten uns deshalb darauf konzentrieren, diesen Weg nach ihr abzusuchen. Ich schlage vor, dass Sie nach Hause fahren und dort auf Ihre Tochter warten."

Verzweifelt strich Tom sich mit der Hand durchs Haar. „Das geht doch nicht. Ich kann nicht einfach rumsitzen und nichts tun, während sie da draußen herumirrt …"

„Es ist wirklich besser, wenn Sie uns unseren Job machen lassen. Ich werde Sie nach Hause begleiten, damit Sie mir ein Kleidungsstück von Poppy geben können. So können wir Suchhunde einsetzen. Tom, ich verspreche Ihnen, wir tun wirklich alles, um Ihre Tochter sicher nach Hause zu bringen. Ich bin selbst Vater und kann verstehen, wie Ihnen zumute sein muss. Aber Sie helfen uns am besten, wenn Sie im Hintergrund bleiben. Rufen Sie zum Beispiel Poppys Freunde an. Vielleicht haben die was von ihr gehört.“

Tom nickte, um zu signalisieren, dass er verstanden hatte, auch wenn ihm das alles gegen den Strich ging.

21. Kapitel

Harriet kam mit der geleerten Schubkarre vom Misthaufen zurück, als sie Toms Wagen, begleitet von einem Polizeifahrzeug, auf den Kiesplatz fahren sah. Sie stellte die Schubkarre ab und ging auf die beiden Männer zu, die gerade ihre Autos verließen. Tom sah beschissen aus. Kein Wunder, er musste verrückt vor Sorge sein. Sie selbst traute Poppy ja einiges zu, aber dass sie bis jetzt nicht aufgetaucht war, weckte auch in ihr ungute Gefühle.

„Gibt es was Neues?", fragte Harriet und schaute zu, wie Tom Maisie aus dem Heck seines Wagens befreite.

Niedergeschlagen schüttelte er den Kopf. „Die Polizei will Suchhunde einsetzen. Ich muss dem Constable ein Kleidungsstück von Poppy raussuchen." Er schlug die Heckklappe zu und ging Richtung Haus.

Damit blieb Harriet allein mit dem Constable zurück. Sie streckte dem Beamten ihre Hand entgegen. „Ich bin Harriet, eine Freundin von Poppy und Tom."

„Steven Parish", stellte er sich ihr vor. „Tom, aber auch Mrs Briggs haben mir die spezielle familiäre Situation geschildert. Was denken Sie, wie Poppy das alles aufgenommen hat?"

„Ich habe sie ein paar Tage nicht gesehen. Von daher weiß ich leider nicht, wie Poppy auf das plötzliche Auftauchen ihrer Mutter reagiert hat. Sonst ist sie eigentlich ein vernünftiges Mädchen."

„Denken Sie, dass sie sich aus Trotz irgendwo versteckt haben könnte? Einfach, um ihren Eltern zu zeigen, dass man so nicht mit ihr umgehen kann?"

Harriet zuckte mit den Schultern. „Möglich. Manchmal reagiert sie schon sehr emotional. Doch dann wiederum versucht sie, Zusammenhänge zu verstehen und für sich eine Lösung zu finden. Sie ist kein nachtragender Typ."

Der Constable lächelte. „Klingt nach einem tollen Mädchen."

„Das ist sie. Mein Bruder Gregg bildet Suchhunde aus. Würde es helfen, wenn ich ihn bitte, mit ein paar seiner Hunde die Suche zu unterstützen?"

„Etwa Gregg Watts?", fragte Parish.

„Ja, genau."

„Soweit ich weiß, werden unsere Suchhunde immer von ihm ausgebildet. Ich werde es dem Staffelführer sagen, dass er sich bei Ihnen melden soll, falls er mehr Hunde braucht."

In diesem Augenblick trat Tom mit einem hellblauen Sweatshirt aus dem Haus. „Hier, das ist ihr Lieblingsshirt. Es lag bereits im Wäschekorb."

„Perfekt." Der Officer schnappte sich eine Tüte aus dem Handschuhfach seines Wagens. Etwas umständlich nahm er Tom das Kleidungsstück so ab, dass er es lediglich mit der Tüte, nicht aber mit den Händen berührte. „Gut, dann legen wir los. Ich melde mich bei Ihnen, sobald es etwas Neues gibt."

Nachdem Parish losgefahren war, drehte Tom sich zu Harriet um. „Danke, dass du dich um die Tiere gekümmert hast."

„Keine Ursache. Ich wünschte nur, ich könnte mehr tun."

„Es …", Tom stockte. „Es macht mich schier wahnsinnig, nicht zu wissen, wo Poppy steckt. Wie es ihr geht. Anscheinend wollte Carol heute Morgen mit ihr nach London."

„Was? Spinnt die?!" Harriet traute ihren Ohren kaum. „Ist Poppy deswegen abgehauen?"

„Kann sein." Er schüttelte leicht den Kopf. „Da stehe ich die ganze Nacht über mit meinem Wagen am Straßenrand, damit ich eingreifen kann, wenn Poppy mich braucht, und dann bekomme ich nicht mal mit, wie sie sich aus dem Haus schleicht." Seine Augen suchten ihren Blick. „Harriet, glaub mir, was ich zu dir gesagt habe, tut mir wirklich aufrichtig leid. Du würdest niemals hinter dem Rücken von irgendjemandem handeln. Wenn du Carol verständigt hättest, hättest du es mir gesagt. Zu meiner Verteidigung kann ich nur vorbringen, dass ich komplett neben mir stand und zu keinem klaren Gedanken mehr fähig war. Ich war ein Trottel, und ich hoffe, du nimmst meine ehrliche Entschuldigung an."

„Es hat mich schon verletzt", gestand sie offen. „Aber okay, Entschuldigung akzeptiert. Gibt's irgendeinen Anhaltspunkt, wie Carol euch gefunden haben könnte?"

„Bei meiner Agentin wurde eingebrochen. Könnte sein, dass Carol dahintersteckt und sie so an meine Adresse gelangt ist." Rastlos blickte Tom zum Haus. „Wenn es dir nichts ausmacht, würde ich jetzt gern die Eltern von Poppys Klasse anrufen. Parish meinte, vielleicht hat sie sich bei einem von ihnen gemeldet. Obwohl ich das eher nicht glaube."

„Kann ich dir dabei helfen?"

„Nein, ist schon okay. So habe ich zumindest was zu tun und bin ein bisschen abgelenkt. Geh ruhig nach Hause, ich komme klar."

„Gut, ich mache nur noch schnell die Boxen von Eddie und den Eseln fertig."

Tom verschwand im Haus. Unschlüssig schaute Maisie ihm hinterher und entschied sich dann am Ende, Harriet beim Ausmisten Gesellschaft zu leisten.

Nach getaner Arbeit führte Harriet die Esel von der Weide in den sauberen Stall. Sie streckte ihnen und Eddie je eine Möhre zu, bevor sie mit Maisie zum Haus zurückkehrte.

Ihr Handy klingelte just in dem Moment, als sie die Tür erreichte. Es war Matt.

„Ich habe gute Nachrichten für dich: Es wird keine Anklage geben. Gerade eben habe ich noch mal mit der Polizei telefoniert. Ich wollte etwas Dampf machen, weil wir dich und Andrew brauchen. Der untersuchende Beamte meinte, dass die Zeugen und der Gerichtsmediziner euch beide entlastet hätten und die Anzeige von Nicks Frau haltlos sei. Das Schreiben geht spätestens morgen an alle Beteiligten raus."

Erleichtert atmete Harriet aus. „Oh, Himmel, bin ich froh, das zu hören! Wenigstens eine gute Nachricht heute."

„Wieso? Was ist denn los?", fragte Matt besorgt.

„Toms Tochter ist verschwunden."

„Das Mädchen mit dem Downsyndrom?"

„Ja, genau. Die Suche durch die Polizei ist eingeleitet, aber könntest du die Crew bitten, ebenfalls die Augen nach ihr offen zu halten? Sie war gestern noch in Carlisle, und wir vermuten, dass sie sich auf den Weg nach Hause gemacht hat."

„Klar, das mache ich." Matt zögerte: „Ich möchte dich unter diesen Umständen natürlich nicht drängen, aber kannst du mir trotzdem noch Bescheid geben, ob ich dich ab nächster Woche wieder für den Dienst einplanen kann? Du weißt, wie knapp wir an Leuten sind."

„Gib mir bitte noch ein wenig Zeit", bat Harriet. „Ich melde mich, sobald ich weiß, was mit Poppy ist, ja?"

„Okay. Ach, und ich treffe mich morgen mit deinem Bruder. Er hat sich für die Stelle von Nick beworben."

„Das ging ja schnell. Giles hat schon erwähnt, dass er Interesse hat. Es scheint ihm ernst zu sein."

„Euch beiden ist aber schon klar, dass wir ihn genauso unter die Lupe nehmen wie jeden anderen Bewerber? Er erhält keine Bevorzugung, nur weil er mit dir verwandt ist."

„Ich bin sicher, Giles überzeugt euch auch ganz ohne mein Zutun", sagte Harriet zuversichtlich.

Sie beendete das Gespräch und öffnete die Haustür. Stille empfing sie. Vielleicht hatte Tom sich hingelegt. Er hatte ziemlich erledigt ausgesehen. Daher rief sie nicht nach ihm, sondern schaute zuerst in der Küche und dann im Wohnzimmer nach. Als Harriet ihn nicht finden konnte, ging sie nach oben. Sie fand ihn schließlich in Poppys Zimmer. Er saß auf dem Bett und drückte sich das Kissen mit dem fröhlichen Einhorn-Aufdruck an die Brust. Die Verzweiflung stand ihm ins Gesicht geschrieben. Ohne ein Wort setzte Harriet sich neben ihn und legte den Arm um seine Schultern.

„Wie konnte ich das nur zulassen?", presste er hervor.

„Auch wenn du das jetzt vermutlich nicht hören willst, Tom, aber deine Tochter wollte ihre Mutter kennenlernen. Du hättest sie nicht ewig von ihr fernhalten können. Vertrau auf das, was du Poppy beigebracht hast. Sie hat dir schon oft gezeigt, wie klug sie ist und dass sie auf sich achtgeben kann. Vermutlich ist sie längst auf dem Heimweg, aber hat vielleicht einen falschen Zug oder Bus erwischt. Wenn sie sich verirrt haben sollte, wird sie nach Hilfe fragen."

„Sie hätte mich doch anrufen können", sagte Tom matt. „Bestimmt hat es in dem Cottage ein Telefon."

„Heute, wo jeder ein Handy hat?", bezweifelte Harriet.

„Poppy wollte schon lange so ein Teil, aber ich war dagegen." Tom schüttelte den Kopf. „Ich dachte, sie wäre zu jung dafür. Falls sie gefunden wird, werde ich ihr als Erstes eines besorgen."

„Nicht falls, sondern sobald", korrigierte sie ihn. „Poppy wird sicher bald wieder zu Hause sein, Tom."

Ein Jaulen, das einem Wolf würdig gewesen wäre, schallte durchs Haus.

„Oha, Maisie fühlt sich wohl ein bisschen einsam." Harriet erhob sich vom Bett. „Ich geh runter und mache dir eine Suppe. Du hast heute bestimmt noch nichts gegessen."

„Danke, aber ich kriege gerade nichts runter. Du brauchst nicht hierzubleiben, Harriet. Fahr nach Hause", sagte er nachdrücklich.

„Ich bin genau da, wo ich sein möchte, Tom."

„Aber vielleicht möchte ich gerade niemanden um mich haben?", brach es gereizt aus ihm heraus.

Harriet nahm ihm das nicht übel. Sie wusste, er steckte in einer Ausnahmesituation. In Krisen reagierten die Menschen unterschiedlich. Manche ließen sich umsorgen, suchten Halt und Hoffnung. Andere wiederum wollten am liebsten nur um sich schlagen. Um ihm den nötigen Raum zu lassen, verließ Harriet das Zimmer. Aber sie würde einen Teufel tun und ihn in dieser Situation allein lassen. Stattdessen ging sie zu Maisie, die unten an der Treppe wartete. Die Hündin schaute sie mindestens so sorgenvoll an wie Tom. „Ja, ich weiß", Harriet streichelte ihr liebevoll über den Kopf. „Du vermisst Poppy auch. Komm, wir gehen jetzt zusammen in die Küche. Vielleicht finde ich noch einen Trostknochen für dich." Sie fand nicht nur das, sondern auch Zwiebeln, Lauch und Kartoffeln für die Suppe. Mit dem Kopf voller Sorgen, begann sie, das Gemüse klein zu schneiden. Sie hatte gerade die letzte Kartoffel geschält und in kleine Würfel geschnitten, als sie einen Wagen auf den gekiesten Parkplatz fahren hörte. Sie ging zum Fenster und sah ihre Mutter mit Colin aus dem Wagen steigen. Rasch eilte sie zur Tür. „Was macht ihr denn hier?", begrüßte sie die beiden.

„Colin hat über die Nachrichtenanzeige der Polizei im Internet erfahren, dass Poppy vermisst wird." Ihre Mutter umarmte sie herzlich, während ihr Dackel Boris bereits wie selbstverständlich an ihnen vorbei ins Innere des Hauses stob. „Wir wollten Tom damit nicht allein lassen. Colin hat auch Gregg angerufen und ihn gebeten, mit den Suchhunden herzukommen. Sie werden die Polizei von Carlisle von hier aus unterstützen."

„Kriegst du dadurch keinen Ärger, Colin?" Harriet ahnte, dass er sich als Rentner nicht mehr in die Arbeit seiner Kollegen einmischen durfte.

Doch Colin grinste nur. „Mein ehemaliger Chef hat eingewilligt, dass ich mich der Suche anschließen darf, sofern ich mich mit den zuständigen Beamten abspreche. Wo ist Tom?" Suchend blickte Colin an ihr vorbei.

„Er ist oben. Er brauchte einen Moment.“

Sarah strich Harriet liebevoll über den Arm. „Es ist gut, dass ihr euren Zwist beigelegt habt. Jetzt ist Zusammenhalt wichtig. Lass uns in die Küche gehen und was kochen.“

„Das Gemüse für die Suppe ist bereits klein geschnitten. Weißt du, ich hatte eine Mum, die mir beigebracht hat, dass man in Zeiten der Not eine wärmende Mahlzeit im Magen braucht“, neckte Harriet sie.

„Wunderbar. Dann lass uns gleich weitermachen, damit die Männer noch was zu essen erhalten, ehe sie losziehen.“

Harriet hörte Greggs Wagen heranfahren und ging zur Tür, um ihm zu öffnen. In diesem Moment kam Tom die Treppe herunter.

„Du bist ja noch immer hier“, gab er etwas mürrisch von sich.

„Genau. Die Watts lassen sich nicht so leicht verscheuchen.“ Sie grinste ihn unbeeindruckt an, bevor sie sich wieder zu ihrem Bruder herumdrehte, der mit zügigen Schritten zum Haus kam.

„Und ihr vermehrt euch auch noch“, sagte Tom, doch klang er eher erleichtert als sauer.

Harriet umarmte ihren Bruder herzlich. Anscheinend hatte der aber Tom gehört. Denn als er ihn per Handschlag begrüßte, sagte Gregg: „Keine Sorge, Tom, das wären dann auch schon alle aus unserer Sippschaft. Mehr werden nicht auftauchen.“

„Ach ja? Soweit ich weiß, hast du noch einen Bruder“, erinnerte ihn Tom.

Gregg winkte ab. „Der jagt gerade der IS im Irak hinterher.“

„Ähm, nicht mehr", korrigierte Harriet kleinlaut. „Aber Giles wird eher nicht hier auftauchen."

Überrascht blickte Gregg sie an: „Giles ist zurück? Wie lange bleibt er dieses Mal? Eine oder zwei Nächte?"

Harriet zuckte mit den Schultern. „Frag ihn doch selbst, er wohnt bei mir im Cottage. Ach, ich habe vergessen: Ihr beide sprecht ja nicht miteinander. Zu dumm aber auch."

Ihre Mum hatte in der Küche inzwischen den Tisch gedeckt und schmeckte gerade die Suppe ab. Colin stand mit dem Handy am Ohr am Fenster. Als er das Gespräch beendete, traten auch Tom und Gregg in die Küche. Sarah umarmte Tom und strich ihm tröstend über die Wange. „Sie wird bald wieder zu Hause sein, Tom."

„Ja, danke." Er blickte in die Runde. „Euch allen. Es tut mir leid, dass ich vorhin versucht habe, dich loszuwerden, Harriet. Ich habe so eine Scheißangst und gleichzeitig eine Wut in mir. So machtlos zu sein, macht mich einfach verrückt."

„Da wäre ich jetzt nicht drauf gekommen", sagte Harriet versöhnlich. „Falls du es noch nicht gemerkt haben solltest: Wir lassen dich damit nicht allein."

„Genau", bestätigte Sarah. „Colin hat bereits mit der Polizei in Carlisle Kontakt aufgenommen, damit Gregg und er sie bei der Suche unterstützen können."

Colin räusperte sich und steckte sein Handy weg. „Das eben am Telefon war Parish. Ich wollte mich mit ihm absprechen, wo wir mit unseren Suchhunden beginnen sollen. Er hat mir berichtet, dass die Polizeihunde eine gute Spur von dem Ferienhaus bis zirka eine halbe Meile entlang der Hauptstraße hatten. Doch danach verliert sie sich."

„Was bedeutet das?", fragte Tom alarmiert.

„Bestenfalls ist sie in einen Bus eingestiegen. Es kann aber auch sein, dass sie per Anhalter weiter ist", sagte Colin ehrlich.

„Nein", vehement schüttelte Tom den Kopf. „Ich habe ihr immer gesagt, wie gefährlich es ist, per Anhalter zu fahren. Das hat sie bestimmt nicht gemacht. Wir sollten die Hunde an den Bushaltestellen an der Strecke nach Hause weitersuchen lassen." Tom verließ die Küche und griff nach seiner Jacke, die an der Garderobe hing.

Gregg war ihm gefolgt, und Harriet hörte ihn nun in ruhigem Ton auf Tom einreden: „Ich verstehe, dass du jeden Stein nach ihr umdrehen willst. Aber bei der Suche mit den Hunden hilfst du uns nicht wirklich." Tom hatte bereits den Mund zu einer Antwort geöffnet, doch Gregg ließ ihn gar nicht erst zu Wort kommen. „Es wäre sinnvoller, wenn du einen Flyer mit ihrem Foto druckst. Danach kannst du mit Harriet losziehen, um diesen an Tankstellen und Shops herumzuzeigen und nach Poppy zu fragen. Vielleicht hat sie irgendwer gesehen. Unsere Mum wird hier inzwischen die Stellung halten, oder, Mum?"

„Sicher", bestätigte Sarah, die mit Colin ebenfalls zur Garderobe nachgekommen war. „Zuvor solltet ihr aber wirklich alle noch was essen."

Colin gab ihr ein Küsschen auf die Wange. „Liebes, es ist schon Mittag, und wir wollen lieber mit der Suche loslegen, solange der Regen noch nicht eingesetzt hat. Sonst wird es für die Hunde schwieriger."

„Na schön, dann mache ich sie euch warm, wenn ihr zurückkommt."

Nachdem Tom den Flyer auf seinen Computer erstellt, ausgedruckt und kopiert hatte, konnten sie los. Entlang der Strecke verteilten sie die Handzettel in jedem Geschäft, an Tankstellen und Cafés. Sie klopften an Haustüren und hielten Fußgänger und Radfahrer an, um ihnen Poppys Foto zu zeigen. Ohne Erfolg. Als es zu spät wurde, um an weitere Haustüren zu klopfen, fuhren sie durch die Gegend und hielten die Augen weiterhin nach seiner Tochter offen.

„Das bringt nichts." Niedergeschlagen starrte Tom auf die Straße, die um diese Uhrzeit nur noch von wenigen Straßenlampen beleuchtet war. Der Nieselregen machte die Suche nicht einfacher. Inzwischen saß Harriet am Steuer. Tom hatte sie gebeten zu übernehmen, da er völlig übermüdet war. Seine Augen brannten, und der Kopf schmerzte höllisch. Das Geräusch der Scheibenwischer wurde unterbrochen von Toms Handyklingelton. „Ja?", meldete er sich sofort.

„Parish hier. Ein Mann hat sich bei uns gemeldet, der gestern Ihre Tochter an der Bushaltestelle in Carlisle mitgenommen hat. Allerdings ist sie wieder abgehauen, als er tanken musste. Eigentlich wollte er sie nach Hause fahren, da er fand, so ein junges Mädchen sollte nachts nicht allein unterwegs sein. Sie hat ihm erzählt, dass sie den Bus verpasst und kein Handy habe. Verunsichert hat mich nur, dass der Mann uns eine andere Adresse als Ihre genannt hat, daher war ich mir zuerst nicht sicher, ob wir vom gleichen Mädchen sprechen. Aber er hat Ihre Tochter auf dem Foto eindeutig identifiziert."

„Was für eine Adresse hat sie ihm genannt?"

„Ein Cottage in Croglin."

Tom stutzte. „Sie wollte zu Harriet“, sagte er leise und dann wieder energischer: „Warum hat der Typ sich erst jetzt bei der Polizei gemeldet? Habt ihr ihn überprüft? Vielleicht hat er Poppy doch irgendwohin verschleppt.“

„Ich verstehe Ihre Sorge, Tom. Aber wir konnten auf der Überwachungskamera der Tankstelle sehen, dass Ihre Tochter seinen Wagen verlassen hat. Da sie dann aber aus dem Bild verschwunden ist, wissen wir nicht, wohin sie gegangen ist. Der Mann meinte, sie hätte sich vermutlich erschreckt, als sie sein Jagdgewehr auf dem Rücksitz gesehen hat, und wäre daher bei der ersten Gelegenheit abgehauen. Dass Poppy vermisst wird, hat er erst heute Abend auf dem Lokalsender im Radio gehört. Er scheint ein anständiger Kerl zu sein, hat keine Einträge im Strafregister und macht sich wirklich Sorgen um Ihre Tochter.“

„Und jetzt? Wie geht es weiter?“, fragte Tom angespannt.

„Können Sie Harriet anrufen und sie bitten, die Augen offen zu halten?“

„Sie sitzt neben mir. Aber wir fahren gleich bei ihr vorbei und schauen nach.“

Harriet wendete, noch bevor Tom sein Handy wieder weggesteckt hatte. „Sie wollte zu mir?“

„Scheint so. Demnach ist sie immer noch sauer auf mich“, sagte er zerknirscht.

„Nimm mein Handy aus der Tasche und wähle Giles’ Kontakt“, forderte Harriet Tom auf. „Vielleicht ist er ja noch auf und hört es.“ Das war leider nicht der Fall. „Wir sollten uns keine große Hoffnung machen“, dämpfte Harriet seine Erwartungen. „Giles hätte mich bestimmt angerufen, wenn Poppy aufgetaucht wäre.“

„Lass uns trotzdem nachschauen“, bat Tom.

Kaum hatte Harriet vor ihrem Cottage geparkt, sprang Tom aus dem Wagen. „Poppy!“, rief er in die Dunkelheit. Das Rascheln, das aus dem Garten zu hören war, stammte leider nur von einem Fuchs, der aufgeschreckt das Weite suchte. Dennoch rief Tom weiter nach seiner Tochter, während Harriet im Haus nachschaute. Nichts. Ihre Suche hatte aber Giles aufgeweckt, der in dem Moment verschlafen die Treppe herunterkam, als Tom ins Cottage trat. „Mann, musst du eigentlich ständig rumbrüllen?“, fragte Giles genervt.

„Entschuldige, meine Tochter ist verschwunden.“

„Erstaunt es dich, dass sie abgehauen ist? So wie du dich aufführst.“

„Giles!“, warnte Harriet. „Du hast keinen Schimmer, was los ist, also halt die Klappe. Die Polizei sucht auch schon nach ihr und hat gemeint, sie könnte hier sein.“

„Nee, hier ist sie nicht“, sagte Giles nun etwas verständnisvoller.

Erschöpft ließ Tom sich an der Wand zu Boden gleiten. Trotz Harriets Worten hatte er sich Hoffnungen gemacht, Poppy hier zu finden. Stattdessen irrte sie immer noch irgendwo im Regen herum oder saß bei einem Fremden in einem Wagen, der sie weiß Gott wohin brachte. Während Harriet sich an seiner Seite niederließ und ihren Kopf an seine Schulter legte, schlurfte Giles ins Wohnzimmer. Als Nächstes hörten sie ein schleifendes Geräusch, so als ob eine Kommode zur Seite gerückt wurde. Dann kehrte er mit einer Flasche Whisky zurück. „Ich denke, ihr könnt davon etwas vertragen.“

„Wo hast du die jetzt her?“, fragte Harriet verdutzt.

„Das war Grannys Notreserve. Ich habe sie mal dabei beobachtet, wie sie ihn hervorgeholt hat, als sie glaubte, niemand bekäme es mit.“

„Danke, aber ich sollte einen klaren Kopf bewahren“, lehnte Tom bedauernd ab. „Ich will wieder los und weitersuchen.“

Harriet legte ihm den Arm um die Schulter. „Du hast vorhin im Wagen selbst gesagt, dass das nichts bringt. In der Dunkelheit können wir kaum was erkennen. Zudem hat Poppy sich bestimmt einen Unterschlupf gesucht, wo sie die Nacht abwarten kann.“

Auch wenn es ihm widerstrebte, seine Tochter allein irgendwo da draußen zu wissen, sah er ein, dass Harriet recht hatte. „Okay, aber ich muss nach Hause. Eure Mum will bestimmt endlich schlafen gehen.“ Tom rappelte sich auf. „Danke für deine Hilfe, Harriet. Ich melde mich, wenn es Neuigkeiten gibt.“

„Mein Wagen steht noch bei dir“, rief sie ihm mit einem müden Lächeln in Erinnerung.

„Stimmt.“ Tom schüttelte den Kopf über sich selbst. „Das habe ich ganz vergessen, entschuldige. Dann lass uns gehen.“

„In dem Fall scheint es so, als hätte Mr Aberfeldy mit mir allein ein Date“, sagte Giles und hob die Flasche Whisky an.

Harriet gab ihm einen schwesterlichen Knuff. „Übertreibe es nicht, Bruder, sonst sucht dich am Ende Granny noch heim. Gib uns bitte Bescheid, sollte Poppy doch noch auftauchen, ja?“

22. Kapitel

Im Wagen informierte Harriet Parish über das erfolglose Ergebnis. Danach rief sie ihre Mum an, um ihr Bescheid zu geben, dass sie auf dem Heimweg waren.

„Colin und Gregg sind auch vor etwa einer Stunde zurückgekommen. Sie wollen morgen noch mal die Gegend rund um dein Cottage mit den Suchhunden abgehen. Das arme Mädchen", seufzte Sarah. „Ich hoffe, ihr Schutzengel ist bei ihr."

„Bestimmt. Mum, ihr könnt schon los, wenn ihr wollt. Tom und ich sind in zirka zehn Minuten da."

„Wir warten. Ich mache euch die Suppe schon mal warm."

„Du bist ein Schatz. Danke, Mum."

Als Harriet ihr Handy wegsteckte, blickte sie rüber zu Tom. Seine Augen waren auf die Straße geheftet, aber selbst im schwachen Licht der Armaturen konnte Harriet erkennen, wie angespannt seine Gesichtszüge waren. Sie schwiegen, bis der Wagen knirschend auf dem Kiesparkplatz vor der Mühle zum Stehen kam. Kaum hatte Harriet den Sicherheitsgurt gelöst, öffnete sich bereits die Haustür. Colin trat mit Sarah, die Boris auf dem Arm hielt, aus dem Haus. „Die Suppe steht auf dem Herd", begrüßte Sarah sie. „Und die Tiere sind alle schon gefüttert. Ihr braucht nichts mehr zu tun, außer euch auszuruhen."

Tom beugte sich vor und gab ihrer Mum ein Küsschen auf die Wange. „Danke, Sarah. Ich wüsste wirklich nicht, was ich ohne dich und deine Familie tun würde."

„Wir sind gern für dich da, Tom. Du wirst sehen, es wird alles gut werden. Du darfst nur die Hoffnung nicht verlieren."

„Das werde ich nicht. Schlaft gut, ihr beiden", verabschiedete er sich und trat an ihnen vorbei in sein Haus.

„Gib ein bisschen auf ihn acht", flüsterte ihre Mum Harriet zu. „Es muss die Hölle für ihn sein."

„Das mache ich, Mum." Sie umarmte Sarah. „Danke für alles. Auch dir, Colin."

„Morgen suchen wir weiter", versprach er.

Nachdem die Rücklichter ihres Wagens in der Dunkelheit verschwanden, betrat Harriet die alte Mühle. Wie erwartet war Tom nicht in der Küche. Sie schöpfte sich und ihm dennoch einen Teller von der herrlich duftenden Gemüsesuppe voll. Ihr Magen knurrte bereits begeistert, als sie für sie beide je ein Stück von dem knusprigen Brot abschnitt, das ihre Mutter gebacken haben musste, während sie gewartet hatte. Harriet stellte alles auf den Küchentisch und suchte dann Tom. Sie fand ihn in seinem Arbeitszimmer am Computer. „Was machst du?", fragte sie und blickte ihm über die Schulter.

Er hatte sich gerade bei Facebook angemeldet. „Es kann vermutlich nicht schaden, die Plattformen von Social Media zu nutzen und die Suchmeldungen auch da aufzugeben."

„Gute Idee. Aber du brauchst jetzt eine Pause, Tom. Komm mit mir in die Küche. Etwas Warmes im Magen zu haben, wird dir guttun. Es hilft Poppy nicht, wenn du zusammenklappst."

„Mach ich schon nicht." Er wandte noch nicht mal den Blick vom Bildschirm. „Habe aber keinen Hunger." Sein Magen strafte die Worte Lügen, indem er lautstark knurrte.

„Ah ja, das höre ich. Komm, iss mit mir was, und danach helfe ich dir, die Suchmeldungen zu posten. Ja?"

„Okay." Tom drehte sich auf seinem Bürostuhl zu ihr herum und stand auf, um ihr in die Küche zu folgen.

Ausgehungert, wie sie beide waren, löffelten sie die Gemüsesuppe schweigend im Nu weg.

„Soll ich uns noch einen Tee oder Kaffee machen?", bot Harriet an und erhob sich mit den leeren Tellern.

„Ich mache das schon. Geh ins Wohnzimmer und ruh dich etwas aus. Oder leg dich oben eine Weile hin", schlug er vor.

„Ich will dir zuerst noch mit den Suchmeldungen helfen. Kann ich deinen Laptop benutzen?"

„Klar." Tom holte ihn aus seinem Büro und gab das Passwort ein, bevor er ihn an sie weiterreichte. „Mach es dir damit im Wohnzimmer bequem. Ich setze nur noch schnell den Tee auf, dann helfe ich dir."

Während sie die Dateien durchsuchte, um ein passendes Bild für die Online-Suchanzeige zu finden, blieb ihr Blick plötzlich an einem Foto hängen. Darauf lächelte Poppy breit in die Kamera, und die niedlichen Grübchen zeigten sich auf ihren Wangen. Hinter ihr stand Eddie, der anscheinend auf ihren Hinterkopf schnaubte, sodass an dieser Stelle ihre Haare wild aufflatterten. Es war ein lustiges Bild von einem fröhlichen und unbeschwerten Mädchen.

„Das Foto habe ich letzten Sommer von den beiden gemacht“, hörte sie Toms raue Stimme hinter sich. „Es war ein perfekter Tag. Die Sonne schien. Wir sind im Teich schwimmen gewesen und haben Maisie und Eddie mitgenommen. Am Abend haben wir ein Lagerfeuer gemacht und Marshmallows gebraten.“

„Klingt toll.“

„War es. Auf dem Heimweg meinte sie, dass dies wohl der schönste Ort auf Erden sein müsse und sie nie von hier fortwolle.“ Tom stellte die Teetassen auf den Beistelltisch und setzte sich neben sie auf das Sofa. „Ich habe gedacht, das Richtige für sie zu tun, indem ich sie vor der Welt beschützt habe. Natürlich war mir klar, dass ich das nicht immer tun konnte. Ich wollte bloß, dass sie zuerst körperlich und mental stärker wurde. Sodass sie nicht so leicht verletzbar war. Dass sie sich wehren konnte, verstehst du? Ein Mädchen mit Behinderung hat es in unserer Gesellschaft nicht leicht. Ich wollte ihr das Rüstzeug mitgeben, damit sie eine starke Frau werden kann, die weiß, wie toll sie ist. Niemand sollte ihr etwas anderes einreden. Dabei habe ich nicht gemerkt, dass sie bereits ein sehr starkes Mädchen ist, das ich loslassen muss, damit sie auch lernt, selbstständig zu sein …“

„Tom“, unterbrach Harriet seine erneuten Schuldgefühle. „Du hast als Vater einen wunderbaren Job gemacht. Es ist schier unglaublich, was du alles für deine Tochter getan hast. Ja, du magst übers Ziel hinausgeschossen sein, aber aus Liebe. Aus Liebe tun wir manchmal Dinge, die wir uns später selbst nicht erklären können. Poppy wird das irgendwann verstehen.“

„Weißt du“, begann Tom. „Mir ist in den letzten Stunden klar geworden, dass ich mit Carol einen Weg werde finden müssen, wie wir drei miteinander künftig umgehen können. Wenn Poppy Kontakt zu ihrer Mutter will, hat sie ein Recht darauf. Ganz egal, wie ich dazu stehe und welche Bedenken ich habe. Ich hoffe, dass Poppy mir das noch glaubt, nach allem, was geschehen ist."

„Das wird sie bestimmt", bestärkte Harriet ihn und legte ihre Hand an seine mittlerweile stoppelige Wange.

Er drehte den Kopf leicht und küsste die Innenfläche ihrer Hand. Die sanfte Berührung schien in Harriets Bauch die Schmetterlinge Rumba tanzen zu lassen. Wie unpassend! Sie scheuchte die Viecher gedanklich fort und wandte sich wieder dem Laptop zu.

Sie arbeiteten eine gute halbe Stunde weiter. Harriet postete gerade die letzte Suchmeldung auf Instagram, als sie aufblickte und feststellte, dass Tom neben ihr eingeschlafen war. Seine Gesichtszüge wirkten selbst jetzt angespannt. Wie gerne hätte sie ihm die Furche zwischen seinen Augenbrauen weggeküsst. Auch wenn er sie mit seiner Verbohrtheit manchmal auf die Palme brachte, war er im Grunde seines Herzens ein fürsorglicher und liebevoller Mann. Und verdammt sexy noch dazu.

Eiligst wandte sie den Blick zurück auf den Laptop. Es gab im Moment echt Wichtigeres, womit sie sich beschäftigen sollte. Dennoch schielte sie erneut verstohlen zu Tom und biss sich dabei auf die Unterlippe. Vermutlich wollte er sowieso nichts mehr von ihr. Er fand sie übergriffig und arrogant, das hatte er selbst gesagt. Als Tom am Nachmittag mit Carol via Facetime telefoniert hatte, um sie über den Stand der Dinge zu informieren, hatte Harriet neugierig über seine Schulter gelinst, um einen Blick auf Poppys Mutter werfen zu können. Carol hatte wunderbare dunkle Haare, nicht so ein Wirrwarr wie ihre eigene rote Mähne. Ihr Gesicht war perfekt geschminkt gewesen, und bestimmt musste sie sich auch nicht mit lästigen Sommersprossen herumschlagen. Wenn Carol Toms üblichem Beuteschema entsprach, wunderte sie sich, dass er sich überhaupt mit ihr abgegeben hatte. Harriet kaute nachdenklich auf ihrer Unterlippe. Würde es ihr das Herz brechen, wenn er nichts mehr von ihr wissen wollte? Ziemlich sicher. Aber sie war ein großes Mädchen. Wenn es so sein sollte, dann wäre es eben so. Daran konnte sie nichts ändern. Sie konnte sich lediglich vor weiterem Schmerz schützen, indem sie sich von ihm fernhielt, sobald Poppy wieder aufgetaucht war. Und Poppy würde wieder auftauchen, gesund und munter. Das musste sie einfach.

Müde legte Harriet den Kopf zurück an die Lehne des Sofas und schloss für einen Moment die brennenden Augen. Einfach, um ihnen ein wenig Erholung zu gönnen. Nur kurz, nur für ein paar Minuten. Danach wollte sie nachlesen, ob die Suchmeldungen in den sozialen Netzwerken etwas gebracht hatten.

Das Nächste, was sie spürte, war etwas Schweres auf ihrem Oberschenkel. Sie wunderte sich, warum der Laptop plötzlich so an Gewicht zugelegt hatte, und tastete mit noch geschlossenen Lidern nach dem Teil. Doch statt des kalten Metalls fühlte sie etwas Samtiges, und gleich darauf schlabberte eine warme Hundezunge über ihre Haut. Sofort hellwach, blickte sie direkt in Maisies schokobraune Augen, die sie treuselig anhimmelten. Suchend schaute Harriet sich nach Tom um, aber er war ebenso wie sein Laptop verschwunden. Gerührt bemerkte sie, dass er eine Decke über sie ausgebreitet hatte.

Fahles Morgenlicht fiel durch die Fenster, an die der Regen rhythmisch prasselte. Mist, Poppy war noch immer irgendwo da draußen. Mit einem entschuldigenden Blick schob Harriet den mächtigen Kopf der Dogge zur Seite, warf die Decke zurück und stand auf. Es war still in der Mühle. Ob Tom sich oben noch mal hingelegt hatte? Sie wollte gerade die Treppe hoch, um nach ihm zu sehen, da kam er durch die Haustür hereingestapft. Er zog die triefende Wachstuchjacke aus und hängte sie an den Haken der Garderobe, der Hut folgte der Jacke. Als er aufschaute und sie in der Wohnzimmertür stehen sah, murmelte er ein „Guten Morgen". Sie sah ihm an, dass ihm nicht zum Reden zumute war. Seine Gesichtszüge wirkten hart und angespannt. Ohne ein weiteres Wort ging er in die Küche und setzte den Teekessel auf. Sie trat hinter ihn und schlang ihre Arme um seine Taille. Hielt ihn einfach fest. Sie spürte, wie er zitternd ein- und ausatmete. „Ich drehe noch durch", sagte er mit erstickter Stimme und wandte sich langsam zu ihr herum. „Noch nie habe ich mich so … hilflos gefühlt."

„Ich weiß …" Sie umfasste sein Gesicht mit ihren Händen. Ihr ging es ähnlich. Ihn so verzweifelt zu sehen, machte die Sache nicht besser.

Es klopfte an der Tür. Harriet löste sich von Tom, um die Besucherin hereinzulassen.

„Ich dachte, dass ihr gleich wieder losfahren wollt, um weiterzusuchen. Daher hat mich Colin kurz abgesetzt, damit jemand da ist, sollte Poppy nach Hause kommen." Sarah stand in einem quietschgelben Regenmantel vor ihr und drehte sich noch mal winkend zu Colin herum, der bereits wieder davonbrauste. „Er fährt gleich weiter zu Gregg und trifft sich dort mit Parish. Die Suche konzentriert sich jetzt auf das Gebiet rund um dein Cottage, so wie Colin das gestern schon erwähnt hat."

Harriet half ihrer Mutter aus der Regenjacke. „Na ja, ich bin nicht sicher, ob das viel bringt. Giles ist dort und wird uns Bescheid geben, sollte Poppy auftauchen."

„Liebes, die Polizei weiß bestimmt, was zu tun ist."

Gemeinsam gingen sie in die Küche, wo Tom sich inzwischen etwas gefangen hatte. Er war gerade dabei, drei Tassen mit Tee zu füllen.

„Habt ihr beide etwas Schlaf bekommen?", fragte Sarah mitfühlend.

„Etwas", erwiderte Tom und reichte Sarah eine der Tassen. „Die Suppe und dein selbstgebackenes Brot waren der Hammer. Danke."

„Gern, Tom. Ich wünschte, ich könnte mehr tun."

„Wenn Poppy wüsste, wie ihr euch alle für sie einsetzt, wäre sie überglücklich. Erst neulich hat sie zu mir gesagt, dass sie sich wünschte, zu eurer Familie zu gehören."

Liebevoll tätschelte Sarah seinen Arm. „Das tut sie doch, Tom. Wir haben Poppy alle in unser Herz geschlossen, und dich übrigens auch. Familie hat nicht nur etwas mit Blutsverwandtschaft zu tun, weißt du? Aber nun trinkt euren Tee aus und macht euch auf die Suche. Ich will Poppy endlich wieder zu Hause wissen."

Auch wenn Harriet nicht glaubte, dass es etwas brachte, schlossen sie sich dem Suchtrupp aus Freiwilligen, Polizisten und Suchhunden an, die die Felder und Wälder in der Umgebung ihres Cottages absuchten. Tom war sich sicher, dass er diesen Anblick und die Rufe von Poppys Namen nie wieder in seinem Leben würde vergessen können. Es klang schauerlich in seinen Ohren. Auch, wie sie alle mit Stöcken durchs Dickicht gingen, so als ob sie nach einer Leiche suchten. Er versuchte, alle Gedanken auszuschalten und einfach nur das zu tun, was man ihm gesagt hatte. Wenigstens verweigerte man ihm nicht, sich an der Suche zu beteiligen. Er hätte es nicht ertragen, untätig zu Hause auf eine Nachricht zu warten. Gottlob hatte es inzwischen aufgehört zu regnen.

Es war bereits später Nachmittag, als Harriets Handy klingelte. „Ja?", meldete sie sich. „Okay. Und wo genau war das?", hörte er sie sagen. „Hmm, ja, ich weiß, wo das ist, aber das ist ziemlich weit weg von da, wo sie vermutet wird. Wie sicher waren sich die Jungs? Gut, wir machen uns auf den Weg. Danke, Peter." Als Harriet sich zu Tom umdrehte, leuchteten ihre Augen voller Aufregung. „Die Crew musste zu einem Einsatz in der Nähe von Baybridge. Sie glauben, Poppy in der Hochebene auf der Landstraße gesehen zu haben. Komm, wir müssen zu Parish und ihm Bescheid geben. Danach fahren wir gleich los und nehmen Gregg und seine Hunde mit."

Toms Herz begann voller Hoffnung zu rasen. *Endlich! Bitte, Allmächtiger, ich weiß, ich bin nicht das treuste deiner Schafe, aber lass es Poppy sein,* flehte er inständig.

„Na schön", stimmte Parish zu. „Wir suchen hier trotzdem weiter, bis wir Gewissheit haben, dass es sich um Poppy handelt. Geben Sie Bescheid, sobald Sie diese Person erreicht haben."

Tom wollte gerade die Tür auf der Fahrerseite seines Land Rovers aufschließen, als Harriet ihm die offene Hand vor die Nase streckte: „Schlüssel!"

„Was? Nein, ich fahre."

„Mit Sicherheit nicht. Du bist viel zu aufgewühlt und würdest versuchen, alle Geschwindigkeitsrekorde zu brechen. Lass mich fahren." Harriets Blick war unnachgiebig, und statt noch lange mit ihr zu streiten, gab er mit einem mürrischen Laut nach und reichte ihr den Schlüssel.

Gregg, der nebenan in seinen Truck stieg, zwinkerte ihm belustigt zu. „Weise Entscheidung, mein Freund. Gegen meine Schwester kommst du sowieso nicht an, wenn sie einen Entschluss gefasst hat. Bis gleich, ich folge euch."

Die Fahrt dauerte ewig. Missmutig schielte Tom zu Harriet hinüber. „Kannst du nicht etwas schneller fahren?"

„Ich fahre bereits so schnell, wie es erlaubt ist. Zudem ist die Straße schmal. Wir wollen doch heil ankommen, oder?"

„Ja, aber solange sie noch auf dieser verdammten Hochebene ist. Warum konnten deine Kollegen nicht kurz landen und sie gleich mitnehmen?"

„Weil sie unterwegs zu einem Verkehrsunfall waren. Zudem dürfen sie bei einem Einsatz keine anderen Zivilisten mitführen. Aber als die Person ihnen aufgefallen war, haben sie noch mal eine kurze Runde über sie gedreht. Es ist wohl definitiv ein Kind gewesen. Es hat zu ihnen hochgeschaut und gewunken."

„Das muss Poppy gewesen sein. Bestimmt hat sie gedacht, du wärst im Hubschrauber."

„Möglich, aber die Leute winken uns oft zu", versuchte sie, seine Erwartungen zu dämpfen. „Schau noch mal auf mein Handy, wir müssten die Koordinaten bald erreicht haben." Er wischte gerade über das Display, als Harriet rief: „Da, das muss sie sein!"

Tom blickte über die karge Hochebene und machte am Horizont nun ebenfalls einen Punkt auf der schnurgerade verlaufenden Straße aus. Zu groß für ein Schaf, das von einer der Weiden ausgebüxt sein könnte, und wiederum zu klein für ein landwirtschaftliches Fahrzeug. „Gib Gas!", feuerte er Harriet an, und dieses Mal hielt auch sie nichts mehr zurück.

Wenige Minuten später stand Poppy vor ihnen: müde und pitschnass, als hätte man sie in ein Regenfass getunkt. Als sie ihren Dad erkannte, stolperte Poppy verheult auf ihn zu. Er schloss sie in seine Arme, so fest er konnte. „Ich hab dich, alles ist gut", versicherte er ihr mit erstickter Stimme.

„Ich wollte das nicht, Dad", heulte sie.

„Es ist alles gut, Liebes." Ihr kleiner Körper zitterte, vermutlich vor Kälte und Erschöpfung. Er wollte gerade seine Jacke ausziehen, um sie ihr zu geben, als Gregg, der hinter ihnen angehalten hatte, ihm eine Rettungsdecke reichte. „Hier, die ist effizienter. Pack Poppy gleich in deinen Wagen und dreh die Heizung auf. Ich verständige Parish, dass die Suche abgebrochen werden kann."

Tom wickelte die knisternde Decke um Poppy, dann hob er seine Kleine hoch und setzte sie auf den Rücksitz.

„Lass mich sie kurz durchchecken", schlug Harriet vor und zog Tom sanft an der Schulter zurück, damit sie sich Poppy anschauen konnte. „Hey, Liebes."

„Harriet. Hast du mich auch gesucht?"

„Und ob. Ganz viele Menschen haben nach dir Ausschau gehalten. Tut dir irgendwas weh, Süße?", fragte sie und kontrollierte bereits ihren Puls am Handgelenk.

„Nein. Mir ist bloß kalt, und ich habe Hunger … und Durst", erinnerte sie sich.

Gregg, der von seinem Wagen zurückgekehrt war, reichte Poppy über Harriets Schulter hinweg einen Energieriegel. „Nimm den fürs Erste."

„Danke. Haben deine Hunde meine Spur aufgenommen?", fragte sie gebannt.

„Das haben sie versucht. Bloß da, wo wir dich vermutet haben, haben sie keine Witterung aufnehmen können."

„Ich habe den Hubschrauber gesehen und gewunken. Eigentlich hatte ich gehofft, du wärst da drin", sagte sie zu Harriet.

„Es waren meine Kollegen, die haben uns Bescheid gegeben. Das hast du richtig gut gemacht, Poppy. So, und nun fahren wir dich nach Hause, dort checke ich dich noch mal gründlicher durch."

Tom setzte sich neben Poppy und zog sie an sich. „Gleich wird dir wärmer."

„Du schimpfst gar nicht mit mir, Daddy?"

„Kleines, ich bin so froh, dass wir dich gefunden haben. Das Schimpfen spare ich mir für morgen auf."

„Okay, aber du kannst es auch ganz vergessen. Da hätte ich nichts dagegen."

Mit einem dicken Kloß im Hals küsste er ihren Scheitel. „Ich liebe dich, Pops", brachte er leise hervor.

„Ich dich auch, Dad." Sichtlich müde schloss sie die Augen.

Auch wenn ihm tausend Fragen auf der Seele brannten, löcherte er sie noch nicht damit. Sie sollte sich erst ausruhen. Tatsächlich schlief sie bereits auf der Fahrt ein und wachte erst auf, als Harriet den Wagen parkte. Sarah hatte die gute Nachricht schon von Colin erfahren, der vor ihnen in der

Mühle eingetroffen war. Mit Tränen in den Augen umarmte Sarah Poppy, kaum dass sie ausgestiegen war.

„Mach so etwas nie, nie wieder, Liebes. Du hast mir einen solchen Schrecken eingejagt."

„Das habe ich nicht vor. Mir reicht es auch."

„Du hast bestimmt Hunger. Ich habe Pfannkuchen gemacht."

„Später, Mum", unterbrach Harriet die beiden. „Zuerst soll Poppy sich etwas aufwärmen und in trockene Klamotten wechseln." Harriet legte Poppy die Hand auf die Schulter, um sie Richtung Treppe zu lotsen. „Und ich will dich auch kurz untersuchen, um sicher zu sein, dass wir keinen Arzt brauchen. Also Abmarsch nach oben." Sie folgte Poppy auf dem Fuß und hörte nur noch, wie Tom zu Gregg sagte: „Ich weiß nicht, wie es mit euch ausschaut, aber ich brauche jetzt definitiv einen Whisky."

Gottlob fehlte Poppy nichts, was man nicht mit einem heißen Bad und einer heißen Schokolade wieder hätte richten können. Harriet gab einen Badezusatz ins Wasser, der gehörig Schaum produzierte und nach Gummibärchen duftete. Ein Geschenk, das Poppy von einer Mitschülerin zu ihrem Geburtstag bekommen hatte. Da Poppy nichts dagegen hatte, dass sie noch einen Moment blieb, setzte sich Harriet auf den Toilettendeckel, während das Mädchen sich vorsichtig in das warme Wasser gleiten ließ.

„War Dad sehr sauer?", fragte Poppy bang.

„Nicht sauer, sondern krank vor Sorge. So wie wir alle. Warum hast du so was auch gemacht?"

„Ich habe gehört, wie er am Telefon zu jemandem gesagt hat, dass er es verhindern würde, dass ich meine Mutter kennenlerne." Poppy biss sich auf die Unterlippe. „Aber ich wollte doch unbedingt wissen, wer sie wirklich ist und warum sie nie was von mir wissen wollte. Als sie bei uns vor der Tür gestanden hat, hat sie nett auf mich gewirkt."

„Und war sie das auch?"

„Schon … irgendwie. Aber sie hat darauf bestanden, dass ich sie Mum nenne." Poppy zuckte mit den Schultern. „Das ist sie ja. Nur … ich kannte sie doch noch gar nicht. Sie hat erzählt, dass sie in London wohnt und dort schon ein Zimmer für mich vorbereitet hat. Angeblich hat sie immer darauf gewartet, dass ich dort einziehe. Ich darf mir auch einen Hund aussuchen, hat sie versprochen, aber keinen so großen wie Maisie. Sie hat gesagt, dass wir nach London fliegen werden, damit ich mir alles ansehen kann."

„Hat dir das Angst gemacht?"

Poppy nickte und schaute Harriet schuldbewusst an. „Sie hat sich so gefreut, mich zu sehen. Und ich mich ja eigentlich auch. Aber mir ging das alles plötzlich zu schnell. Auch dass sie mich ständig umarmt und berührt hat. Ich weiß, sie ist meine Mutter …"

„Schon klar, Süße. Warum hast du nicht deinen Dad angerufen und ihn gebeten, dich abzuholen?"

„Ich dachte, er wäre wütend auf mich. Weil ich einfach auf eigene Faust losgezogen bin."

Sanft strich Harriet ihr eine feuchte Haarsträhne aus dem Gesicht. „Pops, dein Dad hat die ganze Nacht vor Carols Feriencottage mit Maisie im Wagen campiert. Er hatte mit Carol gesprochen, und sie waren so verblieben, dass sie dich am nächsten Abend zu ihm zurückbringen würde. Aber weil er ihr nicht getraut hat, wollte er auf Nummer sicher gehen. Ich verstehe nicht, wie du ihn nicht sehen konntest."

„Ich habe mich hinten aus dem Haus geschlichen, damit sie mich nicht erwischt. Sie war ja noch wach, als ich abgehauen bin." Poppy zerdrückte nachdenklich eine Handvoll Schaum in ihren Händen, bis sie schließlich fragte: „War Dad wirklich die ganze Zeit über da?"

Harriet presste die Lippen zusammen und nickte.

„Oh Mann. Ich bin so doof." Poppy senkte ihren Kopf in den Schaum. Als sie ihn wieder anhob, sah sie aus wie Sponge Bob.

Harriet schmunzelte belustigt und strich ihr liebevoll den Schaum aus dem Gesicht. „Deswegen bist du doch nicht doof. Das war einfach Pech. Hör mal, ich quetsche dich jetzt nicht weiter aus, denn dein Dad möchte bestimmt auch die ganze Geschichte hören. Nur eines: Der Mann, der dich bis zur Tankstelle mitgenommen hatte, hat sich anschließend auf die Suchanzeige gemeldet. Er meinte, du hättest zu meinem Cottage gewollt. Warum wolltest du zu mir?"

„Ich wollte dich fragen, ob du mir hilfst, mit meinen Eltern zu reden. Beide wollen mich für sich haben, aber es interessiert keinen, was ich will." Mit einem ärgerlichen Gesichtsausdruck wischte Poppy eine Träne weg, die ihr entwischt war. „Dass meine … Mutter nicht fragt, kann ich verstehen. Sie kennt mich noch nicht. Aber Dad?" Hilflos hob Poppy die Arme und ließ sie mit einem platschenden Geräusch zurück ins Wasser fallen. Auch Harriet bekam einen Spritzer ab, doch das kümmerte sie wenig. Zu sehr litt sie mit dem Mädchen mit, das sich verraten fühlte. „Hach, Poppy", seufzte sie. „Glaub mir, das hat er mittlerweile selbst kapiert. Dein Dad liebt dich über alles und denkt, dich beschützen zu müssen. Das ist auch der Job von Eltern, weißt du? Ein Leben lang." Als sie Poppys große Augen sah, fügte sie hinzu: „Selbst meine Mum hat heute noch das Bedürfnis, auf mich aufzupassen. Allerdings ändert sich das im Laufe der Zeit dahin, dass auch die Kinder auf ihre Eltern achtgeben. Familien tragen Sorge füreinander. Dein Dad hat Seiten an deiner leiblichen Mutter erlebt, die es ihm nicht leicht machen zu glauben, dass sie sich verändert haben könnte."

„Ich weiß", sagte Poppy nachdenklich. „Aber sie scheint mich wirklich kennenlernen zu wollen."

„Und du? Möchtest du das auch?"

„Schon, aber nicht, wenn sie mich von meinem Zuhause wegbringt."

„Verständlich." Harriet griff zu einem Handtuch. „Ich sage dir, was wir tun: Heute ruhst du dich erst mal aus, und morgen werden wir gemeinsam mit den beiden nach einer Lösung suchen. Ich bin sicher, dein Dad wird dir zuhören und deinen Wunsch respektieren."

Der Zweifel war deutlich in Poppys Gesicht zu lesen, aber sie nickte trotzdem.

„Gib ihm eine Chance", bat Harriet. „Und sei geduldig. Er lernt gerade, dass du auf dem Weg bist, erwachsener zu werden. Dass du Probleme selber lösen und Entscheidungen treffen möchtest, die auch Konsequenzen haben können. Das ist nicht einfach für ihn."

„Und dann bin ich auch noch ein Downy. Denen traut sowieso keiner etwas zu", brummelte Poppy missmutig.

„Yep, aber du bist der lebende Beweis, dass man Menschen nicht über einen Kamm scheren kann."

„Was heißt das?“

„Dass nicht alle Menschen gleich sind. Dass man den einzelnen Menschen kennenlernen muss, um ihn einschätzen zu können. Wenn man sagt, alle Menschen mit Trisomie 21 können nicht selbstständig sein, ist das so, wie wenn man sagt, alle Menschen ohne Downsyndrom sind Klugscheißer.“

Poppy kicherte. „Sind sie das denn nicht?“

Harriet hielt Poppy das Handtuch hin. „Ich muss doch sehr bitten, junge Dame! Nun aber raus aus der Wanne. Es warten Pfannkuchen auf uns.“

Als alle am Küchentisch saßen und Sarahs Pfannkuchen mit Apfelmus schlemmten, erzählte Poppy, was sie erlebt hatte. Sie war tatsächlich aus dem Wagen geflüchtet, weil sie Angst bekommen hatte, als sie das Gewehr auf dem Rücksitz gesehen hatte.

„Was habe ich dir über das Per-Anhalter-Mitfahren beigebracht?“, fragte Tom in strengem Ton.

Poppy blickte reumütig auf ihren Teller. „Ich weiß, ich hätte das nicht tun dürfen. Aber um diese Uhrzeit fahren keine Züge mehr. Das hatte ich bereits bei der Ankunft am Bahnhof geprüft. Was hätte ich da tun sollen?“

„Carol bitten, mich anzurufen, damit ich dich hätte abholen können?“, schlug Tom vor.

„Das hätte sie bestimmt nicht gemacht. Sie wollte mit mir nach London. Würdest du mir aber ein Handy erlauben, könnte ich dich immer selbst anrufen.“

Harriet grinste still vor sich hin. Poppy war clever.

„Okay, wir werden dir in den nächsten Tagen eines besorgen.“

In einer Geste des Triumphs hob Poppy die Faust in die Luft und ließ ein lautes „Yesss" folgen.

„Wie bist du von der Tankstelle weggekommen? Wieder per Anhalter?" Der Polizist in Colin war noch nicht in Rente. Er wollte genau wissen, warum Poppy nicht zu Hause angekommen war.

„Na ja, so ähnlich. Nachdem ich das Gewehr gesehen hatte, habe ich mich an Dads Warnungen erinnert. Aber in der Nähe stand ein Pick-up. Der Fahrer war noch im Shop, da bin ich auf die Ladefläche geklettert und habe mich unter der Plane versteckt. Ich weiß, dass das ziemlich dämlich war. Ich wusste ja nicht, in welche Richtung der Mann weiterfahren würde. Aber ich wollte nur noch weg von dem Mann mit der Knarre."

„Das hätte wirklich ziemlich ins Auge gehen können. Was, wenn er eine lange Reise geplant hätte?", erinnerte Colin sie.

„Das wäre blöd gewesen", gab Poppy zu. „Allerdings hatte ich keine Koffer gesehen. Er ist trotzdem ewig, ohne anzuhalten, gefahren. Da hatte ich schon ein bisschen Angst, und mir war kalt. Irgendwann hat er angehalten, ist ausgestiegen, und ich habe gehört, wie ein Tor geschlossen wurde. Es war so dunkel, ich konnte gar nichts sehen. Ich habe mich zur Rückbank des Wagens vorgetastet und dort erst mal geschlafen. Am nächsten Tag wurde ich von einem Streit geweckt. Es mussten zwei Männer gewesen sein, ihre Stimmen waren eher tief und laut. Auf alle Fälle habe ich mich nicht getraut, mich bemerkbar zu machen. Als es wieder still war, bin ich über die Werkbank zum Garagenfenster hochgeklettert. Es war gar nicht so schwer, es auszuhängen und so ins Freie zu kommen. Allerdings wusste ich nicht wirklich, wo ich war, und es waren keine anderen Häuser in der Nähe, wo ich hätte fragen können. Daher ging ich einfach mal auf der Straße weiter, in der Hoffnung, dass ein Auto kam, das ich anhalten konnte. Aber sie wurde immer schmaler, bis es bloß noch ein Kiesweg war. Weil ich schon eine ziemliche Strecke gegangen war, wollte ich nicht umkehren. Ich dachte, ich würde schon auf einen Ort oder eine Straße treffen, wenn ich einfach weiterging. Vielleicht war ich im Kreis gelaufen, keine Ahnung. Und dann noch dieser blöde Nieselregen! Es war wirklich, wirklich schrecklich", betonte Poppy mit weit aufgerissenen Augen. „Aber dann habe ich einen Schäferwagen gesehen. Dort bin ich über Nacht geblieben, obwohl es echt dreckig war und ziemlich streng roch. Am nächsten Tag bin ich wieder losgezogen, bis ich endlich eine Straße erreicht habe, und kurz darauf flog der Hubschrauber über mir. Es tut mir leid, dass ihr euch Sorgen um mich gemacht habt. Das war alles nicht so geplant."

„Das wäre ja noch schöner gewesen", murrte Tom. „Warum hast du mir nicht einfach gesagt, dass du zu deiner Mutter willst? Ich hätte dich hingefahren und auch wieder zurückgebracht."

Poppy rollte mit den Augen. „Na klar!"

„Was?" Tom legte sein Besteck hin und sah sie eindringlich an. „Natürlich hätte ich das getan."

„Du vergisst, dass ich dich telefonieren gehört habe. Du wolltest meine Mutter so schnell wie möglich wieder loswerden. Daher musste ich es selbst in die Hand nehmen, wenn ich sie treffen wollte."

Tom blickte seine Tochter schuldbewusst an, dennoch gab er nicht klein bei. „Du hättest es noch mal versuchen sollen, Poppy. Ich weiß, dass ich manchmal etwas verbohrt bin …"

Harriet verschluckte sich beinahe an ihrem Pfannkuchen und musste husten. „Etwas?!“, brachte sie mühsam hervor und zwinkerte Poppy belustigt zu. „Das scheint mir ein klein wenig untertrieben.“

„Was? So schlimm bin ich nicht.“

„Doch“, kam es aus Poppys und Harriets Mund gleichzeitig.

„Zumindest, wenn es um das Thema Carol geht“, relativierte Harriet. „Hat ihr eigentlich irgendwer Bescheid gegeben, dass Poppy gefunden wurde? Bestimmt hat sie sich auch schreckliche Sorgen gemacht.“

„Ich habe sie angerufen, als Poppy im Bad war. Parish hatte ihr aber schon zuvor Bescheid gegeben.“ Tom seufzte theatralisch: „Seht ihr, wie unrecht ihr mir tut? Ich kann nämlich durchaus über meinen Schatten springen.“

„Nachdem er einen Whisky intus hat.“ Gregg stieß ihn neckend in die Seite. „Und was du zu ihrem geplatzten London-Ausflug gesagt hast, unterliegt hier auch der Zensur.“

Tom wollte schon den Mund öffnen, doch Sarah war schneller. „Ihr Lieben, ich schlage vor, wir lassen das Thema Carol erst mal ruhen und freuen uns darüber, dass Poppy gesund und munter wieder zu Hause ist. Wer will noch einen Pfannkuchen?“

„Ich!“, blitzschnell streckte Poppy Sarah ihren leeren Teller entgegen.

23. Kapitel

Nachdem ihre Familie sich auf den Heimweg gemacht hatte, fragte Harriet Tom, ob er noch einen Moment für sie habe.

„Gleich, ich bringe nur noch kurz Poppy ins Bett."

„Ist schon okay, Dad." Poppy gab ihm einen Schmatzer auf die Wange. „Ich kenne den Weg nach oben. Gute Nacht allerseits." Maisie drückte sie ebenfalls einen Schmatzer auf den Kopf. Dann ging sie mit einem lauten Gähnen nach oben.

„Sei mir nicht böse, Harriet, aber können wir morgen reden?", fragte Tom sichtlich erschöpft. „Ich bin ehrlich gesagt ziemlich durch."

„Eigentlich geht es ganz schnell. Du weißt ja, dass Poppy auf dem Weg zu mir war. Sie wollte mich fragen, ob ich mit dir und Carol reden könnte. Ich fände es sinnvoll, wenn wir uns alle an einen Tisch setzen, zusammen mit Poppy. Kannst du mir deshalb bitte Carols Nummer geben?"

Mit verkniffenem Mund wandte Tom sich um und ließ sie allein im Flur stehen.

„Tom!", rief sie ihm genervt hinterher. „Du kannst Poppys Wunsch nicht einfach ignorieren." Sie folgte ihm in sein Arbeitszimmer.

Er tippte gerade etwas auf seinem Handy ein und blickte dann zu ihr hoch. „Das tu ich nicht, Harriet. Ich habe dir gerade ihre Nummer geschickt." Tatsächlich piepste ihr Handy im selben Moment. „In der Regel lerne ich aus meinen Fehlern. Carol und ich werden zwar nie Freunde werden, aber ich respektiere Poppys Wunsch, Zeit mit ihrer Mutter zu verbringen. Ich habe verstanden, Harriet. Wirklich."

„Dann ist es okay, wenn ich Carol für ein Treffen morgen Nachmittag hierherbestelle?"

Seinem Blick nach zu urteilen, hätte er wohl am liebsten Nein gesagt, aber er nickte und sagte in gleichgültigem Ton: „Klar."

„Schön, dann fahre ich jetzt auch nach Hause. Gute Nacht."

Die letzten Tage hatten Tom viel abverlangt. Als er an diesem Abend völlig erledigt ins Bett taumelte, schlief er wie ein Stein. Dennoch fühlte er sich am nächsten Morgen nicht ausgeruht. Obwohl Poppy zurück war, hatte sich seine innere Unruhe noch nicht gelegt. Nach dem Frühstück sattelten sie Eddie, um mit ihm und Maisie eine Runde zu drehen. Unterwegs waren sowohl Poppy wie auch er ziemlich wortkarg. Natürlich spürte er, wie Poppy ihn immer wieder von Eddies Rücken herab musterte. „Alles okay?", fragte sie, nachdem sie etwas über die Hälfte der Strecke zurückgelegt hatten.

Er zuckte lediglich mit den Schultern, weil er nicht wirklich wusste, was er auf diese Frage antworten sollte. Irgendwie war so gar nichts okay. Es war viel zu still in der Mühle. Die letzten Tage mit Harriet und ihrer Familie mochten voller

Tumult und Sorge gewesen sein, aber kaum hatte Harriet gestern Abend die Tür hinter sich zugezogen, hatte er sie schon vermisst. Dabei hatte er bisher genau diese Ruhe und den Frieden mit Poppy so genossen.

„Kann es sein, dass du Harriet und ihre Familie auch vermisst?", fragte Frau Naseweis prompt.

„Warum sollte ich? Harriet kommt heute Nachmittag mit Carol zur Besprechung. Apropos, willst du mir nicht verraten, was genau du uns sagen möchtest?"

Poppy grinste schelmisch. „Netter Versuch, Dad. Aber was ich zu sagen habe, sage ich euch beiden gleichzeitig."

„Vermutlich willst du uns mitteilen, dass du einen Job gefunden hast und in ein eigenes Haus ziehst."

Sie kicherte. „Mann, Dad! Ich bin doch noch ein Kind!"

„Ach so. Das habe ich anscheinend vergessen, selbstständig, wie du geworden bist."

„Du lenkst sowieso bloß ab", sagte sie und durchschaute ihn damit gnadenlos.

„Weshalb sollte ich?"

„Mann, echt! Gib es doch einfach zu: Du liebst Harriet und möchtest wie ich, dass sie bei uns bleibt."

Tom seufzte schwer. „Das ist nicht allein meine Entscheidung, Poppy. Ich habe Harriet ziemlich verletzt."

„Dann mach es wieder gut. Wenn sie dich nicht mögen würde, hätte sie dir auch nicht geholfen, mich zu suchen", wandte Poppy ein.

„Doch, hätte sie. Du bist ihr wichtig, Pops. Und damit man zu jemandem zieht, braucht es etwas mehr, als sich zu mögen. Das wirst du verstehen, wenn du älter bist."

Poppy schüttelte den Kopf. „Manchmal glaube ich vielmehr, dass wenn ich älter bin, ich die einfachsten Dinge nicht mehr kapieren werde. Ich bin mir nämlich ziemlich sicher, dass Harriet dich liebt."

„Hat sie dir das gesagt?", fragte er und versuchte, nicht allzu hoffnungsvoll zu klingen.

„Nein, aber ich bin eine Frau ..."

„Du bist ein Kind, das hast du eben selbst noch gesagt", korrigierte er sie amüsiert.

„Wie auch immer, ich weiß, was ich weiß", tat Poppy gewichtig. „Streng dich etwas an, Dad. Es kann doch nicht so schwer sein, ihr zu zeigen, was du fühlst. Mann, echt!"

„Na dann, du Herzspezialistin, was soll ich deiner Meinung nach tun, um Harriet zu erobern?"

„Ist das dein Ernst, Dad?" Sie warf ihm einen vernichtenden Blick zu. „Willst du mir wirklich sagen, dass du da meine Hilfe brauchst?"

Tom zuckte mit den Schultern. „Kann ja nicht schaden, Rat einer Expertin einzuholen. Was müsste ein Junge tun, um dein Interesse zu wecken?"

Sie kniff die Augen zusammen und dachte kurz nach. „Er müsste mich zum Lachen bringen, mir das Gefühl geben, dass ich toll bin, und wenn er mir Marshmallows mitbringt, würden wir die gemeinsam am Feuer rösten. Das wäre schön und romantisch. Mit ihm im Teich schwimmen gehen oder einfach am Wasser sitzen und den Fröschen zuhören, das würde mir auch gefallen. Und in der Schule müsste er für mich einstehen, wenn sich wieder jemand über mich lustig macht. Wir würden die Pausen gemeinsam verbringen, und ich dürfte mit den Jungs beim Fußball mitspielen."

„Du spielst gern Fußball?", wunderte sich Tom. „Warum weiß ich nichts davon? Wir könnten hinten auf dem Feld auch Fußball spielen."

Poppy rollte mit den Augen. „Das ist doch nicht dasselbe, Dad. In einer Gruppe ist das lustiger als nur zu zweit. Aber die Jungs in der Schule lassen uns Mädchen nie mitspielen. Sie sagen, wir würden weinen, wenn wir stürzen. Dabei habe ich wegen so was noch nie geheult, aber Sammy schon."

Froh, das Thema von sich weggelenkt zu haben, meinte Tom: „Ihr müsst ja nicht zwingend mit den Jungs Fußball spielen. Bildet doch eure eigene Gruppe."

„Würde ich ja, aber die meisten anderen Mädchen haben keine Lust dazu."

„Okay, Pops. Was hältst du davon, wenn wir für dich einen Verein suchen, wo du mittrainieren kannst? Wenn die Jungs in der Schule dann sehen, wie gut du bist, lassen sie dich bestimmt mitspielen."

„Ach, ist schon okay, Dad. Ich glaube nicht, dass ein Fußballverein ein Mädchen wie mich aufnehmen würde."

„Was soll das jetzt heißen, Pops? Seit wann gibst du auf, ohne es probiert zu haben?"

„Na ja, du gibst ja bei Harriet auch schon auf."

Abrupt blieb Tom stehen. „Das ist doch etwas ganz anderes, Fräulein Naseweis."

„Eddie, warten", sagte Poppy an ihr Maultier gerichtet. Dann drehte sie sich im Sattel zu Tom herum. „Es ist das Gleiche, Dad. Aber wir können ja einen Deal machen: Ich suche mir einen Verein, und du führst Harriet zum Essen aus."

Tom kniff die Augen zusammen. „Mann, Mann, Mann. Seit wann bist du so durchtrieben? Gib es zu, du willst eigentlich gar nicht Fußball spielen, aber ich soll ein Date mit Harriet anleiern."

Poppy zuckte mit den Schultern. „Wie gesagt, du musst in die Gänge kommen, nicht dass sie dir jemand wegschnappt. Und nun lass uns heimgehen, denn du musst noch duschen. Sonst stinkst du nach Pferd, wenn Harriet kommt." Damit wendete sie Eddie und drückte ihre Fersen leicht in seine Flanke, damit er zum Trab ansetzte.

Mit offenem Mund schaute Tom seiner Tochter zu, wie sie die Hand winkend in die Luft hielt und ihm zurief, sie würde zu Hause auf ihn warten. Wenn das die Vorboten der Pubertät waren, dann konnte er sich auf etwas gefasst machen.

Harriet und Carol trafen praktisch gleichzeitig bei der alten Mühle ein. Allein bei Harriets Anblick spürte Tom, wie sein Herz plötzlich im Hals statt in seiner Brust klopfte. So etwas konnte nicht gesund sein. Aber Harriet sah wirklich zum Anbeißen aus. Das kurze Jeanskleid, das sie trug, verlangte eigentlich nach einem Warnhinweis: *Bitte beachten Sie, dass Sie damit bei männlichen Wesen den Puls gefährlich in die Höhe treiben. Die Kombination des Kleides mit einem Hüftschwung sollte vermieden werden. Fragen Sie zudem den Arzt oder Apotheker nach weiteren gesundheitlichen Risiken Ihres Gegenübers, bevor Sie die obersten beiden Knöpfe offen lassen.*

„Hey, Tom", begrüßte Harriet ihn salopp und ohne zu merken, was sie gerade bei ihm anrichtete. Aus Angst, kein vernünftiges Wort herauszubekommen, nickte er bloß und trat zur Seite, damit sie eintreten konnte. Maisie quetschte sich an Harriet vorbei und trat vor Carol hin. Ihre Nackenhaare waren leicht gesträubt, und sie fixierte Carol so eindringlich, dass es dieser nicht mehr geheuer war.

„Maisie, lass das!“, sagte Tom streng und fasste seine Hündin am Halsband, damit er sie ins Wohnzimmer führen konnte. „Geht schon mal in die Küche. Poppy hat Tee für uns gemacht. Ich bin auch gleich bei euch.“ Tom schloss die Wohnzimmertür hinter sich und steckte Maisie ein Leckerchen zu. „Hast recht, mir gefällt es auch nicht, dass Carol hier ist“, wisperte er der Hündin zu. „Aber Poppy will es so, und da müssen wir beide jetzt durch.“ Er führte Maisie zu ihrem Platz und gab ihr das Kommando zu bleiben. Da er wusste, dass sie gehorchen würde, ließ er die Tür offen stehen, als er zur Küche ging.

Poppy schenkte ihrer Mutter gerade Tee ein, als er eintrat. Leicht angesäuert bemerkte er, dass Carol sich ganz ungefragt auf seinen Platz gesetzt hatte. Das konnte sie zwar nicht wissen, aber es ging ihm trotzdem gehörig gegen den Strich.

„Du hättest nicht einfach gehen dürfen, ohne mir Bescheid zu sagen, Pi… äh, Poppy“, korrigierte sich Carol, um dann in strengem Ton fortzufahren: „Du hast mir einen ganz schönen Schrecken eingejagt.“

Ohne darauf einzugehen, füllte Poppy eine weitere Tasse und schob diese an das obere Ende des Tisches. „Für dich, Dad“, sagte sie trocken. Somit war klar, wo er sich hinzusetzen hatte. Poppy rutschte neben Harriet auf die Sitzbank.

„Ich erwarte von dir eine Erklärung und eine Entschuldigung für dein Verhalten, Poppy“, beharrte Carol auf ihrem Standpunkt.

„Du hast ihr mit der Ankündigung der Reise nach London Angst eingejagt“, konterte Tom, der sich nicht länger zurückhalten konnte. „Was hätte sie deiner Meinung nach tun sollen? Immerhin wolltest du sie von hier verschleppen!"

Carol lachte schnippisch auf. „Jetzt übertreib mal nicht!"

„Ich, ich soll übertreiben? Wer hat denn …", tobte Tom.

„Stopp!" Harriet hieb mit der Hand auf den Tisch, um sich Gehör zu verschaffen. Die beiden Streithähne verstummten sofort. „Lasst uns nicht zurückschauen, sondern nach vorne", schlug Harriet in ruhigerem Ton vor.

Carol musterte sie mit unverhohlener Abneigung. „Ich wüsste nicht, was Sie das alles angeht. Pippa ist meine Tochter, nicht Ihre!" Dieses Mal verbesserte sich Carol nicht.

„Aber sie ist die Einzige, die mir zuhört und mich ernst nimmt", warf Poppy trotzig ein.

Tom legte seine Hand auf die seiner Tochter, die auf dem Tisch lag. „Liebes, das ist doch nicht wahr. Natürlich nehme ich dich ernst." Dann gestand er zerknirscht: „Auch wenn ich eine Lektion gebraucht habe, um zu verstehen, wie selbstständig du schon bist. Als Vater will man sein Kind beschützen …"

„Als ob du sie vor mir beschützen müsstest", zischte Carol. „Ich bin keine Hexe! Aber ich bin Pippas Mutter, und ich habe auch Rechte."

„Die du verspielt hast … mit deinem Verhalten."

Sie schnaubte und schüttelte verachtend den Kopf. „Du hast meine damalige Situation schamlos ausgenutzt. Du wusstest, dass ich Geld brauchte." Um Verzeihung heischend blickte Carol zu ihrer Tochter. „Wäre ich in einer anderen Situation gewesen, hätte ich sein Geld niemals angenommen, Pippa. Das musst du mir glauben. Es war ein Fehler, das Sorgerecht ihm zu überlassen. Aber mir ging es richtig dreckig, und meine Eltern wollten mir nicht helfen. Ich musste selbst schauen, wie ich über die Runden kam."

„Du hast das Sorgerecht für mich verkauft?", fragte Poppy und starrte ihre Mutter ungläubig an.

„Nein." Tom hielt immer noch Poppys Hand in seiner. „Nein, das hat sie nicht. Das Jugendamt hat das Sorgerecht schon früher mir zugesprochen. Aber ich wollte sichergehen, dass deine leibliche Mutter sich daran hält. Ich habe ihr daher Geld angeboten, damit sie uns in Ruhe lässt."

„Aber das hat dir ja nicht gereicht, du musstest ja auch noch eure Namen ändern und umziehen", zischte Carol. „Als ich den Entzug geschafft hatte und wieder klar denken konnte, wurde mir klar, dass ich einen großen Fehler gemacht hatte. Ich habe dich so lange gesucht, Pippa."

Poppys Gesichtszüge wirkten wie versteinert. „Ich heiße Poppy. Ich mag diesen Namen. Was Dad getan hat, war vielleicht nicht richtig, das weiß ich nicht so genau. Aber ich weiß, dass er mich liebt und nur das Beste für mich will."

„Das will ich doch auch!", verteidigte sich Carol.

„Ich weiß nicht … bisher hast du nur gesagt, was du willst. Sogar als ich zu dir gekommen bin, um dich kennenzulernen, hast du nur überlegt, wie du mich von hier wegbringen kannst. Aber ich bin hier zu Hause, hier ist mein Dad, Harriet, meine Freunde, meine Tiere … Ich mag mein Leben. Dich hat das nicht interessiert. Du hast nicht ein einziges Mal gefragt, was ich möchte. Auch du nicht, Dad. Ihr beide seid so auf euren Streit fixiert und darauf, den anderen aus meinem Leben auszuschließen, dass ihr mich dabei ganz vergesst."

Betroffene Stille.

„Es mag einiges schiefgelaufen sein“, brachte sich Harriet wieder ein. „Aber vielleicht wäre es wirklich an der Zeit, die Vergangenheit ruhen zu lassen und stattdessen nach Lösungen zu suchen. Poppy, was erwartest du von deinen Eltern?“

„Dass sie endlich aufhören, mich von dem anderen wegzerren zu wollen. Ich möchte hier in meinem Zuhause bleiben, aber ich möchte auch Zeit mit meiner Mutter verbringen. Nur möchte ich dabei nicht Angst haben müssen, dass sie mich von dir wegbringt, Dad.“

Tom nickte. „Wir werden das irgendwie hinkriegen, Pops.“

Alle Blicke richteten sich auf Carol.

„Für dich ist das einfach zu sagen, Harrison. Du kriegst wieder alles, und ich soll mich mit dem abspeisen lassen, was übrig bleibt. Aber so leicht gebe ich mich nicht geschlagen, ich werde das Sorgerecht einklagen. Ich bin immerhin die Mutter, und ein Kind gehört zu seiner Mutter!“ Sie stand so abrupt auf, dass der Stuhl nach hinten kippte und scheppernd zu Boden fiel. Ohne dies zu beachten, rauschte Carol Richtung Tür. Geschockt schauten ihr alle nach.

Tom fasste sich als Erster wieder und hetzte ihr hinterher. „Carol! Herrgott, nun warte!“

Aufgebracht drehte sie sich kurz vor ihrem Wagen zu ihm herum. „Was? Glaubst du, ich nehme das einfach so hin? Du hast ihr doch all die Jahre über eingetrichtert, wie böse und schlecht ich bin.“

„Das habe ich nicht. Sie wuchs in dem Glauben auf, dass ihre Mutter gestorben sei. Ich weiß, auch kein Ruhmesblatt.“

„Du bist echt zum Kotzen“, schnaubte Carol. „Pippa ist meine Tochter, und ich werde sie kein weiteres Mal kampflos aufgeben, das sage ich dir.“

„Carol, selbst wenn du das Sorgerecht zugesprochen erhalten würdest, bekommst du dadurch nicht automatisch die Liebe deiner Tochter."

„Wenn sie erst mal deinem Einfluss entkommt, wird sie lernen, mich zu lieben. Ich bin ihre Mutter!"

„Auch wenn du das noch so oft wiederholst, Carol. Mutter ist man nicht per se, weil man ein Kind geboren hat. Sowohl als Mutter wie auch als Vater muss man sich entsprechend verhalten. Die eigenen Wünsche zurückstecken, für sein Kind da sein, wenn es einen braucht."

„Das hast du ja gekonnt verhindert."

Tom warf die Hände in die Luft. „Warum wohl? Aber wie Harriet sagte, vergessen wir, was war, und schauen jetzt, was Poppy braucht."

„Ich kann ihr alles bieten. Ja, ich gebe es zu, es hat eine Weile gedauert, aber jetzt habe ich mein Leben im Griff. Zudem hat es in London die besten Schulen. Dort kann sie ihrer Behinderung entsprechend gefördert werden."

Nur mit Mühe gelang es Tom, die Beherrschung nicht zu verlieren. „Was glaubst du, was ich all die Jahre über getan habe? Auf dem faulen Hintern gesessen? Poppy hat mit Hilfe von Therapeuten und Lehrern, aber auch mit den Tieren hier auf dem Hof unglaublich viel geschafft. Sie besucht eine Regelschule, wie alle anderen Kinder. Ihre Lehrerin ist wie ich davon überzeugt, dass sie ein künstlerisches Talent besitzt, das wir fördern sollten. Poppy ist glücklich hier, das hat sie dir vorhin selbst gesagt, wenn du zugehört hättest. Solltest du sie von hier wegschaffen wollen, dann mach dich auf einen hässlichen Kampf gefasst. Denn das werde ich nicht zulassen. Ich bin sicher, ein Richter würde sich sehr dafür interessieren, wie du an unsere Adresse gelangt bist.“

„Du kannst mir nichts nachweisen“, zischte Carol.

Tom lächelte süffisant. „Du kannst es gern darauf ankommen lassen. Oder aber du ergreifst die Hand, die ich dir reiche. Poppy und ich könnten in den nächsten Ferien Urlaub in London machen. Dann könntet ihr beide Zeit miteinander verbringen. Vielleicht findest du auch eine Möglichkeit, näher zu uns zu ziehen oder öfter Urlaub hier zu machen.“

Carol sah ihn verächtlich an und setzte sich dann in ihren Wagen.

Doch Tom hielt die Autotür am Fensterrahmen fest, damit sie sie nicht zuziehen konnte. „Um unserer Tochter willen: Überlege es dir in Ruhe und respektiere, was sie dir eben gesagt hat.“ Dann ließ er die Tür los, die Carol energisch zuknallte, bevor sie den Motor startete. Kopfschüttelnd schaute er zu, wie sie davonfuhr. Er hatte es zumindest versucht.

Mit einem tiefen Seufzer drehte er sich um und kehrte in die Küche zurück. Harriet und Poppy hatten offensichtlich am Fenster gestanden und das Ganze beobachtet, obwohl sie jetzt so taten, als würde das Aufräumen der Küche ihre ganze Aufmerksamkeit abverlangen. Das weit geöffnete Fenster verriet die beiden allerdings. „Ihr wisst schon, dass es sich nicht gehört, andere zu belauschen?“, konnte er sich nicht verkneifen anzumerken.

„Wir haben nicht gelauscht“, behauptete Harriet, ohne eine Miene zu verziehen. Tom machte ein zerknautschtes Gesicht und deutete mit dem Kopf Richtung Fenster.

„Was? Wir brauchten lediglich etwas frische Luft, nicht wahr, Poppy? Und wenn ihr beide euch so laut unterhaltet, dass man es bis hier drinnen hört, können wir auch nichts dafür."

Poppy schien das alles nicht so lustig zu finden. „Glaubst du, sie macht Ernst mit dem Sorgerecht?", fragte sie zögernd.

„Vermutlich nicht. Wenn sie gründlich darüber nachdenkt, wird sie bestimmt zur Vernunft kommen." Tom legte den Arm um Poppys Schulter und drückte ihr einen beruhigenden Kuss aufs Haar. „Es tut mir so leid, Poppy. Ich war echt ein Idiot. Mir hätte viel früher klar sein müssen, wie schwer es für dich sein muss, ohne Mutter aufzuwachsen. Ich hoffe, du verzeihst mir das irgendwann. Was ich draußen zu Carol gesagt habe, habe ich ernst gemeint: Wenn du sie in deinen Ferien in London besuchen möchtest, fahren wir gemeinsam hin."

„Und unsere Tiere?", fragte Poppy zweifelnd.

„Für die werde ich jemanden anheuern. Oder wir fliegen am gleichen Tag hin und zurück. Es gibt immer einen Weg, wenn man will."

„Hört, hört", brummelte Harriet. „Okay, ihr zwei, ich muss dann mal wieder los."

„Och, jetzt schon?", protestierte Poppy. „Ich dachte, wir könnten zusammen noch was unternehmen."

„Heute nicht. Aber wir können das gern bald nachholen, Poppy."

„Ich bringe dich zur Tür", bot Tom an, in der Hoffnung, noch einen Moment allein mit Harriet zu haben. Doch davon schien Harriet nicht viel zu halten.

„Nicht nötig, ich finde allein raus." Sie winkte ihnen zu und war schon aus dem Haus, ehe ihm etwas einfiel, um sie aufzuhalten. Das war deutlich. Anscheinend wollte sie nicht mehr Zeit mit ihm verbringen als nötig. Dabei hatte er sich in den letzten Tagen schon Hoffnungen gemacht, sie würden vielleicht doch noch einen Weg zueinander finden.

„Mann, Dad! Warum hast du sie einfach so gehen lassen?" Den vernichtenden Blick hatte seine Tochter wirklich drauf.

„Was? Hätte ich sie an den Stuhl binden oder irgendwo einsperren sollen?!", versuchte er, sich herauszureden.

„Du hättest sie ganz einfach zum Abendessen an einem anderen Tag einladen können. Und ein Abschiedskuss wäre bestimmt auch nicht verkehrt gewesen. Du stellst dich an, als hättest du so was noch nie gemacht." Damit wandte sie sich um, stampfte die Treppe hinauf und ließ ihn allein im Flur stehen.

Poppy lag nicht mal so falsch. Er hatte keine Übung, wie man eine Frau für sich gewann. Das einzige weibliche Wesen, um das seine Welt sich in den letzten Jahren gedreht hatte, war Poppy. Vielleicht hatte sie recht, vielleicht bemühte er sich wirklich zu wenig. Andererseits, wenn Harriet noch Interesse an ihm hätte, wäre sie doch jetzt auch nicht einfach abgerauscht. Maisie gab ein verächtlich klingendes Grummeln von sich und tapste von ihm weg ins Wohnzimmer. „Ja, ich weiß, ich bin der absolute Versager", rief er ihr hinterher, und genau so fühlte er sich auch. Verflixt noch mal, er wollte Harriet doch auch zurück. Er musste unbedingt etwas tun, und da hatte er die zündende Idee.

„Dad, ich geh dann mal zur Schule." Poppy streckte den Kopf in sein Arbeitszimmer. „Mann, schaust du bescheiden aus. Hast du etwa die ganze Nacht gearbeitet?"

„Was?", verwirrt blickte er zum Fenster. In der Tat, draußen war es bereits wieder hell. Er war so vertieft in seine Arbeit gewesen, dass er gar nicht mitbekommen hatte, wie Poppy aufgestanden war. „Hast du gefrühstückt?“

„Ja, und Maisie und die Hühner sind auch schon gefüttert. Aber Eddie und die Esel musst du noch versorgen. Denkst du daran?“

„Mhm“, brummte er und hatte seinen Blick bereits wieder auf den Bildschirm geheftet.

Poppy beugte sich über seine Schulter, um auch einen Blick auf die Grafik zu erhaschen, an der er gerade arbeitete. „Ist das …?!“, fragte sie verblüfft.

„Ja. Aber du musst jetzt los, sonst verpasst du den Bus.“ Tom stand von seinem Stuhl auf und drehte seine Tochter Richtung Tür. „Hab einen schönen Tag, mein Liebling.“

„Vergiss Eddie und die Grauen nicht!“, ermahnte sie ihn und lief mit ihrem Schulranzen auf dem Rücken aus dem Haus.

Besser er versorgte die Tiere gleich, sonst könnten sie wirklich noch in Vergessenheit geraten. Zudem würde ihm eine Pause guttun.

Tom hatte gerade ein Futtermüsli für die Esel angerührt, als er einen Wagen heranfahren hörte. In der Hoffnung, es wäre Harriet, eilte er mit großen Schritten Richtung Parkplatz. Mist, es war Carol. Mühsam rief er sich in Erinnerung, was er sich gestern vorgenommen hatte, und zwang sich zu einem freundlichen Gesicht. „Du hast Poppy um eine halbe Stunde verpasst. Sie ist bereits auf dem Weg zur Schule“, begrüßte er sie.

„Ist schon okay. Ich wollte zu dir.“

„Dann folgst du mir am besten in den Stall. Ich muss die Tiere noch versorgen.“

„Kann ich auch im Garten auf dich warten?“, fragte sie mit gekrauster Nase.

„Klar. Ich brauche nicht mehr lange.“ Er wusste, eigentlich hätte er ihr anbieten müssen, es sich im Haus bequem zu machen. Aber er traute Carol nicht über den Weg. Am Ende durchstöberte sie Poppys und seine Sachen, um weitere Argumente zu finden, die sie im Sorgerechtsstreit gegen ihn verwenden konnte.

Während er die letzten Pferdeäpfel auf den Misthaufen verfrachtete und Eddies Wasser auffüllte, überlegte er, was Carol nun wieder im Schilde führen könnte. Er war völlig übermüdet und fühlte sich nicht in der Lage, sich erneut mit ihr auseinanderzusetzen. Doch davor drücken konnte er sich nicht. Tom schloss die Stalltür hinter sich und ging an dem duftenden Osmanthus vorbei in den Garten. Carol saß noch immer auf derselben Gartenbank, wo er sie zurückgelassen hatte. Ihm fiel auf, dass sie ziemlich blass aussah und ihre Augen von dunklen Schatten umgeben waren. „Ich wäre dann so weit. Kaffee?“, bot er ihr anstelle einer Friedenspfeife an.

„Da sage ich nicht Nein.“ Carol erhob sich von der Bank und folgte ihm in die Küche. Sofort rappelte sich Maisie von ihrem Hundekissen auf und trat leicht knurrend vor sie hin.

„Maisie, nein!“, wies Tom sie zurecht. „Tut mir leid, Carol. Sie scheint dich nicht sonderlich zu mögen.“

„Schon okay. Ich glaube, damit ist sie nicht allein. Ich bin hier wohl bei niemandem willkommen.“ Mit einem tiefen Seufzer setzte sie sich an den Tisch. „Und ich kann es euch ehrlich gesagt nicht mal verdenken.“

Erstaunt hob Tom eine Augenbraue, sagte aber nichts dazu. Stattdessen ließ er ihnen beiden je eine Tasse Kaffee aus der Maschine. „Milch und Zucker?", fragte er.

„Keines von beidem. Danke."

Tom stellte eine Tasse vor Carol hin und setzte sich mit der anderen ihr gegenüber. „Na schön, Carol. Was willst du?", kam er nun zur Sache.

„Ich habe nachgedacht, über das, was ihr gestern gesagt habt. Vor allem aber auch über Pi… Poppys Worte", korrigierte sich Carol. Es fiel ihr sichtlich schwer, weiterzusprechen. „Sie hat recht", gestand sie leise. „Weißt du, ich war so mit meinen eigenen Gefühlen und Ängsten beschäftigt, dass ich ihre gar nicht wahrgenommen habe. Ich sehe meine Tochter immer noch als Baby vor mir, nicht als das Mädchen, das bereits eigene Entscheidungen trifft. Eigene Wünsche hat."

„Das ist verständlich. Selbst ich habe damit zu kämpfen. Sie ist so schnell groß geworden."

„Ja, und das habe ich alles verpasst", murmelte Carol und hob gleichzeitig schon die Hand, um ihn zu stoppen. „Ich weiß, du denkst, daran wäre ich allein schuld. Und damit hast du ja irgendwie auch recht und irgendwie auch wieder nicht. Als Poppy zur Welt kam, war ich wirklich unreif und in meinen eigenen Problemen gefangen. Dann kam die Diagnose Trisomie 21. Vielleicht wäre alles anders gekommen, wenn mein damaliger Partner mich nicht verlassen hätte, weil er nicht Poppys Vater war. Aber so … Ich war plötzlich allein mit einem Kind mit Behinderung und völlig überfordert."

„Es war deine Entscheidung, mir nichts zu sagen", rief er ihr in Erinnerung. „Du hättest da nicht allein durchgemusst. Ich wäre für euch beide da gewesen."

„Mag sein. Aber ich wusste doch eigentlich gar nichts über dich. Wir hatten lediglich einen One-Night-Stand."

„Carol, du hattest mehr als eine Chance, das Ruder herumzureißen. Eines interessiert mich noch: Warst tatsächlich du das mit dem Einbruch in Lindas Büro, oder hast du jemanden beauftragt?"

„Ich habe einen ehemaligen Kumpel dafür bezahlt." Betreten schaute Carol auf ihre Kaffeetasse. „Ich wollte doch nur wissen, wie es Poppy geht. Du hast mich ja nie zurückgerufen oder auf die Briefe reagiert. Bitte", heischte sie um Verständnis, „sag mir, wie hätte ich sonst an eure Adresse gelangen können?"

Darauf hatte er keine Antwort.

„Hat Poppy nie nach mir gefragt? Wollte sie nie wissen, wie ich so gewesen bin?"

„Doch, natürlich wollte sie das", gestand Tom kleinlaut. „Ich bin so nahe an der Wahrheit geblieben wie möglich. Daher habe ich ihr gesagt, dass wir uns nur kurz gekannt hätten. Ich weiß, dass es ein Fehler war, ihr zu sagen, du seist gestorben. Aber nach dem, was du abgezogen hast, Carol, wollte ich Poppy einfach nur noch beschützen." Toms Mundwinkel zuckten in einem nachdenklichen Lächeln. „Eigentlich unglaublich, dass unsere Tochter so toll geworden ist, obwohl wir beide es gründlich vermasselt haben."

„Da hast du wohl recht", seufzte Carol müde. „Ich habe die halbe Nacht wach gelegen und darüber nachgedacht, was sie gesagt hat. Ihr muss gründlich die Lust vergangen sein, mich kennenzulernen."

„Poppy ist nicht nachtragend. Bestimmt will sie nach wie vor wissen, wer du bist. Sie wird etwas Zeit brauchen, wieder Vertrauen zu fassen, so wie ich. Kannst du das verstehen?"

Sie nickte und griff nach ihrer Handtasche. Daraus zog sie nun ein dickes Kuvert und schob es Tom über den Tisch hinweg zu. „Das ist das Geld, das du mir damals gezahlt hast, damit ich Poppy fernbleibe. Du kannst es nachzählen, es sind genau zehntausend Pfund."

Tom rührte das Kuvert nicht an. „Das musst du nicht tun, Carol."

„Doch, muss ich. Als ich aus der Entzugsklinik raus war, hat mir der Gedanke, mein Kind verkauft zu haben, keine Ruhe mehr gelassen. Es hat eine Weile gebraucht, bis ich wieder einen Job hatte, danach habe ich Monat für Monat Geld auf die Seite gelegt. Ich wollte es wiedergutmachen. Es muss schrecklich für sie gewesen sein zu erfahren, dass ich sie für Geld weggegeben habe."

„Sie weiß nur das, was du ihr gestern selbst erzählt hast. Wie ich sagte, sie wuchs in dem Glauben auf, du wärst tot." Tom stand von seinem Stuhl auf. „Bin gleich zurück." Er ging nach oben, wuchtete Archie von der Wand und entnahm ihm den Vertrag. Zurück in der Küche, legte er das Papier vor Carol hin. „Hier. Mach mit dem Wisch, was du willst, aber das Geld will ich nicht. Du kannst es ja auf einem Konto für Poppy anlegen", schlug er vor.

„Ich fasse es nicht, dass du das nicht gegen mich verwendet hast", stammelte Carol mit dem Vertrag in den Händen.

„Glaube mir, das habe ich nicht wegen dir getan. Ich war so unglaublich wütend auf dich. Aber Poppy sollte nie erfahren, dass sie ihrer Mutter nicht mehr wert gewesen ist als zehntausend Pfund. Es ist nämlich verdammt schmerzhaft zu glauben, man verdiene es nicht, geliebt zu werden." Das wusste er nur zu gut.

„Ich schäme mich selbst für das, was ich getan habe. Aber der Preis, den ich dafür bezahlen musste, war wesentlich höher als der Inhalt des Kuverts."

„Wir sollten um ihretwillen lernen, miteinander zurechtzukommen." Tom sah sie eindringlich an. „Keinen Konkurrenzkampf mehr. Unser Handeln sollte nur noch in Poppys Interesse sein. Denkst du, wir kriegen das hin?"

„Wenn du auch bereit bist, mir etwas entgegenzukommen? Ich möchte einfach am Leben meiner Tochter teilhaben."

„Das verstehe ich", meinte Tom einsichtig. „Was hältst du davon, wenn Poppy und ich dich an einem der nächsten Wochenenden besuchen? Wenn das gut geht und sie das auch möchte, kann sie ihre Ferien bei dir verbringen, oder du kommst wieder her und verbringst ein paar Tage bei uns."

„Klingt vernünftig", erwiderte Carol.

„Gut, dann hätten wir das geregelt. Ich sollte jetzt noch etwas arbeiten, aber wenn du magst, kannst du heute Abend zum Essen kommen. Oder musst du zurück nach London?"

„Ich komme gern. Mein umgebuchter Flug geht erst morgen."

24. Kapitel

Endlich! Morgen durfte sie wieder in ihre Arbeitsklamotten schlüpfen. Harriet ging früh zu Bett, um für den bevorstehenden Dienst ausgeschlafen zu sein. So weit der Plan, doch kaum schloss sie die Augen, sah sie Tom vor sich. Ihr Körper, dieser elende Verräter, sehnte sich schrecklich nach ihm. Früher war sie ein absoluter Profi darin gewesen, Sorgen und Gedanken, die sie wach halten könnten, aus ihrem Schlafzimmer zu verbannen. Aber seit Tom in ihr Leben getreten war, versagte sie darin kläglich. Da konnte sie ihn noch so oft bildlich vor die Schlafzimmertür setzen, er klopfte immer wieder an und schlich ganz ungefragt zu ihr ins Bett. Es ärgerte sie maßlos, denn er hatte ihr deutlich gezeigt, was er von ihr hielt. Selbst wenn er sich später dafür entschuldigt hatte. Wie auch immer, sie wollte einen Mann mit Prinzipien, und Tom schien sich seine zurechtzubiegen, sobald sie unbequem wurden. In so jemanden konnte sie sich doch unmöglich verliebt haben?!

Aber da war noch Poppy. Was er für sie getan hatte, zeugte von einem einfühlsamen Menschen, der sich für seine Familie starkmachte. Der da war, wenn man ihn brauchte.

Die Liebe zwischen ihm und seiner Tochter war tief und echt. Harriet erinnerte sich, wie sie die beiden einmal vom Küchenfenster aus beobachtet hatte, als sie nebeneinander auf der Gartenbank gesessen hatten, jeder mit einem Block und Stiften ausgerüstet. Sie hatten in vertrauter Zweisamkeit gezeichnet und sich immer mal wieder auf ein besonderes Detail aufmerksam gemacht. Zwischendurch hatten sie über irgendetwas gekichert, das einer von ihnen gesagt hatte. Dieses Bild von Tom und Poppy hatte so eine Ruhe und Verbundenheit ausgestrahlt, das hatte Harriets Herz berührt. Wie falsch konnten die Prinzipien eines solchen Mannes schon sein? Bestimmt war es nicht richtig gewesen, dass er mit Poppy abgetaucht war und sie so lange über ihre Mutter belogen hatte. Aber wenn Carol damals wirklich so schräg drauf gewesen war, konnte Harriet Toms Handeln irgendwie nachvollziehen.

Oje, nun suchte sie schon Rechtfertigungen für sein Fehlverhalten. Grimmig starrte Harriet in die Dunkelheit. Sie wusste, was das bedeutete: Sie liebte ihn. Und das wollte sie nicht. Da konnte er noch so gut küssen und ihren Körper noch so sehr in Verzückung bringen. Nein, sie wollte einen Mann, der grundehrlich war. Bei dem sie nicht befürchten musste, dass plötzlich irgendwo eine Leiche aus dem Keller geschlichen kam. Ein Mann, dessen Leben einfach und unkompliziert war. Ein Mann, mit dem sie ein gemeinsames Leben aufbauen konnte, statt irgendwie in seines hineinpassen zu müssen. Warum zum Teufel sehnte sie sich dann so sehr nach diesem Lächeln, das ihre Nerven kribbeln ließ? Nach dieser warmen Stimme, die ihr unter die Haut ging? Nach diesen Küssen, die ihr den Boden unter den Füßen wegzogen … Herrgott, Harriet! Wütend auf sich selbst, knüllte sie ihr Kissen zusammen und drückte ihr Gesicht mit einem gequälten Laut hinein. Geh raus aus meinem Kopf, Tom!

In einem Akt der Verzweiflung versuchte sie, ihn mit Gedanken an ihre Arbeit zu vertreiben. Wieder und wieder ging sie Abläufe einer Reanimation, einer Schocktherapie und anderer kritischer Situationen durch. Es half nichts: Tom erschien hartnäckig vor ihrem inneren Auge, sobald sie nicht achtgab. Wie sollte Frau da schlafen können?

Obwohl sie sich nach dieser Nacht wie ein Zombie fühlte und bestimmt auch entsprechend aussah, freute sich das Team der Air Ambulance sichtlich über ihre Rückkehr. Es gab sogar ein *Willkommen zurück*-Plakat und frische Sandwiches, die Matts Frau ihm für diesen Anlass mitgegeben hatte.

„Ihr seid verrückt“, stammelte sie gerührt.

„Nicht verrückt, sondern dankbar. Du hast uns gefehlt.“ Matt reichte ihr über den Berg Sandwiches hinweg eine Tasse Tee. „Dein Bruder wird übrigens morgen mit euch als Co-Pilot mitfliegen. Wenn alles gut läuft, kann er ab nächster Woche Nicks Nachfolge antreten.“

„Oh, toll. Er hat gar nicht erwähnt, dass er bereits in der engeren Auswahl steht.“

„Nicht nur in der engeren Auswahl, er wäre mein Favorit. Militärpiloten haben eine top Ausbildung. Zudem ist Giles in Kriegsgebieten geflogen und ist es gewohnt, unter Stress die Nerven zu bewahren. Solche Leute brauchen wir.“

„Gleich zwei von der Watts-Sorte?! Wenn das mal gut geht.“ Neckend zog Peter an Harriets roten Haaren, die sie wie meistens bei der Arbeit zu einem Pferdeschwanz zusammengebunden hatte.

„Yep, ihr könnt euch warm anziehen und auch schon mal die Vorräte aufstocken. Giles' Appetit übertrifft meinen bei Weitem." Beherzt biss Harriet in ihr Käsesandwich. Sie hatte den Bissen noch nicht heruntergeschluckt, da klingelte bereits das rote Einsatztelefon. Während Peter den Notruf entgegennahm, stopften sich Harriet und ihre Kollegen so viel von den Sandwiches in den Mund, wie es ging. Wer konnte schon sagen, wann sie das nächste Mal Zeit zum Essen finden würden?

Es hatte Tom gar nicht gepasst, dass Carol tatsächlich zum Abendessen gekommen war, denn so konnte er nicht weiter an seinem Projekt arbeiten. Aber er war es ihr und Poppy schuldig gewesen. Auch wenn sich Poppys Begeisterung in Grenzen gehalten hatte, als er ihr von der Einladung erzählt hatte. Am Anfang war das Gespräch zwischen Mutter und Tochter nur schleppend in Gang gekommen. Doch Carol hatte sich Poppys Worte wirklich zu Herzen genommen und ging dieses Mal mehr auf sie ein. Sie ließ sich von Poppy ihr Zimmer zeigen, ging mit ihr in den Stall und hörte sich ihre Geschichten aus der Schule an. Im Gegenzug beantwortete sie Poppys Fragen über ihr Leben in London. Als Poppy ihr dann ihre Zeichnungen zeigte, war Carol voll ehrlicher Bewunderung. „Du bist wirklich talentiert, Poppy. Das musst du von deinem Dad haben."

„Ehrlich gesagt war ich in ihrem Alter noch nicht so gut", gestand Tom.

Poppys Gesicht strahlte voller Stolz.

„Wäre es sehr frech, wenn ich dich frage, ob ich dieses Bild hier haben dürfte?“ Carol hielt eine Zeichnung in den Händen, die Eddie auf der Koppel zeigte, umgeben von wilden Kaninchen. „Ich würde es rahmen und in meinem Zuhause in London aufhängen. So hätte ich immer etwas von dir in meiner Nähe, bis du mich mit deinem Dad besuchen kommst.“

„Du kannst es mitnehmen. Aber ich male dir noch neue Bilder und schicke sie dir.“

Nachdem Carol gegangen war, half Poppy Tom, die Küche wieder auf Vordermann zu bringen. „Heute war sie anders als beim letzten Mal“, meinte sie beim Abtrocknen einer Pfanne.

„Ja, das fand ich auch. Was du uns gestern gesagt hast, war wichtig. Wir haben das beide ernst genommen und werden uns künftig zusammenraufen. Das hast du richtig gut gemacht, Poppy.“

„Ich weiß“, sagte seine Tochter selbstbewusst. „Jetzt musst du mir nur noch glauben, dass du Harriet brauchst.“

Tom tunkte seine Finger ins Abwaschwasser und spritzte damit in Poppys Richtung. Aufquietschend sprang sie zur Seite und schlug ihrerseits mit dem Küchentuch nach ihm.

„Du freches Ding“, Tom lachte, griff nach dem Tuch und zog seine Tochter damit ratzfatz zu sich heran. Dann beugte er sich zu ihr herab, bis sie Nase an Nase standen. „Ich arbeite daran“, flüsterte er und drückte ihr einen Kuss auf die Nase.

„Iiiiek“, quiekte sie und wischte sich mit ihrer Handfläche über den Nasenrücken.

Als Poppy zu Bett gegangen war, verkrümelte Tom sich zurück an seinen Schreibtisch, um sein Projekt abzuschließen. Erst nach Mitternacht hatte er es geschafft. Völlig platt schleppte er sich ins Schlafzimmer und ließ sich in sein Bett fallen. Er hatte noch nicht mal mehr die Energie, seine Klamotten auszuziehen. Schlafen, er wollte nur noch schlafen.

Am nächsten Morgen nahm er Poppy mit dem Wagen bis zur Bushaltestelle mit und fuhr dann weiter zu Harriets Cottage. Da er wusste, dass sie wieder Einsätze fliegen durfte, war er nicht wirklich erstaunt, dass ihr Wagen nicht am Straßenrand stand. Aber er hatte gehofft, dass zumindest ihr Bruder zu Hause wäre. Sein Klopfen blieb jedoch unbeantwortet. Am Ende deponierte er den Umschlag in ihrem Briefkasten. Harriet würde ihn bestimmt finden, sobald sie nach Hause kam. Zufrieden pfeifend schlenderte er zu seinem Wagen zurück und machte sich daran, den zweiten Teil seines Plans zu organisieren. Sogar das Wetter schien er heute ausnahmsweise auf seiner Seite zu haben. Es war ein herrlicher Sommertag, der seinem Vorhaben gerade recht kam.

„Na, Giles, willst du den Rückflug übernehmen?", hörte Harriet Dan, den Aushilfspiloten, fragen, kaum dass sie ihre Ausrüstung im Helikopter verstaut hatten. Sie hatten gerade einen Mann, der einen Herzinfarkt erlitten hatte, im Krankenhaus abgeliefert und konnten nun zurück zur Basis fliegen. Es war ihr fünfter Einsatz heute, dabei war es noch nicht mal Mittag. So wie das Wetter aussah, versprach der Nachmittag nicht, ruhiger zu werden. Keine Wolke war am Himmel zu sehen, und die Luft war mild. Das zog die Menschen nach draußen, wo ihnen allerlei Missgeschicke passieren konnten.

Zumindest Giles war begeistert, dass sie nicht nur in der Basis herumhängen mussten. Harriet hatte befürchtet, er könnte versuchen, Eindruck zu schinden, indem er irgendwelche gewagten Flugmanöver einleitete, sobald man ihm den Knüppel überließ. Aber nein, er brachte sie alle auf direktem Weg und ohne Showeinlage zurück nach Langwathby. Sie war zugegeben auch ein bisschen stolz, wie er bei den Einsätzen gleich mit anpackte und nicht nur beobachtend danebenstand. „Du machst das gut", wisperte sie ihm daher bei ihrem nächsten Einsatz zu. Sie hievten gerade die Trage mit einem Touristen, der sich beim Wandern den Knöchel gebrochen hatte, über einen Lattenzaun, um zum Helikopter zu gelangen.

Er grinste sie breit an. „Das hättest du mir wohl nicht zugetraut, was?"

Ehrlicherweise musste sie ihm da recht geben. Von den drei Geschwistern war Giles immer der Wilde, der Abenteurer gewesen. Allerdings hatte sie ihn auch noch nie bei der Arbeit erlebt.

Ihre Kollegen der Bergrettung übernahmen die Trage nun auf der anderen Seite des Zauns, sodass auch sie über das Hindernis klettern konnten. Giles stieg die erste Latte empor, von wo er sich sportlich auf die andere Seite schwang. Angeber, knurrte sie innerlich.

„Dass du ein guter Pilot bist, habe ich nie bezweifelt, Giles", wich sie seiner Frage etwas aus. „Ich war mir bloß nicht so sicher, wie du auf Verletzungen und Blut reagieren würdest."

Eher belustigt als beleidigt zwinkerte Giles ihr zu. „Ich war bei der Army, Schwesterchen, schon vergessen? Glaubst du, die Soldaten bewerfen sich im Krieg mit faulen Tomaten?"

Deutlich weniger elegant als ihr Bruder mühte sich Harriet ebenfalls ab, über den Zaun zu gelangen. „Nein, natürlich nicht. Ich weiß nur so wenig über das, was du in den letzten Jahren gemacht hast. Du warst viel zu selten hier."

„Nun ja, jetzt wirst du dich vielleicht länger mit mir rumschlagen müssen, als dir lieb ist."

Harriet stieß ihn sanft in die Seite: „Idiot. Es ist schön, nicht ständig Angst um dich haben zu müssen. Wenn du für uns fliegst, weiß ich wenigstens immer, wo du steckst."

Giles seufzte schwer. „An den schwesterlichen Radar habe ich noch gar nicht gedacht. Vielleicht sollte ich mir doch noch mal überlegen, ob ich den Job annehmen will."

Sie überholten das Team, das den Verletzten trug, und beeilten sich, zum Hubschrauber zu kommen, um dort die Schiebetür zu öffnen, damit der Patient zügig an Bord gebracht werden konnte.

Eine Viertelstunde vor Feierabend kam prompt noch ein Notruf rein. Eine Motorradfahrerin hatte sich auf der schmalen Passstraße Richtung Alston überschlagen. Bis die Verletzte sicher ins Krankenhaus gebracht worden war, der Helikopter im Hangar geparkt, sie aus ihren Arbeitsklamotten geschlüpft waren und endlich den Heimweg antreten konnten, war es kurz vor neun Uhr abends. Sie waren schon fast zur Tür raus, als Matt sie aufhielt.

„Wie ich gehört habe, hast du dich hervorragend geschlagen, Giles. Wenn dich der heutige Tag nicht abgeschreckt hat und du für uns fliegen möchtest, bist du herzlich willkommen im Team. Hier", Matt streckte Giles einen Umschlag entgegen. „Das wäre dein Arbeitsvertrag. Lies ihn in Ruhe durch. Morgen können wir dann noch mal über alles reden. Okay?"

„Wow, das ging aber schnell. Danke, Matt."

„Gern. Einen guten Piloten lasse ich mir von niemandem wegschnappen." Matt streckte ihm die Hand entgegen. „Auf eine gute und hoffentlich lange Zusammenarbeit."

Giles tat cool, doch Harriet sah ihrem Bruder an, wie stolz er war, im Team der Flugrettung aufgenommen worden zu sein. Daher schlug sie auf dem Heimweg noch einen Abstecher in den Pub vor, um das gebührend zu feiern. Als sie gegen halb elf nach Hause kamen, waren sie beide so erledigt, dass sie nur noch ins Bett fielen.

Ein paar Kilometer weiter saß Tom allein an einem romantisch eingedeckten Zweiertisch und blickte missmutig über den Mühlenteich, auf dessen Oberfläche sich der Mond spiegelte. Dabei spielte er nervös mit der Gabel, die vor ihm auf dem blütenweißen Tischtuch lag. Was hatte er auch erwartet? Hatte er wirklich geglaubt, dass ein paar Zeichnungen und Zeilen sie vergessen ließen, was er ihr an den Kopf geworfen hatte? Dass sie auf einmal erkannte, wie unwiderstehlich er war? Und wie war er bloß auf die dämliche Idee gekommen, sie herzubestellen? *Harriet, bitte gib dem alten Esel noch eine Chance und komme heute Abend zum Mühlenteich.* Wie einfältig war das denn? Sie konnte ja nicht ahnen, dass er ein romantisches Überraschungsdinner geplant hatte. Für sie musste es so klingen, als wäre er zu faul, zu ihr zu fahren.

Das alles war einfach nur eine Schnapsidee gewesen. Dabei hatte er sich so ins Zeug gelegt. Hatte ein wunderbares Menü von einem Catering-Service bringen lassen, Fackeln und

Kerzen aufgestellt, und er hatte Sarah gefragt, ob Poppy bei ihr übernachten dürfe. Ja, er trug sogar einen verdammten Leinenanzug. Alles für die Katz. Er hatte es schlimmer vermasselt, als er angenommen hatte. Dabei hatte er sich ihr während der letzten Tage so nahe gefühlt. Er hatte gehofft, sie hätte ihm bereits ein wenig verziehen und wäre nicht mehr sauer. Eine andere Möglichkeit schoss ihm durch den Kopf, die ihn neulich schon in Panik versetzt hatte. Irgendwie war es ihm aber gelungen, diese Variante zu verdrängen. Sonst hätte er ja den Versuch gar nicht erst unternommen, sie zurückzugewinnen. Nur jetzt, da Harriet nicht aufgetaucht war, schien es ihm doch wahrscheinlich zu sein, dass sie nicht einfach nur wegen seiner harschen Worte verletzt war. Viel eher war sie einfach nicht mehr an ihm interessiert. Harriet brauchte keinen komplizierten Typen wie ihn, der sie beleidigte und ihr nicht die Wertschätzung entgegenbrachte, die sie eigentlich verdiente. Damit musste er sich abfinden. Besser, er überlegte sich, wie er das morgen Poppy beibringen konnte. Sie hatte mindestens so viel Hoffnung in den heutigen Abend gelegt wie er. Niedergeschlagen stand er vom Stuhl auf und machte sich daran, das Essen zurück ins Haus zu bringen.

Harriet pustete über den Tee in ihrer Tasse, um ihn etwas abzukühlen. Der Einsatz, von dem sie und ihre beiden Kollegen zurückgekehrt waren, war ein dankbarer gewesen. Ein älterer Herr, der allein lebte, war im Garten gestürzt und musste ins Krankenhaus geflogen werden. Kein aufregender Job, aber einer, der Harriet wieder vor Augen hielt, warum sie ihre Arbeit so mochte. Der Oberschenkelbruch musste dem sympathischen Mann höllische Schmerzen bereiten, dennoch hatte er ein schlechtes Gewissen, alle herbemüht zu haben. Er war am Vormittag über eine Steinplatte gestolpert und hatte Stunden gebraucht, um bis zum Telefon im Haus zu robben. Die Erleichterung, als die Rettung eintraf, war ihm deutlich anzusehen. „Es tut mir so leid, Ihnen solche Umstände zu machen", stammelte er.

Harriet nahm seine Hand und streichelte sanft über die faltige Haut. „Dafür sind wir da, und wir haben wunderbare Schmerzmittel dabei."

„Das klingt wie Musik in meinen Ohren. Danke, meine Liebe."

„Gibt es irgendjemanden, den wir für Sie verständigen können?", fragte sie ihn.

„Nein, das ist nicht nötig. Ich rufe meinen Sohn dann vom Krankenhaus aus an. Er wird jetzt auf der Arbeit sein, und ich möchte ihn nicht unnötig in Schrecken versetzen."

„Roderick, Sie haben offensichtlich einen Oberschenkelbruch, und im Krankenhaus wird man das mit einer Operation richten müssen. Wäre ich Ihr Sohn, würde ich darüber Bescheid wissen wollen", redete Andrew auf ihn ein.

Ein schuldbewusster Ausdruck schlich sich in Rodericks Gesicht. „Er wird mit mir schimpfen. Wissen Sie, er meint, ich sei zu alt, um im Garten zu arbeiten. Aber ich kann nicht einfach nur rumsitzen. So Kleinigkeiten kann ich doch wirklich noch selbst erledigen. Wenn ich nur diesen blöden Vorsprung gesehen hätte!"

Beruhigend griff Andrew kurz nach Rodericks Schulter. „Ich werde ein gutes Wort für Sie einlegen. Wie geht es Ihnen mit den Schmerzen? Spüren Sie die Wirkung des Medikaments bereits?"

„Oh ja, es ist schon viel besser. Denken Sie wirklich, das muss operiert werden?“

Andrew nickte ernst. „Da werden Sie leider nicht darum herumkommen, mein Lieber. Aber machen Sie sich keine Sorgen, man wird sich gut um Sie kümmern.“

Sie hatten Roderick dem Krankenhausteam übergeben und waren zur Basis zurückgekehrt. Harriet wollte gerade einen Schluck von ihrem Tee nehmen, als ihr Handy klingelte. Ihre Mutter. Normalerweise rief sie nicht während der Arbeit an. Hoffentlich war nichts passiert.

„Mum? Ist alles in Ordnung?“

„Das wollte ich dich fragen.“ In der Stimme ihrer Mutter schwang ein vorwurfsvoller Unterton mit. „Habe ich dich etwa so erzogen?“

„Wovon sprichst du?“ Verwirrt stand Harriet auf, um sich etwas von ihren Kollegen zu entfernen.

„Davon, dass du es noch nicht mal für nötig hältst, Tom mit Anstand zu sagen, dass du an ihm nicht interessiert bist. Und das, nachdem er sich so für dich ins Zeug gelegt hat.“

„Mum, ich habe keinen blassen Schimmer, wovon du redest. Aber ich denke …“

Sarah ließ sie gar nicht erst ausreden. „Er hat dich gestern zu einem romantischen Dinner eingeladen und mich deswegen gefragt, ob Poppy bei mir übernachten kann. Heute erfahre ich dann, dass du weder aufgetaucht bist noch ihm Bescheid gegeben hast. Der arme Mann war völlig geknickt.“

Nur mit Mühe konnte Harriet sich beherrschen. „Mum, ich habe keine Einladung erhalten. Und wenn, dann wäre es eine Sache zwischen mir und Tom und …“

„Du hast keine Einladung erhalten?“, unterbrach Sarah sie erneut. „Aber wie kann das sein? Er hat mir gesagt, er hätte sie dir in den Briefkasten gesteckt.“

Genervt schloss Harriet die Augen und versuchte, den leichten Kopfschmerz hinter ihrer Stirn zu verdrängen. „Giles hat uns gestern während unserer Schicht begleitet. Kurz vor Schichtende haben wir noch mal einen Notruf reinbekommen. Und danach haben wir Giles' neuen Job gefeiert. Wir waren beide ziemlich erledigt und sind zu Hause nur noch ins Bett gefallen. Ich habe also keine Ahnung, was in meinem Briefkasten liegt und was nicht. Aber ich verspreche hoch und heilig, mich heute Abend darum zu kümmern.“

Das schien ihre Mutter zu besänftigen. „Na schön …“ Das rote Telefon, das einen Einsatz ankündigte, klingelte. „Mum, ich muss los.“ Mist, jetzt blieb ihr noch nicht mal Zeit, ihren Tee auszutrinken.

Erst am Abend auf dem Heimweg erinnerte sie sich wieder an das merkwürdige Telefonat mit ihrer Mum. Wieso hatte Tom sie nicht einfach angerufen, wenn er angeblich so lange auf sie gewartet hatte? Er wusste doch, dass sie wieder Einsätze flog. Ihre Mum musste da irgendwas falsch verstanden haben. Nur, warum hatte dann Poppy bei ihr übernachtet? Noch immer verwirrt, stieg sie aus dem Wagen und steuerte direkt ihren Briefkasten an. Leer. Sie schloss den blechernen Kasten scheppernd und ging ins Haus. „Hey, Giles“, rief sie, als sie die Jacke an dem Garderobenhaken aufhängte.

Giles trat aus der Küche. „Da bist du ja. Es gibt Tiefkühlpizza. Funghi oder Salami? Was willst du?“

„Funghi. Du machst dich gut als Hausmann. Daran könnte ich mich glatt gewöhnen.“ Spitzbübisch grinste sie ihn an. „Sag mal, lag heute irgendwas im Briefkasten?“

„Ja, da war ein dickes Kuvert mit deinem Namen drauf. Es liegt da drüben auf der Kommode unter dem Werbekram. Ich wusste nicht, ob du den auch noch durchsehen willst.“

Harriet beachtete Giles nicht weiter und stürzte sich gleich auf das Kuvert. Ungeduldig riss sie es auf und zog eine Mappe daraus hervor. Auf dem Frontblatt saß ein gezeichneter Esel, der ihr eine Mohnblume entgegenstreckte. Neugierig drehte sie die Seite um und las: *Ich weiß, ich habe Mist gebaut. Aber ich bin nun mal ein Esel, was kann ich anderes tun? Wie auch immer, du hättest alles Recht dazu, mich zu massakrieren.* Die nächste Zeichnung zeigte einen Esel, der mit Spritzen an eine Holztür getackert war.

Aber das würde dir nur kurzfristig Genugtuung verschaffen. Lass mich doch stattdessen Folgendes für dich tun. Es folgte ein wunderschönes Bild von ihrem Cottage, das ziemlich detailgetreu war. Schmetterlinge und Hummeln schwirrten durch die Luft, und ein Rotkehlchen schmetterte eine Arie von der Trockensteinmauer. Auf dem Rasen davor graste ein Esel. *Ich könnte mich für den Rest meines Lebens um deinen Garten kümmern.*

Sie blätterte um und sah den Esel mit einem Blaulicht auf dem Kopf über die Straße galoppieren. Auf dem Rücken trug er eine rothaarige Fee, gekleidet in ein wehendes grünes Kleid. Zwei Hühner, die eindeutig Espresso und McCafé waren, flatterten nebenher. *Ich könnte dich immer sicher zur Arbeit bringen.*

Auf der nächsten Seite massierte der Esel mit seinem Maul den rotlockigen Kopf der Fee. *Kopfmassage gefällig?*

Lächelnd blätterte sie um und beobachtete den Esel dabei, wie er einen Einkaufswagen mit Karotten auffüllte. *Betrachte das Einkaufen als erledigt.*

Auch das Putzen versprach der Esel mit Staubwedel im Maul zu übernehmen. Auf der letzten Seite trug der Esel einen Anzug und stand neben einem hübsch eingedeckten Tisch vor dem Mühlenteich. Sterne funkelten am Nachthimmel, Fackeln verbreiteten ein warmes Licht, und in einer Ecke standen Frösche und Grillen, bereit, ein musikalisches Ständchen zu geben. Zwischen den Zähnen hielt der Esel eine einzelne Mohnblume. Sein Herz schien ihm bis zum Hals zu schlagen, denn unter dem Fell war deutlich eine herzförmige Erhebung zu sehen. *Ich weiß, ich bin nur ein alter Esel, der oft stur und bockig ist. Der manchmal etwas lange braucht, bis er versteht. Aber in den letzten Tagen habe ich einiges kapiert. Wenn du mir noch eine Chance geben magst, komm heute Abend zum Mühlenteich. Lass mich dir erklären, warum ich so ein Esel war und was du mir bedeutest. Du kannst natürlich die Spritzen mitnehmen und mich damit immer noch an einen Baum tackern. Viel lieber wäre mir natürlich, wenn du stattdessen einfach mein Herz an dich nimmst. Dein Tom.*

Mit offenem Mund starrte Harriet die letzte Zeichnung an. Scheiße! Das war gestern gewesen.

„Was ist das?“, fragte Giles und blickte neugierig über ihre Schulter.

Energisch knallte sie die Mappe gegen seine Brust. „Ich muss noch mal los.“ Fast wäre sie über ihre eigenen Füße gestolpert im Bestreben, möglichst rasch zur Tür zu gelangen.

„Aber die Pizza …“

„Du kannst sie beide essen“, rief sie ihm zu und schnappte sich ihre Autoschlüssel. Die Glückshormone feierten gerade eine ausgelassene Party in ihrem Körper. Tom liebte sie! Er hatte ihr sein Herz angeboten … und auf was für eine süße Art und Weise. Und sie war nicht aufgetaucht! Wie lange er wohl gestern auf sie gewartet hatte? Er musste denken, dass er ihr völlig egal war.

Sie wollte gerade ihren Wagen aufschließen, als ihr auffiel, dass der hintere Reifen platt war. Frustriert und mit einem lauten Fluch trat sie dagegen. Was ihr aber nur einen schmerzenden Zeh einbrachte. Giles musste sie vom Cottage aus beobachtet haben, denn er kam bereits mit einem Schlüssel in der Hand den Weg entlang. „Nimm meinen, aber bring ihn mir heil zurück, schließlich habe ich ihn erst seit heute.“

„Als ob man bei der alten Rostlaube noch was kaputt machen könnte“, feixte Harriet und wollte nach dem Schlüssel greifen, doch Giles schloss blitzschnell die Hand darum.

„Na, wenn du meinen Morrison nicht zu schätzen weißt, lassen wir es besser.“

„Giles! Du spielst gerade mit deinem Leben!“, empörte sich Harriet. „Her mit dem Schlüssel!“

„Okay. Scheint so, als würde dir dieser Geschichtenerzähler wirklich etwas bedeuten. Sei vorsichtig, ja, Schwesterchen?“ Er ließ den Schlüssel vor ihren Augen baumeln.

Sie schnappte ihn sich, drückte Giles einen Schmatzer auf die Wange und stieg in die alte Kiste. Die Fahrt zur Mühle war mühsam, denn der Morrison stotterte kaum mehr als fünfunddreißig Meilen die Stunde aus seinem Motor hervor.

Warum Giles sich ausgerechnet diesen Oldtimer angetan hatte, war ihr ein Rätsel.

Als sie bei der Mühle ankam, bot der Himmel ein einzigartiges Farbspektakel von dunkelstem Blau über Lila bis hin zu leuchtendem Orange. Doch Harriet ignorierte das feurige Abendrot. Vielmehr bemerkte sie, dass Toms Wagen nicht auf dem Kiesplatz stand. Erleichtert sah sie, dass zumindest in Poppys Zimmer Licht brannte. Laute Musik dröhnte aus dem Haus. Begleitet von einer Fledermaus, die über ihren Kopf ihrem Abendmahl hinterherjagte, ging Harriet zur Tür und klingelte. Die Musik wurde leiser, und Poppy streckte den Kopf aus dem Fenster. „Ja?"

„Ich bin es, Harriet."

„Was machst du denn hier?", fragte Poppy, offensichtlich verdutzt.

„Ich wollte mit deinem Dad reden. Aber ich habe gerade gesehen, dass sein Wagen nicht hier steht. Weißt du, wo er steckt?"

Poppy lachte, als hätte Harriet einen guten Witz erzählt. „Er wollte zu dir. Mann, sind Erwachsene immer so kompliziert?" Scheppernd schloss sie das Fenster.

Ratlos blickte Harriet weiter nach oben. Würde Poppy nun runterkommen, oder galt das Gespräch für sie als beendet? Und überhaupt, was sollte sie jetzt tun? Hier auf Tom warten? Oder doch zurückfahren? Die Haustür der Mühle öffnete sich, und Maisie drängte sich an Poppy vorbei. Harriet bekam die riesige Dogge gerade noch zu fassen, bevor sie an ihr hochspringen konnte.

„Nein, meine Liebe", keuchte sie unter der Anstrengung, Maisie zurückzuhalten. „Sosehr ich deine Zuneigung zu schätzen weiß, das machen wir heute nicht."

Poppy kicherte. „Sie freut sich eben, dich zu sehen."

„Ich weiß, ich weiß", seufzte Harriet.

„Dad hat zwar nichts gesagt, aber er war ziemlich traurig, dass du gestern nicht gekommen bist", meinte Poppy und musterte sie vorwurfsvoll.

„Das ist gestern wirklich blöd gelaufen, Poppy", versuchte Harriet, sich zu erklären. „Ich habe die Einladung erst heute gesehen."

Poppy zuckte mit den Schultern. „Du hast echt was verpasst. Ich habe ihm nämlich beim Tischdecken geholfen, und es sah extreeeeeem romantisch aus. Weißt du, mein Dad mag dich", verriet ihr Poppy mit ernstem Gesicht. „Magst du uns beide auch?"

Harriet konnte nicht anders und zog das Mädchen in eine herzliche Umarmung. „Und ob."

„Aber dann könntest du meinen Dad ja heiraten", nuschelte Poppy an ihrer Brust.

Harriet drückte ihr einen Kuss auf den Scheitel. „Ach, Poppy. Eins nach dem anderen. Bei Erwachsenen ist das alles ein bisschen komplizierter. Lass mir und deinem Dad ein wenig Zeit, erst mal die Dinge zu klären, die zwischen uns stehen."

„Okay. Aber was machst du jetzt, wo er bei dir ist und du hier?"

Harriet zog ihr Handy aus ihrer Handtasche und wedelte damit vor Poppys Nase herum. „Ich rufe ihn an und gebe ihm Bescheid, wo ich bin." Kaum hatte sie den Kontakt gewählt, hörten sie aus dem Haus ein Handy klingeln.

Poppy verdrehte die Augen. „Oh Mann! Er hat sein Handy liegen lassen."

„Kein Problem, ich rufe Giles an."

Der nahm schon nach dem zweiten Klingeln ab. „Hey, Schwesterchen. Sag mir nicht, dass du meinen Morrison zu Schrott gefahren hast."

„Was? Nein, aber schön, dass du dir solche Sorgen um mich machst", tat sie beleidigt. „Hör mal, ist Tom bei dir?"

„Tom, welcher Tom?", tat Giles ahnungslos.

„Giles!"

„Ja, er ist hier. Aber er kann gerade nicht ans Telefon, er ist beschäftigt."

„Womit?"

„Sag ich nicht. Soll ich ihm etwas ausrichten?"

„Womit ist er beschäftigt, Giles?!" Langsam verlor Harriet ihre Geduld.

„Er wechselt den Reifen bei deinem Wagen."

Verwirrt schüttelte Harriet den Kopf. „Wieso das denn?"

„Weil ich ihm gesagt habe, dass ich ihm erst verrate, wo du steckst, wenn er den Reifen gewechselt hat."

„Giles!"

„Was? Ich dachte, bis dahin wärst du vielleicht zurück, und in der Zwischenzeit kann er sich nützlich machen." Es war deutlich zu hören, dass ihn das Ganze köstlich amüsierte.

„Du bist so ein Idiot. Ich komme nach Hause, bevor du ihn noch andere Sklavenarbeit machen lässt", sagte sie und musste dennoch selbst ein Lachen unterdrücken. Sie steckte ihr Telefon weg und schaute zu Poppy. „Kommst du noch einen Moment alleine zurecht?"

„Klar. Lasst euch Zeit. Aber sei nicht so streng mit ihnen, es sind Männer." Damit verschwand Poppy ins Haus und ließ Harriet mit offenem Mund zurück. Die Kleine war erst zwölf!

„Okay, der Ersatzreifen ist dran und der kaputte im Kofferraum. Kann ich mir kurz die Hände waschen?" Tom hob seine schwarzen Pranken in die Luft.

Giles trat einen Schritt zur Seite, damit Tom an ihm vorbei ins Cottage gehen konnte. „Meinetwegen. Mach aber nicht alles schmutzig, ich habe heute geputzt."

Tom ging in die Küche und wusch sich dort am Waschbecken die Hände gründlich mit Seife. „Und gekocht hast du auch", stellte er mit einem Blick auf die fast aufgegessene Tiefkühlpizza fest. „Scheint so, als wärst du der perfekte Hausmann."

„Nicht nur das", versicherte ihm Giles. „Ich weiß nicht, was Harry über mich erzählt hat, aber ich war beim Militär im Kampfeinsatz. Solltest du also mit meiner Schwester nicht anständig umgehen, werde ich dir gerne zeigen, was ich alles draufhab."

Unbeeindruckt trocknete Tom sich die Hände am Küchentuch ab. „Soweit Harriet mir erzählt hat, warst du die letzten Jahre über Pilot bei der Army, Giles. Kein SAS-Kämpfer."

Giles verschränkte die Arme vor der Brust. „Du kannst es gern drauf ankommen lassen. Mit einem Märchenzeichner wie dir nehme ich es noch lange auf."

Gutmütig klopfte Tom ihm auf die Schulter. „Schon okay, Kumpel. Ich habe nicht vor, Harriet schlecht zu behandeln. Also, raus mit der Sprache, wo steckt sie nun?"

„Nachdem sie deine Geschichte oder was auch immer das hätte sein sollen, gelesen hat, ist sie gleich losgesprintet."

„Wohin?", forderte Tom ungeduldig und wäre Giles am liebsten an die Gurgel gegangen.

„Na zu dir, du Depp."

„Nicht dein Ernst, und du lässt mich hier die ganze Zeit herumtrödeln?“ Tom stutzte. „Aber ihr Wagen hatte doch einen Platten, mit was ist sie unterwegs?“

„Mit meinem alten Morrison. Ich sage dir, wenn sie mir nur einen Kratzer …“ Den Rest hörte Tom nicht mehr, er war bereits aus dem Cottage zu seinem Wagen gerannt. Verdammt noch mal! Warum hatte er sich bloß von Giles einspannen lassen? Um den Reifen hätte er sich später noch kümmern können.

Energisch wendete er seinen Wagen und brauste los. Bestimmt hatte Harriet inzwischen auch bemerkt, dass er nicht zu Hause war. Besser, er hielt die Augen nach ihr offen, falls sie sich auf dem Rückweg befand. Gottlob war um diese Uhrzeit nicht mehr viel Verkehr auf der Straße. Sofern sie keinen anderen Weg benutzte, sollte er sie eigentlich in ihrem Oldtimer erkennen können. Und tatsächlich bummelte gerade eine alte Kiste an ihm vorbei. Da kein Fahrzeug hinter ihm war, trat Tom abrupt auf die Bremse. Wie er im Rückspiegel sehen konnte, tat der Oldtimer das Gleiche. Das musste definitiv Harriet sein. Zügig legte er den Rückwärtsgang ein, lenkte seinen Wagen neben den Morrison und ließ das Fenster herunter. Auch Harriet kurbelte ihres energisch nach unten.

„Warum hast du nicht auf mich gewartet? Hat Giles dir nichts ausgerichtet?“, fragte sie und musste dabei ihre Stimme erheben, um den alten Motor zu übertönen.

„Hör mir bloß auf mit dem“, stöhnte Tom. Unruhig blickte er über die Schulter, denn sie befanden sich hier mitten auf einer Schnellstraße. „Etwa eine halbe Meile von hier hat es eine Ausbuchtung. Lass uns dort reden. Ich wende eben kurz und folge dir.“

Als sie beide ihre Wagen geparkt hatten und ausgestiegen waren, begannen sie, gleichzeitig zu reden: „Es tut mir so leid …“ Dann mussten sie lachen.

„Du zuerst“, bot Tom ihr an.

„Okay. Ich habe deine Einladung erst heute Abend gesehen. Wir hatten gestern einen langen Tag und haben ihn dann im Pub beendet, wo wir Giles’ Anstellung gefeiert haben. Ansonsten wäre ich ganz sicher gekommen. Es tut mir so leid, du hast dir solche Mühe gegeben.“

Tom winkte ab. „Es war eine bescheuerte Idee, dich so kurzfristig zu überfallen. Es muss für dich rübergekommen sein, als würde ich dich einfach so herbestellen, aber das war nicht meine Absicht. Deine Mum hat mich heute Nachmittag angerufen und mir erklärt, dass du die Einladung noch nicht erhalten hast. Daher wollte ich vorhin bei dir vorbeikommen und dir das sagen, was ich eigentlich gestern sagen wollte: Ich bin echt ein Esel.“

„Das trifft sich gut“, erwiderte sie. „Denn ich mag Esel.“

Das ließ sein Herz höherschlagen. „Auch alte, verbohrte …“

„Auch solche. Denn Esel sind sanftmütige Seelen, haben ein gutes Herz, sind friedliebend, belastbar, empathisch … allerdings“, unterbrach sie ihre Aufzählung und biss sich leicht auf die Lippe.

„Allerdings?“ Er wusste, da gab es ein Aber.

Sie trat einen Schritt auf ihn zu, sodass sie ihn beinahe berührte. Er atmete ihren zarten Duft nach irgendwelchen Blüten ein. „Allerdings wägen sie oft viel zu lange ab, was sie als Nächstes tun wollen. Und wenn dieser Esel vor mir mich nicht bald küsst, werde ich mit Poppy und Maisie durchbrennen und ihn allein zurücklassen.“

Tom brauchte keine weitere Einladung. Er umfasste ihr Gesicht mit seinen Händen, als wäre es das Kostbarste auf dieser Welt. Dann senkte er seine Lippen auf ihren Mund. So sanft er den Kuss auch begonnen hatte, so leidenschaftlich reagierte Harriet darauf. Sie zog ihn an seinem T-Shirt an sich und taumelte mit ihm so weit zurück, dass sie sich an dem alten Morrison abstützen konnte. Himmel, sie schmeckte so gut, und ihr Körper an seinem fühlte sich einfach nur richtig an. Wie von selbst fuhren seine Hände unter ihr T-Shirt und streichelten über seidenweiche Haut. Ein leichtes Stöhnen drang an sein Ohr. Sein Mund wanderte über ihren Hals und knabberte an ihren empfindlichen Stellen, die er nicht vergessen hatte. Am liebsten hätte er Harriet hier und jetzt … ein lang gezogenes Hupen schallte durch die Luft und ließ sie auseinanderfahren. Ein vorbeifahrender Truck musste sie in seinem Lichtkegel erfasst haben.

„Wir sollten das an einem etwas privateren Ort fortsetzen", brachte Harriet atemlos hervor.

„Unbedingt. Aber ich möchte vorher noch etwas loswerden, Harriet." Er streckte seine Hand aus und strich eine ihrer wilden roten Locken hinter ihr Ohr. „Ich liebe dich. Aufrichtig, wild und unendlich. Der blöde Streit, die Angst um Poppy … dabei hätte ich dich fast verloren."

Harriet schüttelte den Kopf und wollte etwas sagen, aber er legte ihr sachte den Zeigefinger auf den Mund. „Warte bitte, ich möchte das wirklich richtig machen. Denn weißt du, ich kann mir ein Leben ohne dich nicht mehr vorstellen. Mir ist klar, ich bringe eine Menge Gepäck mit. Jetzt ist aber alles ordentlich verstaut, und ich habe Platz für dein Herz und verspreche dir, ganz sorgfältig damit umzugehen. Gibst du mir eine Chance, dir meine Liebe jeden Tag aufs Neue zu zeigen?“

Harriet nickte, und er konnte im schwachen Mondlicht sehen, wie ihre Augen verräterisch feucht schimmerten. „Ich liebe dich auch, Tom. Vielleicht sollten wir jetzt zu Poppy fahren und ihr erzählen, dass ihr Dad nun offiziell eine Freundin hat.“

„Sie wird begeistert sein. Aber musst du nicht Giles seine alte Kiste zurückbringen?“

„Ach, nach den dummen Sprüchen, die er gemacht hat, soll er ruhig noch ein wenig darum bangen. Das verkraftet er schon.“ Mit einem neckischen Lächeln klaute sie ihm einen letzten Kuss von den Lippen, bevor sie wieder in den Morrison stieg. „Nun komm schon“, rief sie ihm durchs offene Fenster zu. „Wir haben viel nachzuholen.“

Ende

Schlusswort

Liebe Leserin, lieber Leser,
ich bin's, Poppy. Alex hat gemeint, heute dürfe ich für sie mal das Schlusswort schreiben. Warum? Na, weil ich es kann. Uns Trisomie-21-Menschen wird oft zu wenig zugetraut. Das nervt mich gewaltig, das sage ich euch. Mein Dad hatte ja auch so seine Schwierigkeiten damit. Bei ihm ist einfach sein Beschützerinstinkt etwas zu ausgeprägt. Aber wir arbeiten daran, und er hat sich schon ein wenig gebessert. Ich hoffe, die Geschichte von meiner neuen Freundin Harriet – wetten, dass sie irgendwann meine zweite Mum wird? –, meinem Dad und mir hat euch gefallen. Vielleicht habt ihr euch ein bisschen gewundert, dass nicht mehr auf das Thema Trisomie eingegangen wird. Mir hat aber genau das gefallen, denn ich möchte wie jede und jeder andere behandelt und nicht auf mein zusätzliches Chromosom reduziert werden. Ich bin normal … was auch immer man darunter versteht. Ich sehe vielleicht ein wenig anders aus, aber hey, jeder sieht doch ein wenig anders aus als jemand anderer. Und ja, ich kann ein paar Dinge nicht so gut wie ihr, aber dafür kann ich andere Dinge wiederum viel besser. Harriet meint, das mache uns Menschen doch

erst aus. Schade, dass es so wenige Filme und Geschichten gibt, wo wir mitmachen dürfen. Ich meine, es gibt Geschichten mit dünnen, dicken, großen und kleinen Menschen. Manche haben blonde, rote, graue, schwarze oder braune Haare. Sie sprechen unterschiedliche Sprachen, haben unterschiedliche Hautfarben. Manche sind sehr klug, lieb, fies oder schlichtweg dumm. Aber sobald ein Chromosom mehr im Spiel ist, ein Körperteil fehlt oder man nicht hören, sehen oder sprechen kann, verschluckt die Gesellschaft dies. Als ob es das nicht gäbe. Das verstehe ich nicht. Denn wir sind doch genauso vielfältig und genauso Mensch wie alle anderen auch. Ich bin Poppy, und ich liebe mein Leben, so wie jeder sein Leben liebt. Wenn ich groß bin, werde ich Künstlerin. Ich mag es zu zeichnen und bin ziemlich gut darin. Sobald ich mein erstes Bild verkauft habe, werde ich das Geld der Great North Air Ambulance spenden. Die können das gut brauchen, da sie nicht vom National Health Service bezahlt werden. Eigentlich seltsam, denn die Arbeit, die sie leisten, ist sehr wichtig. Sie retten Leben! Ich finde das ziemlich cool. Ich habe Harriet schon in ihrer vollen Montur gesehen. Also so richtig mit Helm und Rettungsrucksack und so. Sie sieht aus wie eine Superheldin. Mein Dad sagt, sie sei seine Superwoman. Die beiden lachen dann immer so verschmitzt, als hätte er einen supertollen Witz gemacht. Na ja, muss man wohl nicht verstehen. So, nun kommen die Danksagungen, und da man so was selber erledigen muss, übernimmt jetzt wieder Alex.

Danksagungen

Als Erstes möchte ich euch Leserinnen und Lesern danken, dass ihr euch immer wieder Zeit für meine Geschichten nehmt. Es macht mir so unglaublich viel Spaß, für euch zu schreiben. Mittlerweile habe ich euch auch immer mit im Gepäck, wenn ich auf meiner geliebten Insel unterwegs bin. Da stelle ich mir dann vor, wie es euch an dem Ort, wo ich gerade bin, gefallen würde. In der Lakeland-Love-Trilogie geht es nach Cumbria. Einerseits in den Lake District, aber vor allem auch in die Pennines, ein Gebirge im Norden Englands. Der Lake District war übrigens das spätere Zuhause von Beatrix Potter, einer englischen Kinderbuchautorin und -illustratorin. Ihr berühmtestes Werk ist wohl *Die Geschichte von Peter Hase (The Tale of Peter Rabbit)*. Und ja, mein Protagonist Tom ist ein bisschen in ihre beruflichen Fußstapfen getreten.

Der Lake District ist im Gegensatz zu den Pennines touristisch sehr bekannt, und das nicht nur wegen Beatrix Potter, sondern vor allem auch wegen seiner landschaftlichen Schönheit. Die Seen in Verbindung mit den Hügeln, das ist einfach atemberaubend. Die Pennines habe ich selbst ein wenig unterschätzt. Sie wirken auf den ersten Anblick karg und fast schon etwas trostlos, aber begibt man sich erst mal in ihre Täler, tut sich einem eine ganz andere Welt auf. Die Bezeichnung „wildromantisch" passt in meinen Augen perfekt zu den Pennines, und wenn man gerne wandert, kann ich sie nur empfehlen. In den nächsten beiden Romanen, die von Harriets Geschwistern Gregg und Giles handeln werden, könnt ihr dann noch mal so richtig eintauchen in die hügelige Welt von Cumbria.

Aber zurück zum Thema, denn ich wollte ja eigentlich nicht ins Schwärmen geraten, sondern mich anständig bedanken. Und das vor allem auch bei meinen beiden Lektorinnen Clarissa Czöppan und Stefanie Kruschandl. Die Zusammenarbeit mit euch macht so viel Spaß. Ihr habt es mal wieder geschafft, meiner Geschichte den letzten Schliff zu geben. Danke für eure Arbeit und eure Geduld mit mir.

Danke auch an die Verlage Saga Egmont und Dotbooks, die meinen Geschichten Flügel verleihen und sie in die Welt hinaustragen. Hinter einem Buch stecken jeweils so viele Menschen, nicht bloß der Autor oder die Autorin, das wird einem erst bewusst, wenn man selbst schreibt.

Ein dickes Dankeschön geht dieses Mal auch an jene, die ich in Bezug auf die medizinischen Details löchern durfte: Dr. Karsten Klippert und meinen Bruder, Christian Zöbeli, ein Anästhesiepfleger, der die Notfallmedizin von der Pike auf gelernt hat. Ja, ich bin eine stolze Schwester.

Wenn sich nun doch noch Fehler im medizinischen Bereich der Geschichte eingeschlichen haben sollten, so ist das einzig mein Verschulden. Ich hoffe, ein bisschen künstlerische Freiheit sei mir da gewährt.

Meinen beiden Testleserinnen Stefanie Stäuble und Andrina Büchel gebührt ein besonderer Dank. Denn sie haben sich der noch unlektorierten Geschichte gewidmet. Hui, das ist echt kein Vergnügen, sage ich euch. Mir hilft das aber jeweils sehr, denn so bekomme ich noch mal eine andere Sicht auf die Geschichte.

Und zum Schluss einen dicken Kuss an meinen Mann. Er wird es nicht müde, mit mir auf der Insel herumzustreifen, sich immer wieder meine Ideen anzuhören und das, obwohl romantische Bücher so gar nicht seins sind. Er mag es etwas blutrünstiger. Pö, du bist der Beste, und ich liebe dich wie verrückt, obwohl dein Lesegeschmack ausbaufähig ist *zwinker*.